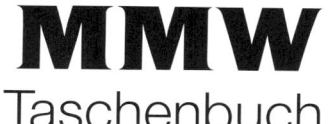

MMW
Taschenbuch

W0094087

Systemische Enzymtherapie

Aktueller Stand und Fortschritte

Herausgegeben von
H. Wrba, M.-W. Kleine, K. Miehlke,
F.-W. Dittmar, R. E. Weissenbacher

MMV Medizin Verlag München

Die Deutsche Bibliothek – CIP-Einheitsaufnahme

Systemische Enzymtherapie : aktueller Stand und Fortschritte
/ hrsg. von H. Wrba ... – München : MMV, Medizin–Verl.,
1996
(MMW-Taschenbuch)
ISBN 3–8208–1280–6
NE: Wrba, Heinrich [Hrsg.]

Gesamtherstellung Graphischer Betrieb L. N. Schaffrath, Geldern
Printed in Germany

ISBN 3-8208-1280-6

Inhalt

Vorwort

H. Wrba

Das vorliegende Buch enthält die Beiträge zur 25. Arbeitstagung unter dem Titel „Systemische Enzymtherapie – Aktueller Stand und Fortschritte", die am 21. und 22. Mai 1995 in Wien stattfand. Die Wahl des Tagungsortes erfolgte nicht zufällig, denn die Enzymtherapie hat ihre Wurzeln in Wien. Es war ein Wiener Professor, *Max Wolf*, der in New York vor über 30 Jahren entscheidende Beiträge zur Entwicklung der Enzymtherapie geleistet hat. Auch sind neue Entwicklungen und Möglichkeiten der Enzymtherapie in Österreich immer mit großem Interesse aufgenommen worden. Vor etwa vier Jahren fand ebenfalls in Wien eine Tagung zum gleichen Thema statt. Seit dieser Zeit hat es in der medizinischen Grundlagenforschung, insbesondere in der zellulären Genetik und der Immunbiologie, wesentliche Fortschritte gegeben. Diese Entwicklungen haben maßgeblich dazu beigetragen, daß die Enzymtherapie heute auf einer wissenschaftlich gesicherten Grundlage steht, die in den Beiträgen dieses Buches ausführlich dargestellt wird.

Die Enzymtherapie greift in fundamentale Regulationsmechanismen ein und eröffnet damit ein breites Spektrum möglicher Indikationen, was in der Medizin eher ungewöhnlich ist.

Der mit dieser Therapie vertraute Leser wird in diesem Buch eigene Erfahrungen bestätigt und erklärt finden. Die Enzymtherapie ist nicht neu. Sie ist schon gar nicht mirakulös oder unerklärbar, sondern sie präsentiert sich systematisch und umfassend erprobt als reproduzierbares, wirksames Behandlungsprinzip.

Ich wünsche dem Leser einen erkenntnistheoretischen Gewinn aus der Lektüre dieses Buches.

Allgemeine Einführung

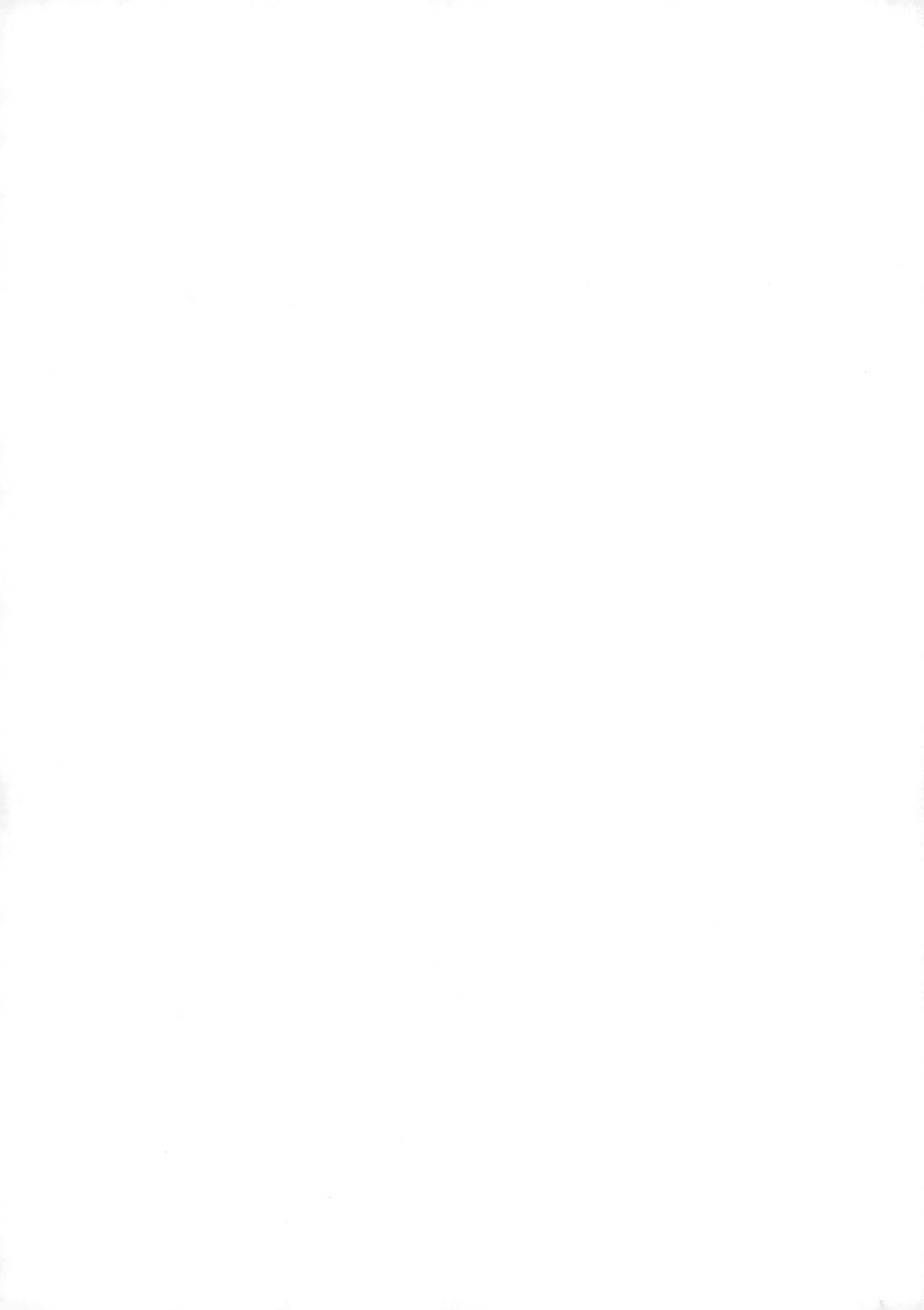

Enzymtherapie – traditionell und innovativ

K. Ransberger

Dieser Beitrag gibt einen Überblick über die Geschichte der Enzymtherapie, ihre verschiedenen Anwendungsbereiche sowie Innovationen bei der Behandlung von Krankheiten.

In fast allen Kulturkreisen werden Enzyme seit vielen hundert Jahren eingesetzt. So dienen sie schon lange der Herstellung von Getränken (Bier, Met) und Nahrungsmitteln (Brot, Käse). Durch Aufbringen von enzymhaltigen Früchten und Blättern sowie enzymabsondernden Lebewesen (Maden) auf offene Wunden wurde die Wundheilung gefördert.

Im 19. Jahrhundert wurden die ersten Enzyme isoliert (Pepsin) und die katalytische Wirkung von Enzymen definiert. Zu dieser Zeit wurden Enzyme auch erstmals gezielt in der Medizin eingesetzt. Mit Beginn des 20. Jahrhunderts ist die wissenschaftliche Erarbeitung der Grundlagen der Enzymtherapie eingeleitet worden. Am interessantesten dürften dabei die Arbeiten von *John Beard* sein, der seit 1906 Pankreasextrakte (Trypsin, Amylopsin u. a.) zur Behandlung von Neoplasmen verabreichte. Sein bereits im Jahre 1911 zur „Tumortherapie des Krebses" veröffentlichtes Buch wurde 1971 von *Prof. Wolf* in das Deutsche übersetzt und im Maudrich Verlag, Wien, herausgegeben [1].

Max Wolf hat sich seit Anfang der 50er Jahre intensiv mit Enzymen beschäftigt. Sein Interesse war durch die Arbeiten von *Freund* und *Kaminer* geweckt worden, die bereits in den 30er Jahren die außerordentliche Bedeutung von Enzymen erkannt und beobachtet hatten, daß Enzymmangel zu malignen Erkrankungen führen kann [2].

Innerfield et al. wiesen in den 50er Jahren die positiven Wirkungen von Enzymen bei Entzündungen und Traumen nach, womit die Entwicklung der Enzymtherapie ein weiteres gutes Stück vorangetrieben wurde [3].

In der frühen Phase der Enzymtherapie wurden hauptsächlich die aus Ananas und Papaya gewonnenen pflanzlichen Enzyme Bromelain und Papain verwendet, die auch heute noch große Bedeutung haben. Außerdem wurden aus dem Pankreas die Enzyme Pankreatin, Trypsin, Chymotrysin, Amylase und Lipase extrahiert, deren Stellenwert bis heute sogar zugenommen hat. Die Indikationen umfaßten Entzündungen, die Förderung des Heilungsprozesses, die Traumatologie und Verdauungsstörungen.

Der große Durchbruch der Enzymtherapie, mit dem diese auch Einzug in die Schulmedizin hielt, bestand in der Anwendung von Enzymen zur Thrombolyse. Diese Entwicklung

Tabelle 1: Indikationen therapeutisch eingesetzter Enzyme.

Enzyme	Indikationen
Urokinase, Streptokinase, t-PA	Thrombolyse
Pulmozyme (DNAse)	zystische Fibrose
Neuraminidase	maligne Tumoren
Chymopapain	Diskolyse
Serratiapeptidase	Sinusitis
Amylase, Lipase	Substitution bei Verdauungsstörungen
Muraminidase (Lysozym)	virale und bakterielle Infektionen
Pankreatin	Pankreasstörungen

hat dazu geführt, daß heute in der ganzen Welt Thrombosen, Embolien und Infarkte erfolgreich mit Enzymen behandelt werden. Die Streptokinaseentwicklung liegt jetzt etwa 40 Jahre zurück. Später kamen die Urokinase und t-PA (tissue plasminogen activator) hinzu. Bei der Lysetherapie gibt es etablierte Verabreichungsmodi, entweder systemisch per Infusion oder lokal über einen an den Thrombus herangeführten Katheter. Die Wirksamkeit dieser Verfahren dürfte kaum noch in Zweifel gezogen werden.

Generell können Enzyme systemisch oder lokal appliziert werden. Zu den Indikationen der lokalen Enzymtherapie gehören die Substitution bei Pankreasinsuffizienz, die Chemonukleolyse bei Bandscheibenschäden, das Débridement bei Ulcus cruris, die Anwendung als Wundsalbe und bei Verbrennungen, die Instillation bei Pleura- und Peritonealkarzinose, die intratumorale Applikation sowie die Behandlung und Prophylaxe von Adhäsionen in der Abdominalchirurgie. Die Einsatzgebiete der systemischen Enzymtherapie umfassen neben der Lysetherapie Entzündungen, Autoimmunkrankheiten, Kollagenosen, immunkomplexassoziierte Erkrankungen, Virusinfektionen, Ödem und Hämatomabbau und die adjuvante Krebstherapie. Erst vor kurzem ist in den USA und in Deutschland ein seit langer Zeit bekanntes DNAse-Präparat zugelassen worden. Tabelle 1 gibt einen Überblick über die angewandten Enzyme und ihre jeweiligen Indikationen.

Carl Steffen in Wien war der erste, der die Enzymtherapie bei Immunkomplexerkrankungen untersuchte. Eine seiner wesentlichen Veröffentlichungen behandelte den „In-vivo-Abbau von Immunkomplexen in der Niere durch lokal applizierte Enzyme" [6]. *Steffen* und seine Mitarbeiter konnten zeigen, daß Enzyme komplementaktivierende Immunkomplexe eliminieren und damit die autoaggressive Komplementaktivität aufheben. Entzündliche Prozesse und Gewebszerstörung werden so günstig beeinflußt.

Seit dieser Zeit hat die Enzymbehandlung bei immunkomplexbedingten Erkrankungen große Bedeutung erlangt, und die Wirksamkeit der Methode ist in vielen klinischen Untersuchungen bestätigt worden. Inzwischen ist bekannt, daß Enzyme Immunkomplexe beeinflussen, indem sie pathogene Antigen-Antikörper-Komplexe spalten, das komplementaktivierende Potential reduzieren, gewebsgebundene Immunkomplexe mobilisieren und ihre Neubildung hemmen.

Die Erforschung der Einwirkung der Enzyme auf verschiedene Bereiche des Immunsystems wurde mit der Entdeckung ihrer aktivierenden Wirkung auf Makrophagen weiter vorangetrieben. Dazu gesellte sich mit der Down-Regulierung von zytotoxischen Lymphozyten eine relativ neue Erkenntnis, die allerdings in Ansätzen auch schon vor 15 Jahren von *Steffen* gemacht wurde. Seinerzeit hatte man die Bedeutung der Down-Regulierung, speziell der TCR bei CD-8-Lymphozyten, für Autoimmunerkrankungen wie die multiple Sklerose, die Glomerulonephritis oder die rheumatoide Arthritis noch nicht erkannt.

Leskovar untersuchte an der Technischen Universität München den Einfluß von Enzymen auf die sogenannten Natural-Killer(NK)-Zellen. Er beobachtete sowohl eine Zunahme ihrer Aktivität um 800 –1100% als auch die Induktion ihrer Prolife-

ration durch die Einwirkung von Enzymen [4].

Der Einfluß von Enzymen auf Zytokine ist ebenfalls ein sehr interessantes Forschungsgebiet, auf dem nachgewiesen werden konnte, daß Enzyme verschiedene Zytokine induzieren, Polymere und Rezeptor-Zytokin-Komplexe abbauen und in die Regulation des Zytokinhaushaltes über Interaktion mit Antiproteasen (α-2-Makroglobulin) eingreifen.

Der sicherlich mit Abstand interessanteste und innovativste Teil der derzeitigen Enzymforschung betrifft aber den Einfluß von Enzymen auf Rezeptoren und Adhäsionsmoleküle. Enzyme beeinflussen die Expression und Freilegung von Zelloberflächenmolekülen und modulieren so die Rezeptorfunktion und die Zellantwort. Damit erschließen sich der Enzymtherapie völlig neue Indikationen.

Besonders intensiv untersucht wird derzeit die hemmende Wirkung von Enzymen auf Adhäsionsmoleküle, die bei vielen malignen Tumoren eine wichtige Rolle spielen. Die antimetastatische Wirkung von Enzymen ist seit langem bekannt. In der Vergangenheit führte man sie auf eine durch Enzyme verringerte „Krebszellklebrigkeit" zurück, denn man hatte beobachtet, daß Krebszellen aufgrund ihrer Adhäsion an Endothelzellen Metastasen verursachen können. Was man seinerzeit noch nicht wußte, war, daß diese Klebrigkeit durch Adhäsionsmoleküle bedingt ist. Eines dieser Ad-

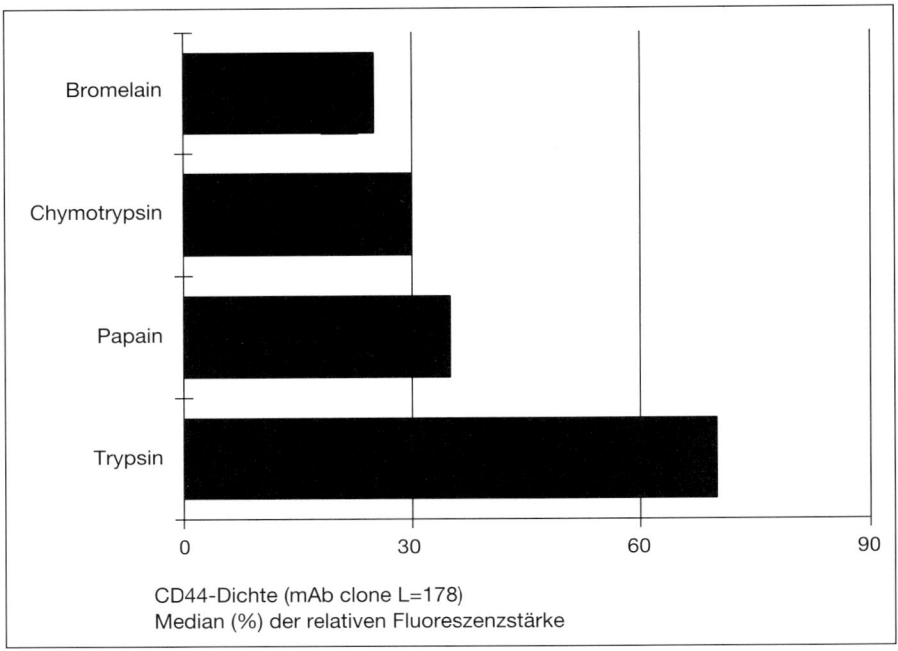

Abb. 1: Modulation der CD44 Adhäsionsmoleküle durch Proteasen.

häsionsmoleküle ist das CD44, dessen Dichte auf der Zelloberfläche durch Proteasen verringert wird (Abb. 1), was die antimetastatische Wirkung der Enzymtherapie erklärt. Weitere Adhäsionsmoleküle, die im Rahmen der Metastasierung eine wesentliche Rolle spielen und durch Enzymgabe moduliert werden, sind das Fibronektin und das Vitronektin [5].

Diese Ausführungen verdeutlichen, daß bei der Anwendung von Enzymen im allgemeinen zunächst der therapeutische Erfolg beobachtet wurde, bevor oft Jahrzehnte später mittels experimenteller Untersuchungen die zugrundeliegenden Wirkmechanismen wissenschaftlich geklärt werden konnten.

Literatur

1. **Beard, J.:** Enzyme Therapy of Cancer. In: Wolf, M. (Hrsg.): Enzymtherapie. Maudrich, Wien, 1971.
2. **Freund, E., Kaminer, G. (Hrsg.):** Bioche-mische Grundlagen der Disposition für Karzinom. J. Springer, Wien, 1925.
3. **Innerfield et al.:** J. Clin. Invest. 31 (1952) 1049.
4. **Leskovar, P.:** Neuartige Therapiekonzepte. Dtsch. Z. Onkol. 22 (1990) 26.

5. **Rehberger, A., Kokron, A., Vetterlein, M., Desser, L.:** Cytokines and polyenzyme preparation modulate the vitronectin receptor on melanoma cell lines. 7th Intl. Conf. of the Intl. Soc. of Differentiation: Cellular Programmes for Growth, Differentiation, and Neoplasia. July 1992, Helsinki.

6. **Steffen, C., et al.:** In-Vivo Abbau von Immunkomplexen in der Niere durch lokal applizierte Enzyme. Wien. Med. Wschr. 99 (1987).

Diskussion

Verschiedene Untersuchungen wurden über den Einfluß von Enzymen auf die Thrombozytenadhäsion, -aggregation und Plaquebildung durchgeführt. Dabei haben sich günstige Effekte gezeigt, die auf die Verminderung der Aktivierung von Thrombozyten und ihrer Adhäsion zurückzuführen sind. Spezielle Untersuchungen zur Wirkung von Enzymen auf die Thrombozytenadhäsion nach **perkutaner transluminaler Angioplastie** sind bisher nicht durchgeführt worden.

Bei Thrombozytopenien im Erwachsenenalter **(Morbus Werlhof)** muß zwischen dem akuten Stadium mit hämorrhagischen Komplikationen und dem Stadium der Remission unterschieden werden. Im akuten Stadium ist der Einsatz von Enzymen kontraindiziert. Zur Behandlung kommen an erster Stelle Glukokortikoide in Frage. Im Stadium der Remission ist die Enzymtherapie zur Behandlung der Autoimmunkrankheit sehr geeignet. Bei kindlichen Thrombozytopenien ist der Einsatz von Enzymen auch im akuten Stadium möglich.

Erhöhungen der zirkulierenden Immunkomplexspiegel kommen bei vielen Autoimmunkrankheiten vor. Ein klassisches Beispiel ist der systemische Lupus erythematodes, bei dem die Immunkomplexe ein diagnostisches Kriterium darstellen. Daneben kommen zirkulierende Immunkomplexe bei vielen entzündlichen Prozessen, chronischen Infektionen und (persistierenden) Virusinfektionen vor. AIDS ist eine Krankheit, deren Progredienz mit hohen Immunkomplexwerten korreliert.

Bei der Einnahme von Enzympräparaten tierischen Ursprungs besteht keine Gefahr der **Übertragung des Rinderwahnsinns** (BSE). Die strengen Vorschriften zur Produktion solcher Präparate sind in Deutschland in einem „Punkte-Katalog" niedergelegt und werden von der Fa. MUCOS Pharma selbstverständlich erfüllt, sonst wären die Produkte nicht im Handel. Die chromatographische Reinigung der Enzyme schließt jegliche Viruskontamination aus.

Einführung in die Systemische Enzymtherapie

M.-W. Kleine

Enzyme starten und kontrollieren metabolische und energetische Prozesse und Synthesen, d.h. Enzyme sind Biokatalysatoren [24]. Ohne Enzyme gibt es kein Leben. Mittlerweile sind über 2700 verschiedene, eindeutig identifizierte und definierte Enzyme bekannt.

Unter „Systemischer Enzymtherapie" verstehen wir die Gabe von oral verabreichten, intestinal resorbierten und systemisch wirkenden Enzymen [26]. Im englischen Sprachraum wird die Systemische Enzymtherapie als „oral enzyme therapy" bezeichnet.

Die Systemische Enzymtherapie hat nichts mit der Behandlung von intestinalen Enzymmangelzuständen zu tun. Intestinale Enzymmängel sind therapiepflichtig und natürlich auch therapiefähig. Aber mit der Substitutionstherapie werden gänzlich andere Ziele verfolgt als mit der Systemischen Enzymtherapie.

In der Systemischen Enzymtherapie werden tierische und pflanzliche Enzyme verwendet. Bei den pflanzlichen Enzymen handelt es sich um das Papain und das Bromelain, die aus Papaya bzw. Ananas gewonnen werden. Tierische Enzyme sind z. B. das Trypsin und das Chymotrypsin. Diese Enzyme sind Proteasen, genauer gesagt Hydrolasen. Ihre Wirkung besteht darin, Proteine und Peptide unter Einlagerung von Wasser aufzuspalten. Nicht ganz korrekt werden die Begriffe „Protease" und „Hydrolase" quasi synonym gebraucht.

Das Beeindruckende an der Enzymtherapie ist die ungeheure Vielfalt ihrer Indikationen, die von der Gynäkologie und Geburtshilfe über die Traumatologie, Angiologie, Dermatologie und Urologie bis zur Onkologie, Virologie und Immunologie reichen [1, 2, 9, 10, 12, 21, 23]. Diese verblüffend hohe Anzahl von Indikationen ein und derselben Therapie berechtigt durchaus zu der Frage, ob es sich um eine „Wundermedizin" handele. In verschiedenen Gazetten ist die Enzymtherapie tatsächlich als eine Art von Wundermedizin gepriesen und zum Teil auch verrissen worden. In seriöseren Kreisen wurde die Enzymtherapie als „Anti-Alles-Mittel" mit dem Nachsatz abgetan, daß etwas, das angeblich gegen alles wirkt, wahrscheinlich überhaupt nicht wirke. Daher sind die vielen Indikationen der Enzymtherapie in gewisser Weise auch ihr Fluch. Ein großer Teil der Arbeit der letzten Jahre bestand darin zu erforschen, wie es überhaupt möglich ist, daß eine solche Indikationsvielfalt existiert, ohne daß man deshalb an Wunder glauben muß. Daher wird im folgenden zu Fragen der Resorption, der Antigenität und der Wirkmechanismen Stellung genommen.

Die Resorption war viele Jahre lang ein sehr umstrittenes Thema. Im Kreise der Verfechter der Enzymtherapie gilt diese Frage inzwischen als geklärt. Dennoch ist es nicht überflüssig, sie vor einem breiten Publikum erneut zu diskutieren, da es noch bis vor kurzem gängige Lehrmeinung war, daß Makromoleküle oberhalb der Größe von einem Kilodalton nicht resorbiert werden können.

Ein Beispiel aus der Praxis kann diese Auffassung widerlegen. Der Botulismus ist eine weithin bekannte Erkrankung. Das von Clostridium botulinum gebildete Toxin – Botulinustoxin – ist eine neurotoxische Protease. Dieses Toxin ist also auch ein Enzym, und zwar ein sehr großes mit einem Molekulargewicht von bis zu 1.000.000 Dalton. Seine letale Dosis per os liegt bei einem hundertstel Milligramm. Damit gibt es ein Beispiel aus der Natur, daß eine Protease, noch dazu eine sehr große, sehr wohl, sehr intakt und sehr wirksam resorbiert werden kann. In *Moeschlins* Standardwerk „Klinik und Therapie der Vergiftungen" aus dem Jahr 1972 [22] heißt es: „Warum dieses großmolekulare Protein aus dem Magen-Darm-Trakt resorbiert werden kann, bleibt wohl ein ungelöstes Rätsel."

Mittlerweile sind vier verschiedene Resorptionsmechanismen bekannt, wobei die Öffnung der sogenannten „tight junctions", der Verbindungen zwischen den Darmzellen

des Dünndarms, offensichtlich den Hauptmechanismus darstellt. Die anderen Mechanismen (lymphozytäre Phagozytose, Persorption und Pinozytose über Peyersche Plaques) scheinen demgegenüber zurückzutreten. Die Aufnahme findet aber auf jeden Fall im Dünndarm statt.

In einer experimentellen Studie überprüften wir die proteolytische Gesamtaktivität des Plasmas nach Gabe von Enzymen und Plazebo [11, 13]. Diese war bei Probanden, die Enzyme erhalten hatten, höher als diejenige von Probanden, die Plazebo verabreicht bekamen (Abb. 1). Dieses Experiment stellt einen indirekten Nachweis der Resorption von Enzymen dar. Die beobachteten Resorptionsraten liegen abhängig von dem jeweils untersuchten Enzym zwischen 20 % und 40 % [25].

Daher gilt zusammenfassend die Feststellung *Geberts* aus dem Jahre 1987: „Großmolekulare Nahrungsbestandteile können sehr wohl resorbiert werden" [3, 6, 7, 14].

In der praktischen Anwendung sollten Enzymtherapeutika bei allen Indikationen eine halbe Stunde vor den Mahlzeiten oder aber eine bis eineinhalb Stunden nach den Mahlzeiten nüchtern mit relativ viel Flüssigkeit eingenommen werden.

Enzymtherapeutika sind magensaftresistent überzogen, damit die Enzyme nicht durch den sauren Magensaft zerstört werden. Sie sind dünndarmlöslich, da im Dünndarm die Resorption stattfindet. Enzymtherapeutika müssen hochdosiert

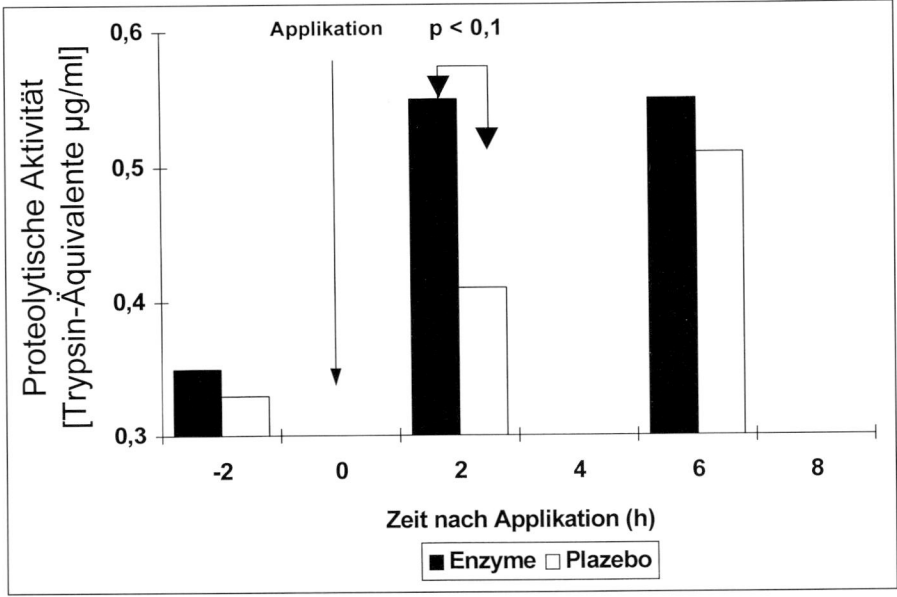

Abb. 1: Proteolytische Aktivität des Plasmas nach achttägiger oraler Applikation von Enzymen bzw. Plazebo (n=24).

eingenommen werden, da die Resorptionsquote relativ gering ist.

Enzyme wirken aber in minimalen Konzentrationen. In einer Studie von *Kunze* [16] zeigte sich eine 50%ige Hemmung der Immunkomplexbildung bei einer Enzymkonzentration im Mikrogrammbereich. Es sind also keine hohen, im Grammbereich liegenden Resorptionsquoten erforderlich, um therapeutische Spiegel im Blut herbeizuführen [27, 28].

Die vielfältigen, klinischen Wirkungen sind ein weiterer (indirekter) Beweis für die Enzymresorption.

Nach der Resorption liegt ein Fremdeiweiß, eine Protease im Körper vor. Warum wirkt sie nicht als Antigen? Warum kommt es nicht zur Anaphylaxie?

Der Körper verfügt über ein faszinierendes Schutzsystem in Form des α-2-Makroglobulins. Dieses ist in der Lage, ein bis zwei Fremdmoleküle, also auch Enzyme, aufzufangen. Dadurch ändert sich seine sterische Form, und das α-2-Makroglobulin wird von der sogenannten „slow-form" in die „fast-form" überführt [5]. In diesen Komplex eingebunden verlieren die Enzyme ihre Antigenität. Dennoch besteht eine enzymatische Restaktivität, und der α-2-Makroglobulin-Enzymkomplex hat zudem eigene pharmakologische Wirkungen [8, 20].

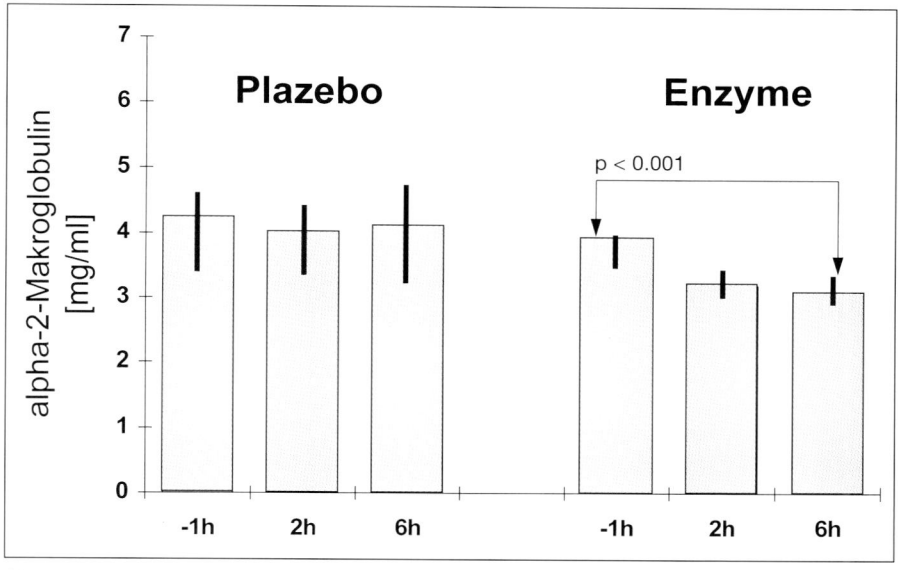

Abb. 2: α-2-Makroglobulinkonzentrationen im Plasma nach achttägiger Applikation von Enzymen bzw. Plazebo (n=24).

In einer anderen Studie von *Kunze et al.* [18] ging es um den Einfluß von Enzymen auf das α-2-Makroglobulin. Unter Enzymtherapie kam es zu einer meßbaren Reduktion des α-2-Makroglobulinspiegels im Vergleich zu dem bei Gabe von Plazebo beobachteten Spiegel (Abbildung 2). Angesichts der Tatsache, daß der α-2-Makroglobulin-Enzymkomplex sehr wohl eigene Eigenschaften hat, muß davon ausgegangen werden, daß die sogenannten Antiproteinasen, i.e. das α-1-Antitrypsin und das α-2-Makroglobulin, keine „Antiproteinasen" im eigentlichen Sinne des Wortes darstellen, sondern in Wirklichkeit eher Transport- und Schutzmoleküle der Enzyme sind.

Zu den eigenen Wirkungen des α-2-Makroglobulin-Enzymkomplexes zählen neben der Unterdrückung der Antigenität andere, sehr überraschende immunologische Eigenschaften. *Heumann* und *Vischer* [8] wiesen nach, daß es bei einer Zunahme des α-2-Makroglobulin-Trypsinkomplexes zu einer Abnahme der Lymphozytenproliferation kommt. Dies zeigt einmal mehr, daß nicht nur das freie Enzym, sondern auch der Komplex sehr wohl eigene Wirkungen hat.

Tumoren, Infektionen und Entzündungen aktivieren das Immunsystem.

Welche Rolle spielen Enzyme in diesem Zusammenhang?

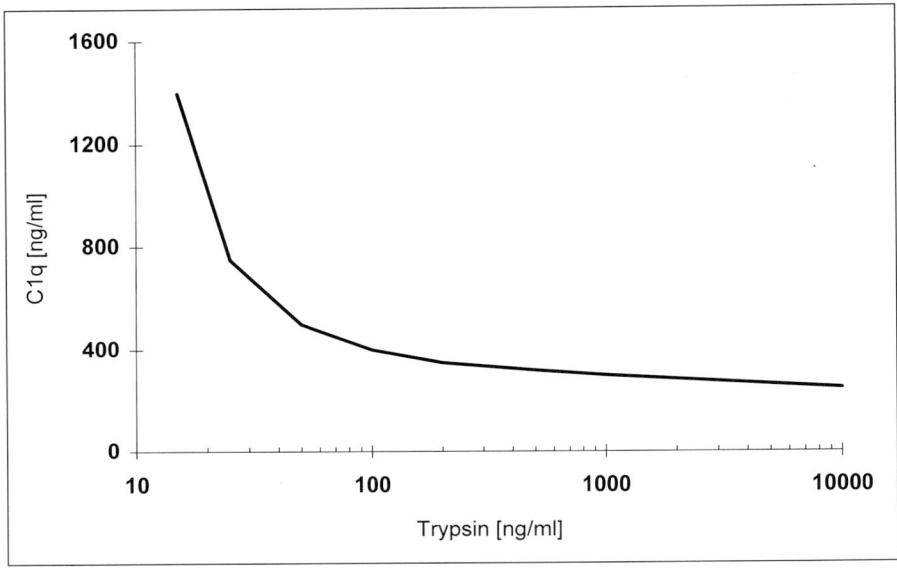

Abb. 3: Reduktion der C1q-Bindungskapazität durch Trypsin.

C1q ist die „Startsequenz" der Komplementkaskade. Experimentell konnte gezeigt werden, daß die C1q-Bindungskapazität mit zunehmender Trypsinkonzentration abnimmt (**Abb. 3**). Enzyme, in diesem Falle das Trypsin, haben also eine direkte Wirkung auf die Komplementkaskade im Sinne einer „down-Modulation" [4, 17].

Adhäsionsmoleküle sind molekulare Strukturen, die sich auf der Oberfläche von Leukozyten, Thrombozyten und anderen Zellen, z. B. Endothelzellen, befinden und spezifische zelluläre Kontakte regulieren. Adhäsionsmoleküle spielen z. B. bei der Metastasierung bösartiger Tumoren eine wesentliche Rolle, denn sie sind Verursacher dessen, was

früher als „Klebrigkeit" von Metastasenzellen bezeichnet wurde. Sie sind verantwortlich dafür, daß Zellen an anderen Zellen anhaften können. Adhäsionsmoleküle werden in extrem kurzer Zeit durch eine Reihe immunologischer Faktoren aktiviert. Zu diesen gehören TNF-α, Interleukin-1-β, γ-Interferon, Komplement- und Bakterienproteine sowie Hypoxie. **Abb.** 4 zeigt schematisch den Mechanismus der Zelladhäsion. In dem Moment, in dem durch Enzymtherapeutika die Adhäsionsmoleküle „moduliert" werden, wird die Andockmöglichkeit von Lymphozyten oder anderen Zellen an Endothelzellen reduziert. So erklärt sich auch, daß die „Klebrigkeit" von Metastasenzellen durch Enzyme deut-

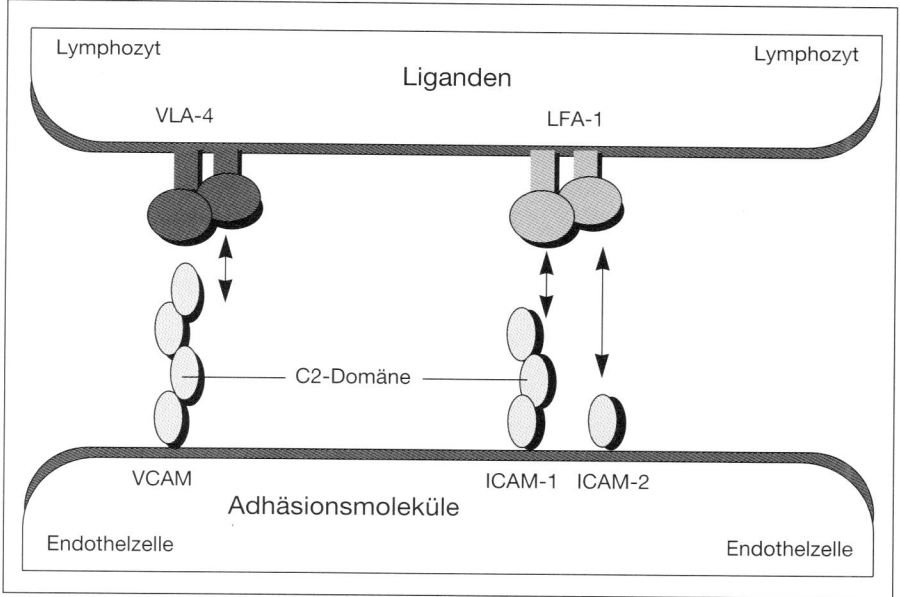

Abb. 4: Mechanismus der Zelladhäsion

lich reduziert wird, was zu einer sehr positiven Wirkung der Enzymtherapeutika gerade bei malignen Tumoren führt [19].

Auch die Wirksamkeit von Enzymen bei chronischen Venenerkrankungen läßt sich auf der Grundlage von Adhäsionsmolekülen erklären. Hypoxie im Gewebe, die auch durch chronische Venenerkrankungen bedingt sein kann, führt am Endothel innerhalb von wenigen Minuten zur Ausstülpung des Adhäsionsmoleküls GMP-140. Dadurch kommt es zur Adhäsion von neutrophilen Granulozyten und Thrombozyten und schließlich zu einer Thrombophlebitis bzw. im tiefen Venensystem zu einer Phlebothrombose.

Kunze untersuchte in einer kontrollierten experimentellen Studie die Modulation des Adhäsionsmoleküls ICAM-1 (CD54) durch verschiedene Enzyme. Dabei zeigte sich, daß Bromelain und Papain die relative Dichte des ICAM-1 auf der Zelloberfläche wenig beeinflussen, daß aber Trypsin im Sinne einer deutlichen Verminderung der Dichte auf dieses Adhäsionsmolekül sehr großen Einfluß hat (siehe auch den Beitrag *R. Kunzes* in diesem Buch).

Die Feststellung, daß verschiedene Enzyme unterschiedliche spezifische Wirkungen haben, wird durch Hinweise aus der Literatur sowie die Ergebnisse eigener Experimente gestützt. So wirken Bromelain und Papain z. B. sehr gut auf die Reduktion von Immunkomplexen, während Trypsin hier gar nicht wirkt. Andererseits ist die Verminderung der C1q-Bindungskapazität durch Trypsin exzellent, durch Papain mäßig und bei Bromelain so gut wie nicht vorhanden. Daraus folgt, daß die Therapie mit Enzymkombinationen sehr viel effektiver ist als die Enzymmonotherapie.

Relevante Nebenwirkungen der Systemischen Enzymtherapie konnten in entsprechenden Studien, einschließlich des großen Routine- und sicherheitspharmakologischen Labors, bisher nicht nachgewiesen werden. Auch in unzähligen Anwendungen wurden bisher keine schwerwiegenden Nebenwirkungen beobachtet [15].

Die Liste der Kontraindikationen der Systemischen Enzymtherapie ist daher auch kurz. Zu ihr gehören Erkrankungen mit erhöhter Blutungsneigung als relative Kontraindikation. Dies ist aus den obigen Ausführungen leicht nachvollziehbar, da über Adhäsionsmoleküle die „Klebrigkeit" von Thrombozyten und somit auch die Gerinnungsfähigkeit des Blutes beeinflußt wird. Inwieweit hier eine absolute Kontraindikation vorliegt, muß vom individuellen Krankheitsbild abhängig gemacht werden. Eine absolute Kontraindikation ist sicherlich eine Allergie gegen Bestandteile des Enzymgemisches. Das wäre vor allem eine Ananasallergie, die aber in unseren Breitengraden nicht unbedingt häu-

fig ist. In der europäischen Literatur sind nur vereinzelte Fälle beschrieben worden. Ansonsten bestehen für die Enzymtherapie keine Kontraindikationen.

Im allgemeinen sind die Regulationsmechanismen des Körpers überschießend angelegt, um einen Sicherheitsspielraum zu schaffen. Enzymtherapeutika reduzieren physiologisch überschießende Reaktionen des Körpers und führen zu ihrer Normalisierung. Folglich kann der Körper die gestörten Strukturen besser und schneller regenerieren. Die Rekonvaleszenzzeit wird verkürzt. Zusammengefaßt kann man sagen, daß der Körper seine eigenen Reparaturmechanismen durch Hilfe zur Selbsthilfe früher, besser und effektiver einsetzen kann.

Diejenigen, die beharrlich die Wirksamkeit der Enzymtherapie anzweifeln, weil die Wirkmechanismen nicht bis in das letzte Detail geklärt sind, können vielleicht mit Hilfe eines medizinhistorischen Beispiels überzeugt werden: Im Jahre 1785 erfuhr *Withering* von einem „Kräuterweiblein", daß ein Digitalissud zur Therapie der „Herzwassersucht" geeignet sei. Fast 200 Jahre lang wurde die Digitalistherapie mit großem Erfolg durchgeführt, bis 1971 erstmals der Digitalisrezeptor entdeckt wurde und so eine rationale Begründung für die Wirksamkeit dieser Therapie gegeben werden konnte.

Bei der Enzymtherapie ist dieser Zeitraum glücklicherweise viel kürzer. Ihre Wirksamkeit ist seit langem bekannt. Ihre Wirkmechanismen sind mittlerweile weitgehend ge- klärt, so daß diese Therapie wissen- schaftlich begründet zum Einsatz kommen kann.

Literatur

1. **Baumüller, M.:** Therapy of ankle joint distortions with hydrolytic enzymes: Results from a double blind clinical trial. In: Hermans, G. P. H., Mosterd, W. L. (Hrsg.): Sports, medicine and health. Proceedings of the XXIV World Congress of Sports Medicine. Elsevier Science Publishers, Amsterdam (1990) 1137–1140 (Excerpta Medica, International Congress Series, No. 921).

2. **Billigmann, P.:** Enzymtherapie – eine Alternative bei der Behandlung des Zosters. Fortschr. d. Med. 113 (1995) 39–44.

3. **Castell, J. V.:** Intestinal absorption of undegraded bromelain in humans. International symposium on "Pharmacokinetics of orally applied proteins (enzymes)". In: Gardner, M. L. G., Steffens K.-J. (Hrsg.): Absorption of Orally Administered Enzymes, Springer, 1995.

4. **Edelman, G. M.:** The structure and function of antibodies. Sci. Am. 232 (1970) 34–42.

5. **Feldman, S. R. et al.:** Model of α2-macroglobulin structure and function. Proc. Nat. Acad. Sci. 82 (1985).

6. **Gebert, G.:** Physiologie. Schattauer, Stuttgart 1987.

7. **Gebert, G.:** Enteral absorption of intact protein molecules. Allgemeinmedizin 19 (1990) 125–131.

8. **Heuman, D., Fischer, V. T.:** Immunmodulation by α2-macroglobulin-proteinase complexes: the effect on the human T-lymphocyte response. Eur. J. Immunol. 18 (1988).

9. **Kleine, M.-W., Hörterer, H., Dieter, R., Pabst, H.:** Therapie der lateralen Sprunggelenksdistorsion mit hydrolytischen Enzymen. Dtsch. Z. Sportmed. 41 (1990) 435–439.

10. **Kleine, M.-W.:** Comparsion between an oral hydrolytic enzyme combination and oral acyclovir in the treatment of acute zoster: a double blind, controlled multicenter trial. Journal of the European Academy of Dermatology & Venerology 2 (1993) 296–307.

11. **Kleine, M.-W., Stauder, G., Gebauer, F., Kunze, R.:** Change of proteolytic activity of serum in a controlled randomized double blind study. Second International Congress on BRM (Biological Response Modifiers), 29.–31.1.1993, San Diego, USA.

12. **Kleine, M.-W., Ertl, D.:** Proving efficacy of oral enzyme therapy by the experimental hematoma model. 10th Intl. Congress on Infections in Gynecology and Obstetrics (ESIDOG) 1995, München.

13. **Kleine, M.-W., van Schaik, W.:** Pharmacokinetic investigations – change of hydrolytic serum activity after oral application of an enzyme combination. 10th Intl. Congress on Infections in Gynecology and Obstetrics (ESIDOG) 1995, München.

14. **Kleine, M.-W., Stauder, G., Beese, E. W.:** The intestinal absorption of orally administered hydrolytic enzymes and their effect in the treatment of acute herpes zoster as compared with those of oral acyclovir therapy. Phytomedicine 2 (1995) 7–15.

15. **Kleine, M.-W.:** No unwanted side effects of oral enzyme therapy. Publikation in Vorbereitung.

16. **Kunze, R., Streichhan, P., Gebauer, F.:** Humoral immunomodulatory capacity of proteases in immunocomplex decomposition and formation. First International Symposium on Combination Therapies. 14–15.3.1991. Washington, D. C.

17. **Kunze, R.:** personal communication (1991).

18. **Kunze, R.:** unpublished results of experimental trials (1993).

19. **Kunze, R., Ransberger, K., Buschmans, E., Stauder, G., Gebauer, F.:** The Adhe-

sion Protein CD44 is modulated by Prote-olytic Enzymes. 2nd Int. Congress on Bio-logical Response Modifiers. San Die-go/CA USA (1993) Poster # 21.

20. **LaMarre, J. et al.**: Cytokine binding and clearance properties of proteinase-acti-vated α2-macroglobulins. Lab. Invest. 65 (1991).

21. **Miller, J. M., Williard, R. F., Polacheck, A. A.**: An investigation of trypsin I[131] in patients. Exp. Med. Surg. 18 (1960) 325–370.

22. **Moeschlin, S.**: Klinik und Therapie der Vergiftungen, 5. Auflage, Thieme Verlag, Stuttgart 1972.

23. **Rahn, H. D.**: Efficacy of hydrolytic en-zymes in surgery. In: Hermans, G. P. H., Mosterd, W. L., (Hrsg.): Sports, medicine and health, Proceedings of the XXIV World Congress of Sports Medicine. Am-sterdam: Elsevier Science Publishers (1990) 1134–1136 (Excerpta Medica, In-ternational Congress Series, No. 921).

24. **Schmidt, R. F., Thews, G. (Hrsg.):** Physio-logie des Menschen, Springer, Berlin 1987.

25. **Seiffert, J. et al.**: Quantitative experi-ments of the absorption of trypsin, chy-motrypsin, amylase, papain and pancrea-tin from the gastro-intestinal tract after oral application. Allgemeinmedizin 19 (1990) 132–137.

26. **Stauder, G., Kleine, M.-W.**: Referat 1. Ar-beitstagung systemische Enzymtherapie, München 22.11.1986.

27. **Steffen, C., Menzel, J.**: Enzymabbau von Immunkomplexen. Z. Rheumatol. 42 (1983) 249–255.

28. **Steffen, C., Menzel, J.**: In-vivo-Abbau von Immunkomplexen in der Niere durch oral applizierte Enzyme. Wien. Klin. Wo-chenschr. 99 (1987) 525–531.

Diskussion

Neben der oralen ist auch die **rek-tale Applikation von Enzymen** mög-lich. Per Klysma können hohe Dosen zugeführt werden, da die rektale Re-sorption wesentlich zuverlässiger ist. Diese Beobachtung beruht auf Er-fahrungen, wonach die klinische Wirksamkeit bei rektaler Applika-tion besser ist. Messungen der rekta-len Resorptionsrate sind bisher nicht durchgeführt worden, die orale Re-sorptionsrate liegt zwischen 20% und 40%. Nach neuesten Erkennt-nissen werden Enzyme sowohl im Dünndarm als auch im Rektum durch Öffnung der „tight junctions" aufgenommen. In der Vergangen-heit war die rektale Verabreichung bei einigen Indikationen die klassi-sche Applikationsform. Allerdings sind die galenischen Aufbereitungen mittlerweile so gut, daß auch oral verabreichte Enzyme in ausreichen-der Menge resorbiert werden. Damit kann auf die individuelle Vorliebe des Patienten für die eine oder ande-re Darreichungsform eingegangen werden.

Durch die **präoperative Gabe von Enzymen** wird das intra- und das postoperative Blutungsrisiko nicht erhöht. Im Gegenteil sinkt sogar die Rate der Operationskomplikationen z. B. durch schnelleren Rückgang von Schwellungen und ein vermin-dertes Infektionsrisiko ab. Daher ist die präoperative Enzymgabe nicht nur möglich, sondern bei entspre-chender Indikation sogar zu empfeh-len.

In einem in Zusammenarbeit mit *Kunze* durchgeführten Experiment wurde die Enzymdosis bestimmt, die zu einer 50%igen Reduktion der Immunkomplexbildung führt. Diese Dosis lag im Mikrogrammbereich, bei 4 µg im Falle des Bromelains. Dabei handelte es sich um ein kalibriertes Testsystem, das geeignet war, das immunmodulatorische Potential von Enzymen im Reagenzglas zu untersuchen. Mit der klinischen Anwendung hat dieses Experiment nichts zu tun, weshalb die Ergebnisse nicht einfach auf die **Immunkomplexvaskulitis** übertragen werden dürfen in dem Sinne, daß man die erforderliche Dosis einfach austitrieren könnte. Die Empfehlung zur Behandlung dieser Erkrankung mit Enzymen lautet dreimal täglich zwei Tabletten Phlogenzym®.

Die Wirkung von Enzymen auf **Adhäsionsmoleküle** wurde an einer Zellinie an einem spezifischen Rezeptormolekül, dem ICAM-1, geprüft. Mit Hilfe spezifischer monoklonaler Antikörper, die an bestimmte Zellen des Rezeptors binden, ließ sich die Rezeptormenge auf der Zelle im Durchflußzytometer bestimmen. Wurden Zellen einer Parallelkultur zunächst mit Enzymen und anschließend mit denselben monoklonalen Antikörpern behandelt, konnte im Durchflußzytometer eine Verringerung der Rezeptordichte gegenüber den nicht mit Enzymen behandelten Zellen festgestellt werden. Diese Beobachtung wurde in einem weiteren Experiment bestätigt, in dem leukämische Zellen (0-937), die diesen Rezeptor exprimieren, an Endothelzellen angelagert wurden. Nach Vorbehandlung mit Enzymen war die Adhäsion gegenüber unbehandelten Zellen vermindert.

Immunologische Substrate therapeutischer Enzyme

R. Kunze

Die Enzymtherapie gehört zu den wenigen aus der Naturheilkunde stammenden Therapien, die eine reelle Chance haben, in die Schulmedizin Einzug zu halten und damit vielen Menschen zugänglich zu werden. Dieser Beitrag behandelt Aspekte der Enzymtherapie, die maßgeblich von dem Wiener Immunologen *Steffen* beeinflußt wurde. Es geht dabei um experimentelle und theoretische Ansätze zur naturwissenschaftlichen Erklärung der Enzymtherapie.

Prof. Steffen hat als erster ein Tiermodell entwickelt und Reagenzglasexperimente mit Enzymen und Immunkomplexen durchgeführt [8, 9, 10]. Er hat unseren Blick auf das Immunsystem gelenkt und durch seine Untersuchungen den Weg zur Rationale der Enzymtherapie gewiesen. In den letzten Jahren war es uns aufbauend auf seinen Erkenntnissen möglich, das Rationale der Enzymtherapie weiter zu erschließen.

Unsere immunologische Enzymforschung war getragen von dem Gedanken, die breite Palette der Indikationen der Enzymtherapie, die von der Schulmedizin so nicht akzeptiert wird, wissenschaftlich zu begründen. Die Frage war: Gibt es Bindeglieder zwischen diesen scheinbar weit voneinanderliegenden Indikationen der Enzymtherapie wie Autoimmunerkrankungen, Entzündungen, Herpes-Virusinfektionen, Sportverletzungen und Tumorerkrankungen? Heute wissen wir, daß die Erfolge der Enzymtherapie im wesentlichen auf die Wirkung der Proteasen auf Strukturen und Funktionen des Immunsystems zurückzuführen sind.

Im folgenden werden beispielhaft Ergebnisse neuerer Untersuchungen vorgestellt, die die Wirkung einiger wichtiger Enzyme auf verschiedene immunologische Substrate zeigen.

Bei der Erforschung der Wirkung von Enzymen auf immunologische Strukturen und Prozesse wird mit Begriffen gearbeitet, die in der Medizin und dem praktizierenden Arzt wenig geläufig sind. Biochemiker, Immunologen und Genetiker teilen Eiweißstoffe, aus denen sich zu einem großen Teil alles Leben zusammensetzt, in verschiedene Gruppen ein. Sie sprechen von sogenannten Proteinsuperfamilien, von denen es bei den Säugetieren mehr als 20 gibt. Zu einer Superfamilie gehören Proteine mit Aminosäuresequenzen, die ähnlich, aber nicht identisch sind. Eine wichtige Proteinfamilie ist die Immunglobulinsuperfamilie.

Sämtliche Immunglobuline im Tierreich sind von der Struktur her ähnlich, von der Funktion identisch und werden auch in dieser Gruppe zusammengefaßt. Immunglobuline sind der wohl wichtigste Teil des humoralen Immunsystems. Diese Gruppe von Eiweißmolekülen um-

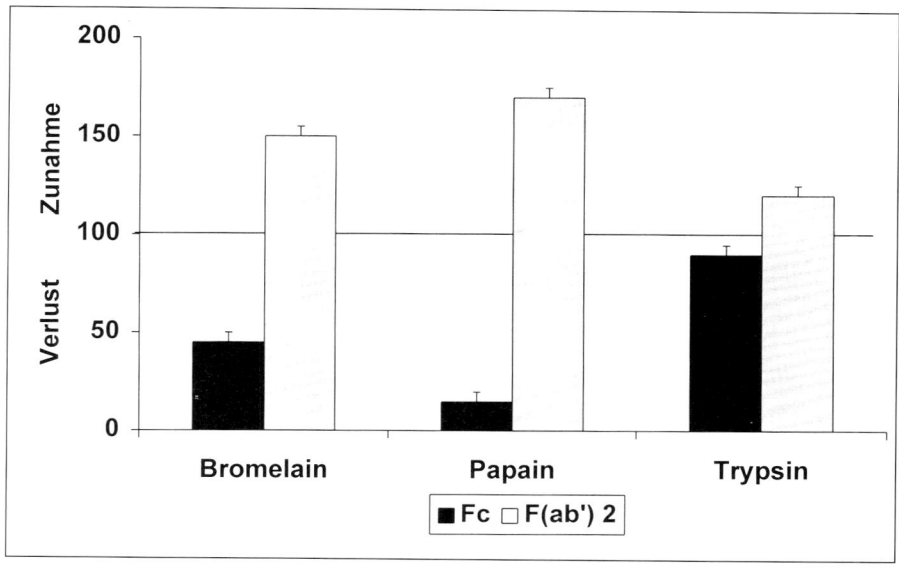

Abb. 1: Einfluß der Enzyme auf die Struktur von präformierten Immunkomplexen. Präformierte, fixierte Immunkomplexe wurden mit Enzymen behandelt, und die unterschiedlichen, verbliebenen Immunglobulinfragmente wurden nachgewiesen. Es zeigte sich je nach Enzym ein mehr oder minder starker Abbau des Fc-Teils, hingegen wurde der F(ab')2-Teil vermehrt nachgewiesen. Vermutlich ist diese scheinbare Vermehrung durch eine verbesserte Nachweisbarkeit bedingt (nach [3]).

faßt aber nicht nur die namensgebenden Immunglobuline wie IgA, IgG, IgM, IgD und IgE, sondern auch mehrere wichtige Rezeptoren auf Zelloberflächen. Eine ganze Reihe wichtiger Rezeptoren auf Lymphozyten, Endothelzellen, Granulozyten und Monozyten gehört der Immunglobulinsuperfamilie an [11]. Einige von ihnen sind an zellulären Adhäsionen beteiligt. Die Adhäsionsmoleküle sind für praktisch alle immunologischen Prozesse wichtig.

Adhäsionsmoleküle sind sowohl initial und kausal an Entzündungsreaktionen als auch an der Tumorme-

tastasierung beteiligt. Wichtig für Entzündungsprozesse ist die Adhäsion von mobilen Leukozyten an die immobilen Endothelzellen [7]. Via Adhäsionsmoleküle können – vereinfacht gesagt – Zellen aus der mobilen Phase in die Adhäsion übergehen.

Wenn man nun die Struktur von Immunkomplexen und Adhäsionsmolekülen verändert, kann man z.B. auf Entzündungsprozesse oder auch die Tumormetastasierung Einfluß nehmen. Therapeutisch genutzte Proteasen wie Bromelain, Papain und Trypsin verändern mit einer hohen Selektivität die Struktur und damit die Funktion von Immunkomplexen bzw. Adhäsionsmolekülen. Einige Wirkungen dieser Proteasen möchte ich Ihnen vorstellen.

Die Immunologen unterscheiden bei der Immunabwehr häufig grob vereinfacht zwischen dem humoralen und dem zellulären Immunsystem. Mikrobielle Antigene wie Bakterien und Viren induzieren im Organismus spezifische Immunglobuline, die dann im Blut und anderen Körperflüssigkeiten zirkulieren. Ziel des Organismus ist es, mit Hilfe der Immunglobuline die eingedrungenen Antigene zu finden und zu eliminieren. Nach Bindung der Antikörper wird die Komplementreaktion eingeleitet, die zu einer Vernichtung des Antigens oder Bakteriums u.s.w. führt. Die Verbindung zwischen einem Antigen und einem Immunglobulin nennen wir Immunkomplex. Solche Immunkomplexe sind an Entzündungsreaktionen beteiligt.

So nützlich dieser Prozeß für die Abwehr von Mikroorganismen auch sein mag, so schädlich ist er, wenn Antikörper gegen körpereigene Proteine gebildet werden, wie wir das bei Autoimmunerkrankungen kennen. Bei dieser großen Gruppe von Krankheiten richtet sich das Immunsystem, so auch das humorale Immunsystem, gegen körpereigene Strukturen.

Liegen solche Autoantikörper oder Immunkomplexe vor, laufen praktisch automatisch Folgereaktionen ab. Die nachgeschalteten Reaktionen, wie die Komplementbin-

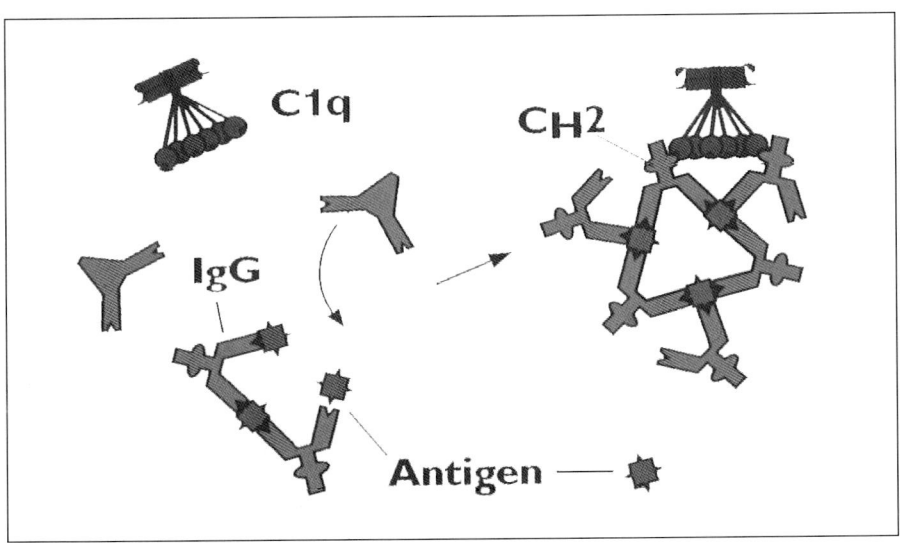

Abb. 2: Schematisierter Ablauf der immunkomplexvermittelten Komplementaktivierung.

Tabelle 1: Übersicht über die modulatorischen Eigenschaften von Proteasen gegenüber Immunkomplexen, deren Entstehung und Komplementbindungsfähigkeit.

	B	P	T
Immunkomplex-reduktion	+	+	−
Inhibition der Immun-komplexbildung	+	+	−
Reduktion der C1q-Bindungskapazität	−	+	+

B: Bromelain, P: Papain, T: Trypsin

dungsreaktion, führen zur Induktion von Entzündungen, zur Freisetzung von Entzündungsmediatoren u.s.w. mit den bekannten, klinisch sichtbaren Folgen.

Die moderne experimentelle Immunologie liefert uns das Handwerkszeug, welches es uns möglich macht, den Einfluß der therapeutisch genutzten Proteasen auf solche Prozesse im Reagenzglas zu untersuchen.

Inkubiert man Immunkomplexe mit den Enzymen – wir haben Bromelain, Papain und Trypsin getestet –, wäscht anschließend die Enzyme aus und mißt, was von dem Immunkomplex noch übriggeblieben ist, kann man sehen, daß sich die Zahl der Fc-Teile, also der Teile vom Immunkomplex, an denen die Komplementreaktion abläuft, reduziert hat. Diese Reduktion ist meßbar. Wir haben festgestellt, daß in diesem Testsystem und auf dieser Ebene der Immunreaktion Papain und Bromelain besonders wirksam sind und den Fc-Teil des Immunglobulins abspalten oder verändern [3] (Abb. 1).

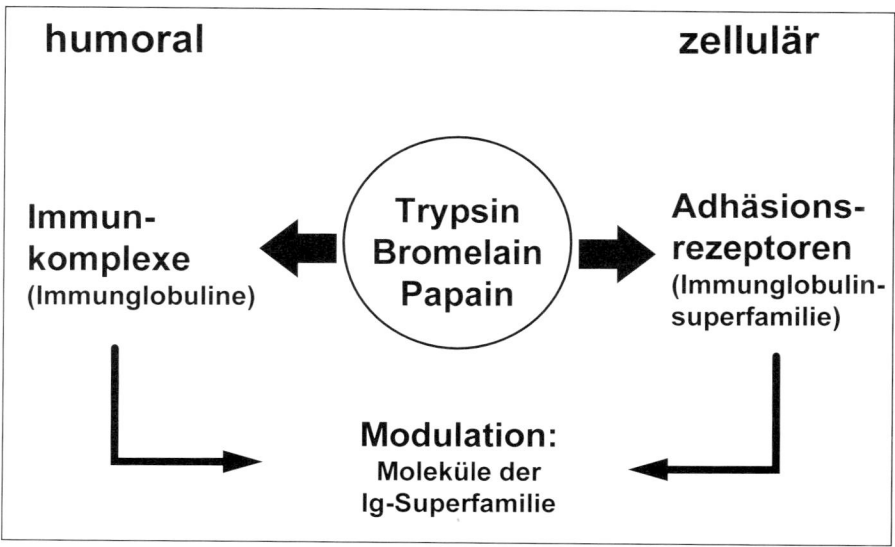

Abb. 3: Modulation von Molekülen der Immunglobulinsuperfamilie durch Enzyme.

Wir haben in weiteren Experimenten im Labor Immunkomplexe hergestellt, an denen, wie im Organismus, dann die sogenannten Komplementproteine binden. Der erste Reaktionspartner für den Immunkomplex, an dem die Startsequenz der Komplementaktivierung am Immunglobulin in einer ganz bestimmten Region (wir nennen sie C_H2-Domäne) bindet, ist das sogenannte C1q (Abb. 2). Hat dieses einmal gebunden, läuft die ganze Kaskade der Komplementaktivierung mit dem Ziel ab, das darunterliegende Antigen zu zerstören. Dabei werden verschiedene andere, auf Zellen biologisch aktive Entzündungsmediatoren frei, wie z. B. das Anaphylotoxin, das ein sehr starker Aktivator von Granulozyten ist. Diese können dann ihrerseits wiederum in das Entzündungsgeschehen eingreifen.

Eine Inkubation der Immunkomplexe mit den genannten Proteasen und der anschließenden Bindung von C1q zeigt, daß hier Papain und Trypsin besonders wirksam sind [Tabelle 1].

Im Vergleich zu den zuvor vorgestellten Daten wirken auf der C1q-Ebene die Proteasen in viel niedrigeren Konzentrationen. Sie verändern das Immunglobulin so, daß die C1q-Bindungskapazität drastisch reduziert ist. Offensichtlich wird durch die Enzyme Trypsin und Papain die Struktur des Immunkomplexes so verändert, daß die anschließende Startsequenz C 1q nicht mehr binden kann.

Damit haben wir experimentell gezeigt, daß die therapeutisch genutzten Proteasen fähig sind, humoral induzierte Entzündungsreaktionen bereits im Entstehungsprozeß zu hemmen [6]. Wir können aber auch erkennen, daß gerade die Kombination verschiedener Proteasen wichtig ist. Für die Destruktion des Immunkomplexes sind Bromelain und Papain besonders wirkungsvoll, für die Reduktion der Komplementbindung sind es Papain und Trypsin.

Da aber im Organismus alle Prozesse parallel ablaufen, d.h. es entstehen ständig Immunkomplexe und es laufen permanent und parallel Entzündungsreaktionen ab, ist es therapeutisch wünschenswert und sinnvoll, in alle Phasen des humoralen Entzündungsgeschehens einzugreifen. Dies wird durch die Kombination der Proteasen erreicht (Abb. 3).

Ich möchte nun ein zweites Beispiel für die Wirkung der Proteasen und experimentelle Befunde zu einem wichtigen Adhäsionsmolekül vorstellen. Das Adhäsionsmolekül heißt CD44 und gehört zu einer anderen Proteinsuperfamilie. Vor drei bis vier Jahren wurde in der Welt der Immunologen und Tumorforscher der Begriff CD44 zu einem magischen Wort. Wissenschaftler konnten zeigen, daß dieses Molekül, von dem es etwa ein gutes Dutzend verschiedener Varianten mit einem konstanten und einem variablen Teil gibt, ein Schlüsselmolekül für die Tumormetastasierung ist [1]. CD44

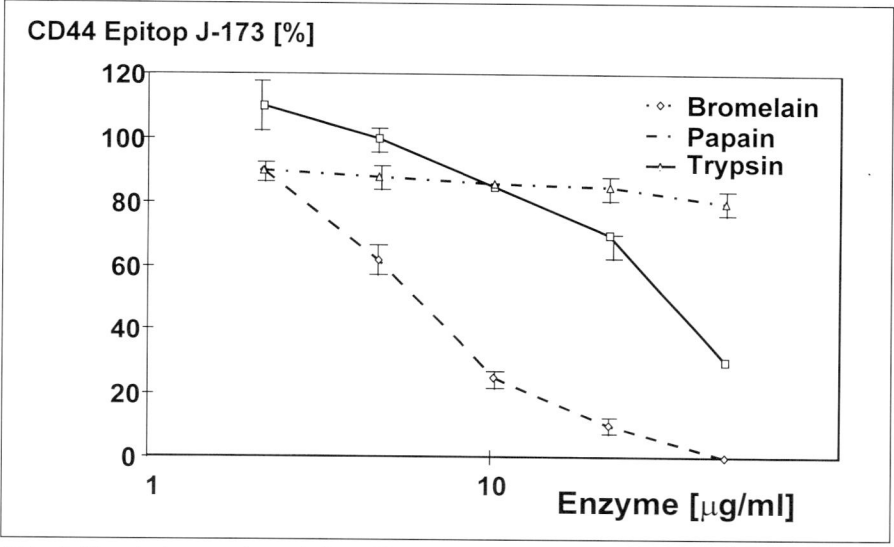

Abb. 4: Verminderung der relativen Expressionsdichte eines CD44-Epitops durch Behandlung von Melanomzellen mit Enzymen in vitro.

ist in der Fachwelt bekannt als sogenanntes Hermes-Antigen, benannt nach dem Gott der Reisenden. CD44 befindet sich auf der Oberfläche von vielen Zellpopulationen, beispielsweise auf aktivierten Lymphozyten, Monozyten und in geringer Menge auf Erythrozyten. CD44 und Varianten kommen aber auch auf den meisten Tumorzellen vor. Über CD44 binden die Tumorzellen an Matrixproteine wie Hyaluron, Chondroitine oder Fibronektin [2]. Die CD44-positiven Zellen, und so auch die Tumorzellen, können an solche Strukturen im Organismus binden und auf ihnen durch den Organismus wandern.

Die Malignität bestimmter Tumore hängt ausschließlich von der Existenz von CD44 auf der Zellober-

fläche ab. Man konnte im Tierexperiment zeigen, daß Tumorzellen, in die man ein CD44-Molekül gentechnisch hineinkonstruiert hat, stark metastasenbildend und damit tödlich sind. Weiter konnte gezeigt werden, daß man mit Hilfe von monoklonalen Antikörpern gegen CD44 im Tierexperiment einen Tumor, der die Tiere mit Sicherheit umbringt, blockieren kann. Die monoklonalen Antikörper binden an die CD44-Moleküle und blockieren damit die CD44-vermittelte Adhäsion und die Metastasierung [1, 4].

Die Tumorzellen können an dem blockierten CD44-Adhäsionsmolekül nicht mehr adhärieren und damit nicht mehr metastasieren. Voraussetzung für eine Zellteilung ist die Adhäsion der Tumorzelle.

Nicht adhärierte Tumorzellen werden vom zellulären Immunsystem besser erkannt und vernichtet. Dies ist ein faszinierender Mechanismus und wir wollten wissen, ob die Proteasen Bromelain, Papain, Trypsin und Chymotrypsin CD44 verändern.

Dazu haben wir verschiedene Tumorzellen, es waren Mammakarzinom- und Melanomzellen, zunächst analysiert, ob sie CD44 auf der Oberfläche tragen. Bei den meisten Zellen haben wir CD44 auf der Oberfläche gefunden. Nun wurden die Enzyme zu den Zellen gegeben, und es wurde wiederum im Reagenzglas getestet, ob sie CD44 auf der Oberfläche verändern.

Wir waren sehr überrascht über das Ergebnis. Bromelain und Chymotrypsin verändern CD44 effizient. In Abhängigkeit von der Enzymkonzentration wurde immer weniger CD44 nachgewiesen [5] [Abb. 4]. Damit haben wir wahrscheinlich einen Schlüsselmechanismus identifizieren können, der uns erklärt, warum bei bestimmten Tumoren die Enzymtherapie erfolgreich eingesetzt werden kann.

Weiterhin haben wir untersucht, ob sich die Zellen nach einer Enzymbehandlung erholen und den CD44-Rezeptor erneut ausbilden. Es zeigte sich, daß nach ca. 30 Stunden Erholungszeit (in dieser Zeit wurden die Zellen in einem enzymfreien Standardmedium im Brutschrank inkubiert) etwa 80% der Rezeptoren wieder auf der Oberfläche auftauchten. Dies ist von besonderem therapeutischen Interesse, denn es gibt andere Rezeptoren, die innerhalb kurzer Zeit wieder an die Oberfläche gebracht werden. Offensichtlich handelt es sich bei CD44 um ein Molekül, welches langanhaltend durch die Enzyme verändert werden kann.

Die bisherigen Daten deuten darauf hin, daß wir durch die Enzymbehandlung, insbesondere durch Bromelain und Chymotrypsin, eine Modulation der Struktur des CD44-Rezeptors erreichen.

Wir hatten noch keine Information darüber, ob der Rezeptor von der Zelloberfläche abgespalten ist, oder aber ob diese strukturelle Veränderung durch die Enzymbehandlung zu einem Verlust der Funktion der Adhäsion führt. Aus diesem Grunde haben wir in zusätzlichen Experimenten geprüft, wie sich das Adhäsionsverhalten der Zelle beeinflussen läßt. Es zeigte sich, daß nach einer Enzymbehandlung die Fähigkeit der Tumorzellen zur Adhäsion deutlich erniedrigt ist.

Damit ist der experimentelle Beweis erbracht, daß über eine enzymatische, proteolytische Strukturmodulation von Adhäsionsmolekülen wie CD44 die Funktion zur Adhäsion blockierbar ist.

Übertragen auf die In-vitro-Situation, insbesondere bei Tumorpatienten, haben wir nun zum ersten Mal die Möglichkeit, auf immunmolekularer Ebene die aus der Klinik bekannten Effekte der Enzymtherapie, nämlich die Reduktion von Metastasen, zu erklären. Gleichzeitig verbindet sich damit aber die Möglichkeit, zukünftig über die Analyse der Rezeptorausstattung der Tumorzellen des Patienten gezielt Enzyme einzusetzen und wahrscheinlich auch Patienten zu identifizieren, bei denen die Therapie besonders gut wirken könnte. Dies wird die Arbeit der nächsten Jahre sein.

Wir haben aber auch erkennen können, wie wichtig die Kombination der Proteasen ist. Derzeit ist die onkologische Diagnostik noch nicht in der Lage, genau zu bestimmen, welcher Tumortyp mit welchen Adhäsionsmolekülen zu welchem Zeitpunkt ausgerüstet ist, zumal es auch hier Veränderungen im Verlauf von Tumorerkrankungen gibt. Deshalb sollten wir zunächst auf die großen Erfahrungen aus der Onkologie zurückgreifen, wo die Kombination der Proteasen bisher am wirkungsvollsten war. Die Zukunft der Enzymtherapie bei der Behandlung von Tumoren kann daher nur in der Kombination verschiedener Proteasen liegen, wie sie seit Jahrzehnten erfolgreich eingesetzt wird.

Wir haben an zwei Beispielen gesehen, wie die therapeutisch genutzten Proteasen Strukturen aus dem Immunsystem verändern, und damit immunpathologische Prozesse positiv beeinflußt werden können.

Da sämtliche Eiweißmoleküle, die durch Proteasen gespalten werden, als Substrate zu bezeichnen sind, können wir hier mit Recht von immunologischen Substraten sprechen.

Der Organismus kombiniert eine endliche Zahl von immunologischen Strukturen und Möglichkeiten zur Erreichung seines Zieles der Infektabwehr oder der Bekämpfung von Tumorzellen. Aus dieser Sicht erklärt sich die breite Indikationspalette der Enzymtherapie. Sie läßt sich also durch die gemeinsamen immunpathologischen Elemente verschiedener Krankheiten begründen. Das breite Indikationsspektrum der Enzymtherapie erklärt sich dadurch, daß die verschiedensten Krankheitsbilder immunpathologische Gemeinsamkeiten haben, die zu einem großen Teil als immunologische Substrate für die therapeutisch genutzten Proteasen anzusehen sind.

Wenn ein gesunder Mensch Enzyme einnimmt, gibt es für sie im Organismus nur wenig Angriffspunkte, da Immunkomplexe und Adhäsionsmoleküle nicht in pathologischen Spiegeln oder Konzentrationen vorhanden sind. Erst bei Entzündungsreaktionen, Immunkomplexbildungen, Komplementaktivierungen, T-Zellaktivierung u.s.w. werden den Enzymen die Substrate bereitgestellt.

Es ist hinreichend bekannt, daß fast alle Immunreaktionen überschießende Eigenschaften haben, d.h. der Körper reagiert mit Systemen, die er nach der Induktion erst mit einer gewissen zeitlichen Verzögerung herunterregulieren kann. Hier liegt die Stärke der Enzymtherapie, greift sie doch frühzeitig in diese immunologischen Aktivierungsprozesse ein und bremst sie aus.

Die durch die Enzyme bedingten Strukturmodulationen der immunologischen Substrate haben, wie wir am Beispiel von CD44 gesehen haben, auch eine Funktionsmodulation zur Folge. Beides sieht der Kliniker in Form der Verbesserung des klinischen Zustandes des Patienten bzw. des beschleunigten Heilungsprozesses. Dies ist ähnlich wie bei chronischen Autoimmunerkrankungen, bei denen Immunkomplexe eine pathologische Rolle spielen.

Zur Zeit bearbeiten wir noch andere immunpathologische Schlüsselprozesse, um die Wirkung der Enzymtherapie noch besser zu verstehen. Wir sind zwar noch weit davon entfernt, die Wirkung der Proteasen auf viele verschiedene Adhäsionsmoleküle, die die Kontakte zwischen Endothelzellen, Leukozyten, Thrombozyten und Erythrozyten oder auch Fibroblasten vermitteln, zu kennen, aber der Weg ist vorgezeichnet.

Wir haben eine Strategie entwickeln können, die in den nächsten Jahren unser Verständnis der Enzymtherapie erhöhen und zur Verbesserung ihrer Wirkung und Akzeptanz beitragen wird.

Literatur

1. **Arch, R., Wirth, K., Hoffmann, M., Ponta, H., Matzku, S., Herrlich, P., Zöller, M.:** Participation in normal immune response of metastasis-induced splice variant of CD44. Science 257 (1992) 682–685.

2. **Culty, M., Shizari, M., Thompson, E. W., Underhill, C. B.:** Binding and degradation of hyaluron by human breast cancer cell lines expressing different forms of CD44: correlation with invasive potential. J. Cell. Physiol. 160 (1994) 275–286.

3. **Gebauer, F., Stauder, G., Kunze, R.:** Proteolytic enzymes modulate preformed, fixed immunocomplexes and the process of immunocomplex-formation in vitro. J. Nutr. Immunol. 3 (1995) 19–39.

4. **Guo, Y., Ma, J., Wang, J., Che, X., Narula, J., Bigby, M., Wu, M., Sy, M.-S.:** Inhibition of human melanoma growth and metastasis in vivo by anti-CD44 antibody. Cancer Res. 54 (1994) 1561–1565.

5. **Harrach, T., Gebauer, F., Eckert, K., Kunze, R., Maurer, H. R.:** Bromelain proteinase modulate CD44 expression on human MOLT 4/8 leukemia and SK-MEL 28 melanoma cells in vitro. Int. J. Oncol. 5 (1994) 485–488.

6. **Kunze, R., Ransberger, K., Gebauer, F.:** Proteolytic enzymes modulate the C1q-binding capacity of fixed immunocomplexes in vitro. Im Druck.

7. **Springer, T. A.:** Adhesion receptors of the immune system. Nature 346 (1990) 425–434.

8. **Steffen, C., Smolen, J., Miehlke, K., Horger, I., Menzel, J.:** Enzyme treatment in comparison with immune complex determinations in rheumatoid arthritis. Z. Rheumatol. 44 (1985) 51–56.

9. **Steffen, C., Menzel, J.:** Basic investigations of enzymatic treatment of immune complex diseases. Wien. Klin. Wochenschr. 97 (1985) 3–11.

10. **Steffen, C., Menzel, J.:** In vivo breakdown of immune complexes in the kidney by oral administration of enzymes. Wien. Klin. Wochenschr. 99 (1987) 524–531.

11. **Williams, A. W., Barclay, A. N.:** The immunoglobulin superfamily-domains for cell surface recognition. Ann. Rev. Immunol. 6 (1988) 381–388.

Resorptionsproblematik therapeutisch genutzter Proteinasen

P. Streichhan

Die auf *Prof. Max Wolf* (Wo) und *Helena Benitez* (Be) zurückgehenden WoBe-Enzympräparate sind Kombinationsarzneimittel aus mindestens einer tierischen Serin- sowie einer pflanzlichen Cysteinamidhydrolase, die bevorzugt als systemisch wirkende Therapeutika bei entzündungsassoziierten Belastungskrankheiten eingesetzt und zumeist oral in Form magensaftresistenter, dünndarmlöslicher Galeniken appliziert werden. Um generalisiert in der Zirkulation wirksam zu werden, müssen die aus über 200 Aminosäure(AS)-Resten bestehenden und Molekulargewichte zwischen 20 000 und 30 000 Dalton (D) aufweisenden Endopeptidasenmoleküle (Tabelle 1) in pharmakologisch effizienten Dosierungen als Ganzes die Darmbarriere passieren. Die auf Grund effektkinetischer Meßdaten von den Anbietern systemischer Enzympräparate seit längerem propagierte und mit verschiedenen Verfahren inzwischen auch substantiell nachgewiesene Resorption ist immer wieder Gegenstand kontroverser Diskussionen. Sieht man einmal von kommerziellen Interessen ab, so beruhen die Zweifel an der Resorption von Enzymen u. a. darauf, daß bei den arzneilich genutzten Amidhydrolasen mit den herkömmlichen Resorptionsmeßverfahren bei identischen Biokatalysatoren und auch sonst gleichen Bedingungen methodenspezifisch unterschiedliche, um mehrere Zehnerpotenzen streuende Aufnahmeraten gemessen werden, und die Ursachen für diese Abweichungen nicht dargelegt werden. Da auch die intestinalen Resorptionsmechanismen für Makromoleküle noch weitgehend ungeklärt sind, nimmt es nicht wunder, daß die lange Zeit in der Physiologie gelehrte Auffassung, Proteine würden stets mikromolekular in Form der sie aufbauenden Aminosäuremonomeren aus dem Darmlumen in den Körper überführt, nur langsam revidiert wird [2, 8].

Bei den in den WoBe-Präparaten vorkommenden Serinproteinasen Chymotrypsin und Trypsin sowie den Cysteinendopeptidasen Papain und Stamm-Bromelain werden mit Antiseren nur intestinale Aufnahmeraten von i. d. R. weniger als 1,0% bestimmt. In Enzym-Substrat-Tests betragen die Resorptionsmengen zwischen 1,0 und 10,0%. Bei sekundär radionuklidmarkierten Endopeptidasen belaufen sich die Resorptionsraten auf über 10,0%. Diese starken Abweichungen sind darauf zurückzuführen, daß die verschiedenen Quantifizierungsverfahren unterschiedliche Prüfsubstanzeigenschaften messen, und diese von sich überlappenden Einflußfaktoren beeinträchtigt werden. Zu diesen „Störgrößen" zählen:

1. die endogenen Serin- und Cysteinproteinasen sowie die mittels enteropankreatischen Kreislaufs aus dem Darmlumen rückresorbierten Verdauungsenzyme der Bauchspeicheldrüse. Diese weisen tageszeitliche Schwankungen mit einem um 10 bis 15% niedrigeren nächtlichen Minimum auf und bedingen die „proteolytische Serum-Aktivität" (PSA) [16],

2. Übereinstimmungen der enzymatischen Reaktionsspezifität und des aus Temperatur, pH-Wert, Stabilisatoren und anderen Größen bestehenden physiko-chemischen Wirkmilieus, [1, 6],

3. das Fehlen enzymspezifischer Substrate, so daß bei ausgeprägten Esterasen wie Serinhydrolasen und den annähernd ausgeglichene Esterase-Amidase-Aktivität aufweisenden Cysteinamidhydrolasen stets Kreuzreaktionen auftreten [7],

4. die enzymspezifischen und von verschiedenen Milieufaktoren beeinflußten Polymerisations-, Konformationsänderungs- sowie Auto- und Heterolyseneigungen [1, 6].

Die wichtigsten „Störgrößen", die bei den enteral verabfolgten und in die Zirkulation gelangenden proteolytischen Pharmaka eine korrekte Quantifizierung der intestinalen Resorption verhindern, sind verschiedene, die essentielle „proteolytische Serum-Aktivität" (PSA) im dynamischen Gleichgewicht haltende Regelsysteme. Abgesehen von der kompensatorischen PSA-Regulation [9], bei der nach Gabe von Trypsin die tryptische Serum-Esteraseaktivität zu- und die nicht-tryptische abnimmt, bestehen die in vielen Aspekten noch ungeklärten PSA-Regelmechanismen aus verschiedenen klein- und großmolekularen, zumeist inhibitorisch wirkenden Plasmakomponenten. Durch diese werden die katalytischen Wirkzentren der Amidhydrolasen ganz oder teilweise inaktiviert oder die Enzympeptide umhüllt und so deren immunogene Strukturen neutralisiert. Erinnert sei in diesem Zusammenhang an:

1. die proteolytisch entstandenen Spaltprodukte, die sich im Umfeld der sie bildenden Proteinasen sammeln und auf diese Weise verhindern, daß weitere Substratmoleküle in die Nähe der Biokatalysatoren gelangen,

2. verschiedene Ca^{2+}-bindende Stoffe (Chelatbildner), die besonders Serinproteinasen so destabilisieren, daß sich diese autolytisch zerstören,

3. Schwermetallionen, aromatische Pyridin- und Benzenderivate, Cyclohexanfarbstoffe, Alkohole sowie Substratanaloga, die Proteinasen „vergiften" oder nur in der biokatalytischen Aktivität mindern,

4. die in mehrere Superfamilien unterteilten Serin- sowie Cystein-Proteinase-Inhibitoren (SPI, CPI), die mit Amidhydrolasen 1:1-stöchiometrische Komplexe bilden, die Enzyme funktionell vollständig blok-

kieren, jedoch – abhängig von der Affinität der Liganden – von intensiver bindenden Endopeptidasen verdrängt werden können,

5. das α2-Makroglobulin (AMG), das als Sicherheitsinhibitor mit zahlreichen Endopeptidasen irreversible, 1 : 1- oder 1 : 2-stöchiometrische Clathrat-Komplexe bildet. In diesen werden die eingeschlossenen Proteinasen nur teilweise inaktiviert und die AMG-Moleküle durch die proteolytischen Biokatalysatoren so in der Konformation verändert, daß die AMG-Proteinase- oder f-AMG-Komplexe schnell (= fast = f) endozytotisch mit Hilfe der LDL/AMG-Rezeptoren von den Makrophagen eliminiert werden. Da das AMG auch Enzymliganden aus SPI-Proteinase-Komplexen verdrängt und das Amidhydrolasen-aktivierte f-AMG zusätzlich bestimmte Zytokine, koloniestimulierende Wachstumsfaktoren sowie Hormone binden kann (z. B. TNF, IFNγ, IL-1ß, IL-2, IL-6, BFGF, EGF, NGF, PDGF, TGF-ß1, TGF-ß2, Insulin), wird das mit 750 000 D zweitgrößte Plasmapeptid zu einer multifunktionalen Transport- und Regeleinrichtung der intravasal zirkulierenden Körperflüssigkeiten [3, 4, 10]. Zusammen mit den Serin- sowie Cystein-Antiproteinasen (SPI, CPI) stellt es eine der wichtigsten Interaktionsstrukturen der systemisch wirkenden WoBe-Hydrolasenkombinationsarzneimittel dar.

Betrachtet man die Resorptionsmeßbefunde vor dem Hintergrund der dargestellten Interaktionen und Einflußgrößen, so erklären sich die methodenspezifischen Schwankungen bei den arzneilich genutzten Amidhydrolasen quasi von selbst.

Die bei immunologischen Messungen zumeist weniger als 1,0% betragenden Aufnahmeraten ergeben sich dadurch, daß die aus dem Darm absorbierten Enzyme im Plasma von den Antiproteinasen und dem AMG gebunden und dadurch deren antigene Determinanten mehr oder weniger vollständig neutralisiert werden. Qualitativ belegen die in Doppeldiffusionsplattentests mit Serumproben enzymtherapierter Versuchspersonen und entsprechenden Antiseren auftretenden Antigen-Antikörper-Präzipitationsbanden, daß die heterologen, aus tierischen oder pflanzlichen Spendergeweben extrahierten Enzymtherapeutika als solche die Darmbarriere passieren.

Im Falle der mit Enzym-Substrat-Tests bestimmten Resorption werden die proteolytischen Enzyme nicht selbst, sondern die von ihnen ausgehenden „katalytischen Kräfte" gemessen. Da diese von zahlreichen der dargestellten „Störgrößen" beeinflußt werden, die SPI- und CPI-gebundenen Proteinasen vollständig sowie die AMG-komplexierten partiell inaktiviert werden, und auch kompensatorische PSA-Regeleffekte zum Tragen kommen, bestimmt man mit diesen Verfahren falsch negative, d. h. zu niedrige Resorptionsraten. Dennoch läßt sich mit Hämoglobin-Agarplattentests zeigen, daß

Tabelle 1: Molekulare Kenngrößen der in den WoBe-Hydrolasenkombinationspräparaten vorkommenden Endopeptidasen sowie tierexperimentelle Resorptionsbefunde [12, 13].

Proteolytische WoBe-Extrakt-Wirkstoffe und deren EC-Klassifizierung	Anzahl AS-Reste/ Molekül	Molmasse in [Dalton]	IRA-Raten in [%][1]	Verteilungs-Faktor (f)[3,5]	Mira-Raten in [%][4]
Serin-Amidhydrolasen					
Chymotrypsin (EC 3. 4. 21.1)	245	22500	38,1	0,57	21,7
Trypsin (EC. 3. 4. 21.4)	223	23800	49,6	0,54	26,8
Pankreatin[1]	–	–	36,6	0,50	18,3
Cystein-Amidhydrolasen					
Papain (EC. 3. 4. 22. 32)	212	20700	26,0	0,74	19,2

[1] Pankreatin ist ein Hydrolasengemisch mit definierten proteo-, glyko- und lipolytischen Eigenschaften.
[2] IRA = Intestinale Radioaktivitätsaufnahmerate.
[3] f = Anteil der in den mit Sephadex-G25 chromatographisch getrennten Serumproben in der makromolekularen Fraktion (≥25 000 Dalton) vorkommenden 123J-Radioaktivität.
[4] MIRA = Makromolekulare Intestinale Radioaktivitätsabsorptionsraten, die sich aus dem Produkt „IRA · f" ergeben.
[5] Allein die in den makromolaren Fraktionen vorkommenden Serumkomponenten bildeten mit Antiseren gegen die verabreichten proteolytischen Testsubstanzen in Immun-Doppeldiffusionsuntersuchungen Präzipitationsbanden.

es bereits bei Einnahme von z. B. einer Filmtablette Phlogenzym® zu einer signifikanten PSA-Steigerung kommt und diese mit der eingenommenen Enzymmenge oder -aktivität asymptotisch gegen einen Grenzwert strebend zunimmt.

Die wenigsten „Störgrößen" kommen bei quantitativen Resorptionsuntersuchungen mit sekundär radioisotopenmarkierten Endopeptidasen zum Tragen. Zwar können die Marker von der makromolekularen Testsubstanz abdissoziieren, oder diese kann durch auto- sowie heterolytische Prozesse gespalten werden, so daß Fragmente kleinmolekular die Darmwand passieren und sich erneut an endogene Plasmaproteine

anlagern. Doch läßt sich dieser Anteil z. B. durch Säulentrennung mit Sephadex-G25 sowie immunologische Überprüfung der verschiedenen Chromatographiefraktionen bis zu einem gewissen Grade qualitativ und quantitativ fassen. Insbesondere spielen bei diesem Meßverfahren die gravierenden „Störeffekte" der verschiedenen PSA-Regulationssysteme keine Rolle. Deshalb verwundert es nicht, daß z. B. *Seifert et al.* [12, 13] bei den radionuklidmarkierten Serin- und Cysteinproteinasen tierexperimentell nach 6stündiger Versuchsdauer die höchsten intestinalen Absorptionsraten maßen. Berechneten sie aus der „Intestinalen Radioaktivitätsaufnahmerate" (IRA) mit

Hilfe der Verteilungsfaktoren für die großmolekular gebundene Radioaktivität (f) die „Makromolekulare Intestinale Radioaktivitätsaufnahmerate" (MIRA), so ergaben sich amidhydrolasenspezifische Resorptionsraten, die bei den in den WoBe-Medikamenten enthaltenen Einzelenzymen zwischen 19,2 und 39,7% lagen (Tabelle 1).

Benutzt man die MIRA-Daten der Einzelenzyme zur Abschätzung der aus den oral verabreichten WoBe-Hydrolasenkombinationspräparaten insgesamt resorbierten Amidhydrolasenanteile [14, 15], so belaufen sich diese bei den Rutosid-freien WoBe-Medikamenten, dem Wobe-Mugos® und Mulsal®, auf etwa 21,5% bzw. 28%. Bei den Rutin-Trihydrat enthaltenden WoBe-Arzneien, dem Wobenzym® und dem Phlogenzym®, würden gemäß der Hochrechnung knapp 24,0% bzw. gut 35,0% der Proteinasen absorbiert werden. In der Größenordnung gleichen diese Resorptionsschätzwerte unveröffentlichten Befunden von *C. Steffen* und *J. Menzel* (Wien), die an wäßrig gelösten ^{3}H- sowie ^{14}C-markierten WoBe-Fertigarzneipulvermischungen bei sondengefütterten Ratten, Meerschweinschen und Hasen zeigten, daß in 4stündiger vesuchtszeit rund 17% der großmolikularen Wirkstoffen als solche die Darmbarriere passieren [11].

Daß intestinale Proteinasenabsortionsraten im Dekaprozentbereich durchaus realistisch sind, zeigen auch die nach der Einnahme von WoBe-Medikamenten im Blut auftretenden Antiproteinasentitersenkungen, die als effektkinetische Resorptionsäquvalenzumeßgrößen angesehen werden könne.

Freiwillige, die mindestens zwölf Stunden vor bis zwölf Stunden nach der Medikation Nahrungskarenz einhielten, nahmen zusammen mit 250 ml Wasser 50 Dragees Wobenzym® oder 11,5 g Endopeptidasen ein. In bestimmten Zeitintervallen wurden aus den Kubitalvenen Blutproben entnommen. Die im Serum bestimmten PSA-, a1-Antitrypsin-(AAT) sowie AMG- und (AAT + AMG)-Spiegel zeigten in bezug auf die jeweiligen Leerwerrte (100%) in Abhängigkeit vom Probenentnahmezeitpunkt die folgenden Veränderungen:

1. Die PSA fällt vom 100%-Ausgangswert (14,4±0,4 mm Lysehofdurchmesser) in 4,8±1,1 h auf ein circa 12% niedrigeres Minimum ab und steigt danach auf ein gegenüber dem Ausgangswert 2,5% höheres Maximum an, das 12,0 h nach der Medikation erreicht wird.

2. Dagegen tritt bei dem mit Serinpoteinasen 1:1 stöchiometrische Verbindungen bildenden und dadurch beschleunigt eliminierten AAT 2,8 ± 1,1 h nach der Medikamenteneinnahme ein gegenüber dem 100%-Bezugswert (198 ± 15 mg AAT/100 ml Serum) um ungefähr 8% höheres Maximum und 10,4 ± 2,2 h nach dem Versuchsbeginn ein in Relation zum Bezugswert etwa 20% geringeres Minimum auf.

3. Sieht man einmal von der gut einstündigen Zeitverschiebung und den damit einhergehenden intensiveren Titerveränderungen ab, so ähnelt das Verlaufsmuster der AMG-Extremwerte weitgehend dem AAT. Es kommt 4,0 ± 1,4 h nach der Medikation zu einem gegenüber dem Ausgangswert mit 202 ± 81 mg AMG/100 ml Serum knapp 17% höheren Maximum sowie wegen der forcierten Elimination der f-AMG-Strukturen (s. o.) 8,0 h später bzw. 12,0 ± 7,4 h nach der Medikamentengabe zu einem gut 37% niedrigeren Minimum.

4. Die Extreme der (AAT + AMG)-Summenwerte haben im Vergleich zu den einzelnen Summanden eine intermediäre Lage. Das initiale Maximum tritt 4,0 ± 1,4 h nach Einnahme des Enzympräparates auf und liegt etwa 4,5% über dem 100%-Ausgangswert (= 400,0 ± 87,5 mg AAT + AMG/100 ml Serum), während das im Vergleich dazu 11,6 ± 7,3 h später auftretende Minimum gut 23% niedriger ist.

Verwendet man die Extremwertdifferenzen der infolge der eingenommenen WoBe-Hydrolasenpräparate komplexierten sowie dadurch beschleunigt von den Zellen des mononukleär-phagozytären Systems eliminierten Serum-Antiproteinasen als Äquivalenzmaß für die Resorption der arzneilich verwendeten Proteinasen, so ergeben sich aus der AAT- und AMG-Titersenkung effektkinetische Resorptionsäquivalenzraten, die bei dem maximal 1 : 2-stöchiometrische Proteinasenkomplexe bildenden AMG nahezu 54% betragen. Beim AAT sowie AAT + AMG befinden sich die Resorptionsäquivalenzraten mit etwa 28% in einer Größenordnung, wie sie tierexperimentell bei Untersuchungen mit intragastral applizierten, isotopenmarkierten Amidhydrolasen gefunden wird.

Literatur

1. **Antonov, V. K.:** Chemistry of Proteolysis. Springer-Verlag, Berlin 1993.
2. **Bali, J. P. F., Stewart, B. H., Amidon, G. L.:** Gastrointestinal Transport of Peptide and Protein Drugs and Prodrugs. In: Welling, P. G., Balant L. P.: Pharmacokinetics of Drugs. Springer-Verlag, Berlin; Hb. Exptl. Pharmacol. **110 (1993)** 189–206.
3. **Barrett, A. J., Salvesen, G. (eds.):** Proteinase Inhibitors. Elsevier, Amsterdam 1986.
4. **Borth, W., Feinman, R. D., Gonias, S. L., Quigley, J. P., Strickland D. K. (eds.):** Biology of α2-Macroglobulin – its Receptor, and Related Proteins. Ann. N. Y. Acad. Sci., 737, (1994).
5. **Gardner, M. L. G., Steffens, K.-J. (eds.):** Absorption of Orally Administered Enzymes. Springer-Verlag, Berlin (1995).
6. **Keil, B.:** Specifity of Proteolysis. Springer-Verlag, Berlin (1992).
7. **Liu, T.-Y., Elliott, S. D.:** Streptococcal Proteinase. In: P. D. Boyer (ed.): The Enzymes. 3rd ed., Acad. Press., New York (1971) 609–647.
8. **Matthews, D. M.:** Protein Absorption – Development and Present State of the Subject. Wiley-Liss, New York 1990.
9. **Megel, H., Strauss, R., Ho, R. , Beile, M.:** Detection of Trypsin-like Activity in the

Plasma of Rats After Oral Administration of Trypsin. Arch. Biochem. Biophys., 108, (1994) 193–199.

10. **Petersen, C. M.:** α2-Macroglobulin and Pregnancy Zone Protein – Serum Levels, α2-Macroglobulin Receptors, Cellular Synthesis and Aspects of Function in Relation to Immunology. Dan. Med. Bull. 40 (1993) 409–446.

11. **Ransberger, K., Stauder, G., Streichhan , P. (Hrsg.):** Wobenzym®-N, Mulsal®-N, Phlogenzym® – Wissenschaftliche Monographie zur Präklinik. Forum Medizin Verlagsgesellschaft, Gräfelfing 1991

12. **Seifert, J., Ganser, R., Brendel, W.:** Die Resorption eines proteolytischen Enzyms pflanzlichen Ursprunges aus dem Magen-Darm-Trakt in das Blut und die Lymphe von erwachsenen Ratten. Zschr. Gastroenterol. 17 (1979) 1–8.

13. **Seifert, J., Siebrecht, P., Lange, J. P.:** Quantitative Untersuchungen zur Resorption von Trypsin, Chymotrypsin, Amylase, Papain und Pankreatin aus dem Magen-Darm-Trakt nach oraler Applikation. Allgemeinmedizin, 19 (1990) 132–137.

14. **Streichhan, P., Pollinger, W., Ransberger, K.:** Resorption partikulärer und makromolekularer Darminhaltsstoffe. Natur- u. Ganzheitsmed. (NGM) (1988) 90–102.

15. **Streichhan, P., Pollinger, W., van Schaik, W., Vogler, W.:** Zur intestinalen Resorption oral applizierter Enzymtherapeutika, insbesondere Wobenzym® – eine Literaturstudie. Zschr. f. Allgemeinmed. (ZFA) 65 (1989) 716–722.

16. **Streichhan, P., van Schaik, W., Stauder, G.:** Bioavailability of Therapeutically Used Hydrolytic Enzymes. In: M. L. G. Gardner, K.-J. Steffens: Absorption of Orally Administered Enzymes. Springer-Verlag, Berlin (1995) 83–94.

Einfluß hydrolytischer Enzyme auf hämorheologische Parameter beim Menschen

T. Saradeth

Einleitung

Das Blut mit seinen zahlreichen Aufgaben spielt als zirkulierendes Organ im menschlichen Organismus eine zentrale Rolle. Es ist durchaus denkbar, daß viele der mittlerweile beobachteten klinischen Effekte der Enzymtherapie zumindest partiell durch eine positive Beeinflussung der Blutfließeigenschaften erklärt werden können.

Die fibrinolytische Wirkung der Enzymtherapie ist schon länger be-kannt. Fibrinogen wird mittlerweile nicht nur als ein unabhängiger kardiovaskulärer Risikofaktor angesehen, sondern spielt als großes Brückenmolekül auch eine wichtige Rolle bezüglich der Erythrozytenaggregation und anderer hämorheologischer Kenngrößen [1, 9]. Die Viskosität des Blutplasmas steigt linear mit der Fibrinogenkonzentration an. Die hämorheologische Bedeutung anderer Plasmaproteine ist der des Fibrinogens vergleichsweise untergeordnet (Abb. 1).

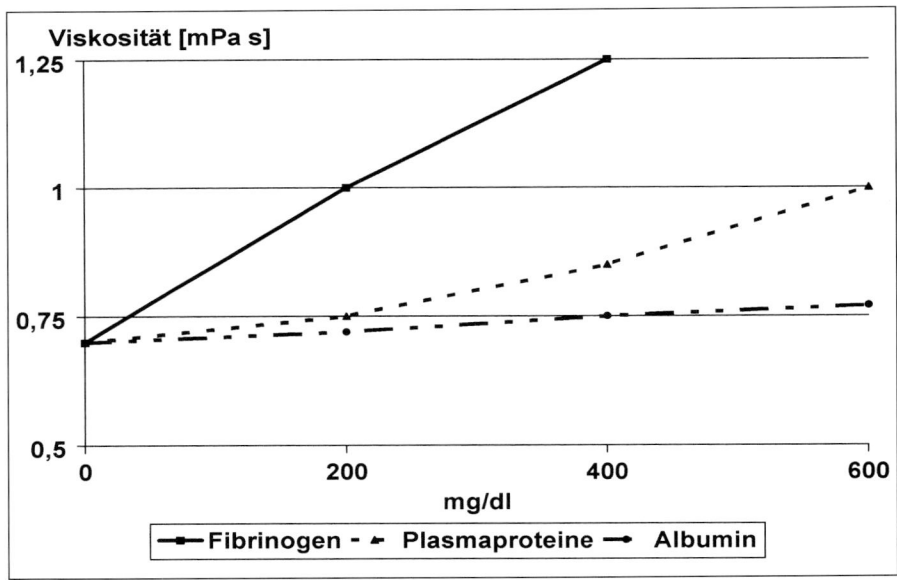

Abb. 1: Plasmaviskosität in Abhängigkeit von der Fibrinogen-, Protein- und Albuminkonzentration.

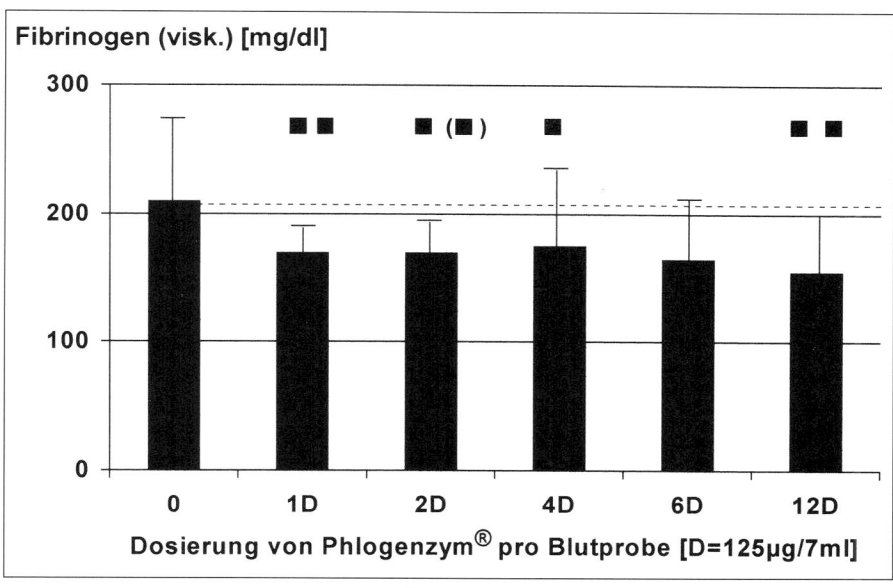

Abb. 2: In-vitro-Effekt von Phlogenzym® auf die viskometrisch bestimmte Fibrinogen-konzentration.

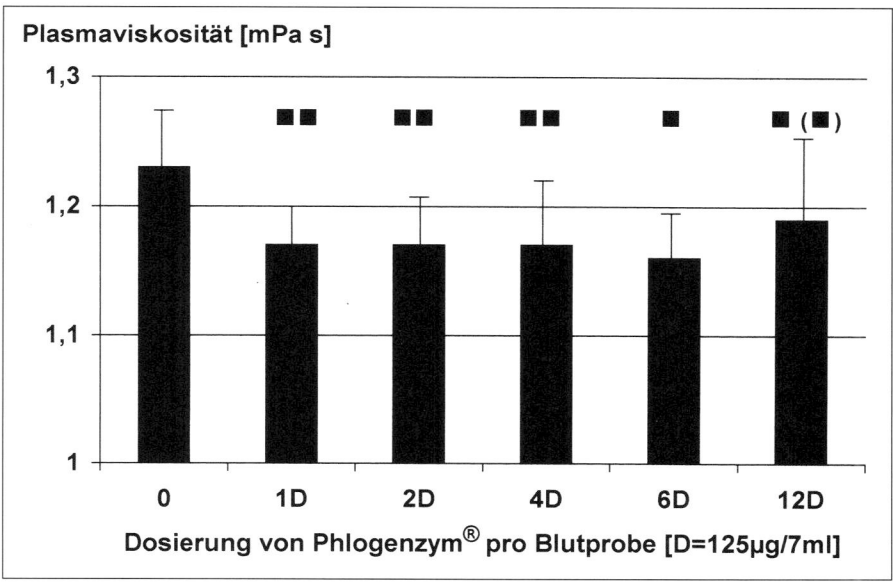

Abb. 3: In-vitro-Effekt von Phlogenzym® auf die Plasmaviskosität.

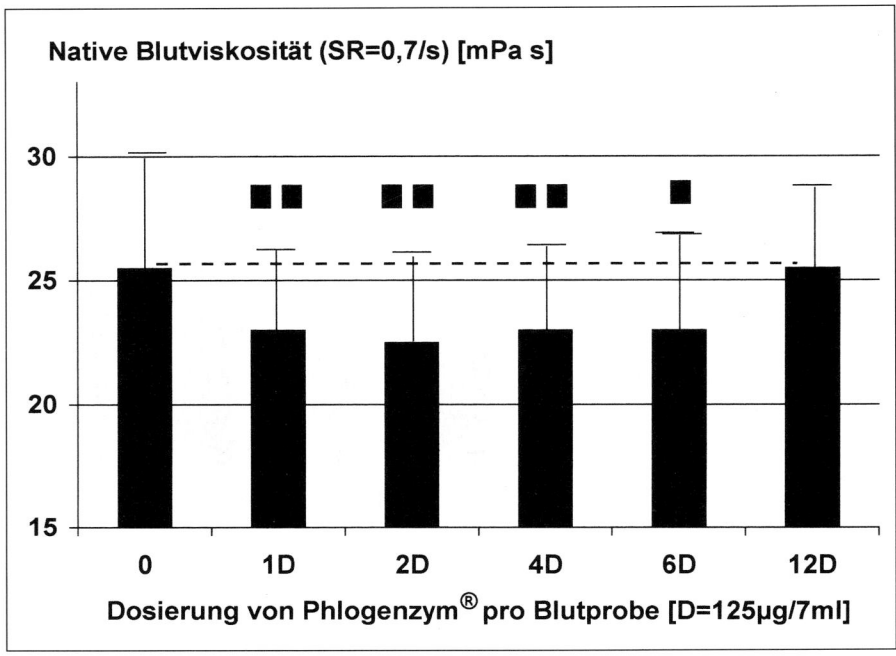

Abb. 4: In-vitro-Effekt von Phlogenzym® auf die native Blutviskosität bei geringer Scherrate.

Demnach wäre es denkbar, daß die Verabreichung fibrinolytisch aktiver Enzyme zur Verbesserung hämorheologischer Parameter führt. Ziel der hier vorgestellten Pilotstudie war es zu überprüfen, ob ein neuartiges Enzympräparat (Phlogenzym®) die Blutfließeigenschaften bei gesunden Probanden in vitro zu modifizieren vermag.

Material und Methoden

Zwölf gesunde Freiwillige (10 Männer, 2 Frauen) im Alter von 32,1 ± 6,1 Jahren gaben ihr Einverständnis zur einmaligen Blutentnahme aus einer Kubitalvene. Ausschlußkriterien waren Nikotinabusus, Infekte jeglicher Art, Schwangerschaft sowie die Einnahme von Medikamenten. Nach Antikoagulation mit EDTA wurde das entnommene Blut eines Probanden zunächst gepoolt und anschließend portioniert (jeweils 6 Blutproben à 6,9 ml). Schließlich wurden jeweils 100 µl einer Phlogenzym®-Verdünnungsreihe hinzupipettiert, so daß sich folgende Konzentrationen dieser en-

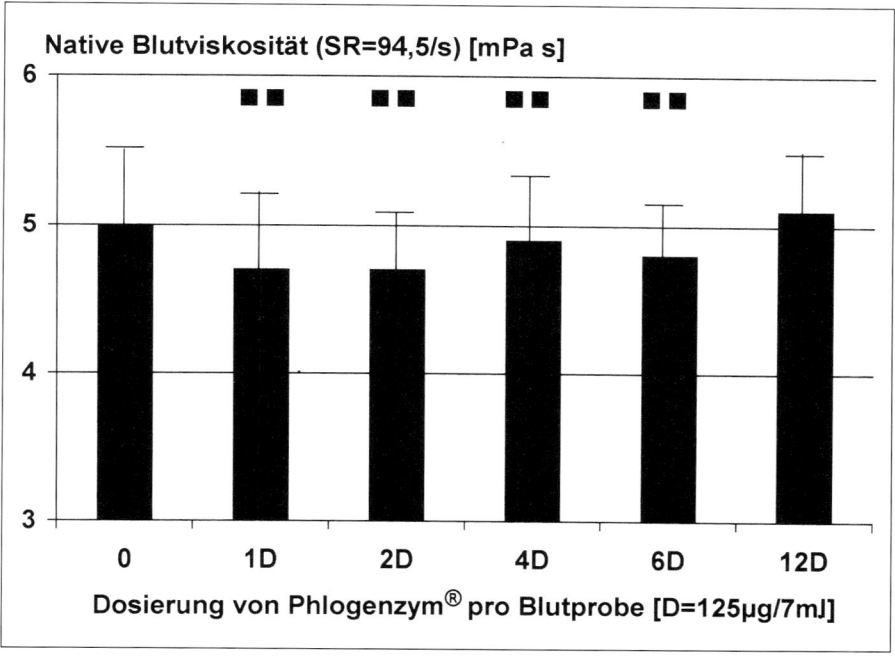

Abb. 5: In-vitro-Effekt von Phlogenzym® auf die native Blutviskosität bei hoher Scherrate.

zymaktiven Substanz (bestehend aus Bromelain, Trypsin und Rutosid) ergaben: D0 = 0 µg/7 ml (Kontrollblut), D1 = 125 µg/7 ml, D2 = 250 µg/7 ml, D3 = 500 µg/7 ml, D4 = 750 µg/7 ml und D5 = 1500 µg/7 ml. Dieses Vorgehen gewährleistete einen einheitlichen Verdünnungsfaktor in allen Meßproben.

Folgende hämorheologische Parameter wurden nach halbstündiger Inkubation bei 37° C in vitro und untersucherblind (d. h. ohne Kenntnis der jeweils vorliegenden Phlogenzym®-Dosis) bestimmt:

– native sowie standardisierte Blutviskosität bei 3 Scherraten (Contraves LS 30) [6, 8],
– Hämatokrit (Zentrifugal-Methode),
– Plasma- bzw. Serumviskosität (Harkness) [5],
– Fibrinogen (viskometrische Methode) [3],
– Erythrozytenaggregation (viskometrische Methode) [7] und
– Erythrozytenfilterabilität einschließlich Filter-Okklusionsrate (St. George's Filtrometer) [2].

Die Meßdaten wurden direkt mit den jeweiligen des Kontrollblutes

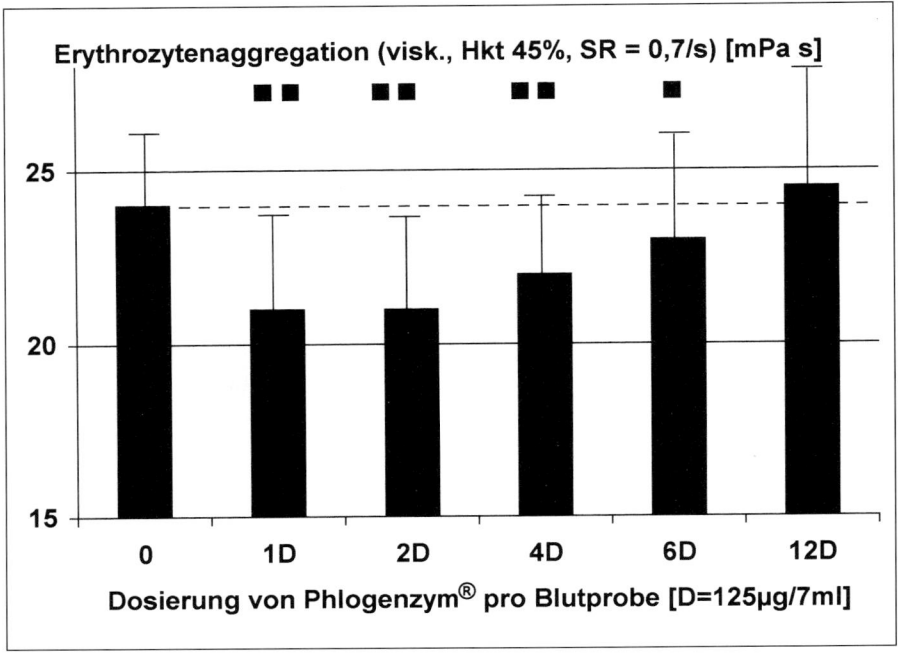

Abb. 6: In-vitro-Effekt von Phlogenzym® auf die Erythrozytenaggregation.

(D0) unter Zuhilfenahme des nicht-parametrischen Wilcoxontests verglichen (einseitige Fragestellung, Signifikanzniveau: p = 0,05).

Ergebnisse

Ab einer Mindestkonzentration von 125 µg/7 ml Phlogenzym® zeigte sich gegenüber dem Kontrollblut (bei konstanten Hämatokritwerten und unveränderter Serumviskosität) ein signifikanter Abfall des Fibrinogens (Abb. 2), der Plasmaviskosität (Abb. 3), der nativen und standardisierten Blutviskosität bei 3 verschie-denen Scherraten (Abb. 4 und 5) und der Erythrozytenaggregation (Abb. 6). Die Erythrozytenfilterabilität war lediglich numerisch erhöht, ebenso die Filter-Okklusionsrate.

Bei Zugabe der 12fachen Dosis an Phlogenzym® (1500 µg/7 ml) erwiesen sich diese Veränderungen (mit Ausnahme der des Fibrinogens) als nicht mehr signifikant, bzw. es wurde sogar eine leichte numerische Verschlechterung hämorheologischer Parameter gegenüber dem Kontrollblut (ohne Phlogenzym®) beobachtet.

Literatur

1. **Ernst, E.:** Fibronogen – an independent cardiovascular risk factor. J. Intern. Med. 227 (1990) 365–372.

2. **Ernst, E., Saradeth, T., Bergmann, H., Matrai, A.:** Das St. George's Filtrometer – Evaluation einer Methode zur Bestimmung der Erythrozyten-Flexibilität. Ärztl. Lab. 37 (1991) 103–109.

3. **Ernst, E., Resch, K. L., Saradeth, T., Maier, A., Matrai, A.:** A viscometric method of measuring plasma fibrinogen concentrations. Clin. Pathol. 45 (1992) 534–535.

4. **Ernst, E.:** Orale Therapie mit proteolytischen Enzymen. Effekte auf hämorheologische Parameter. Perfusion 7 (1994) 440–441.

5. **Harkness, J.:** A new method for the measurement of plasma viscosity. Lancet 2 (1963) 280–281.

6. **Matrai, A., Whittington, R. B., Ernst, E.:** A simple method of estimating whole blood viscosity at standardized hematocrit. Clin. Hemorheol. 7 (1987) 261–265.

7. **Resch, K. L., Saradeth, T., Ernst, E.:** Unveröffentlichte Daten.

8. **Spinelli, F. R., Meier C. D.:** Measurement of blood viscosity. Biorheol. 11 (1974) 301–309.

9. **Wilhelmsen, L., Svardsudd, K., Korsan-Bengsten, K., Larsson, B., Tibblin, G.:** Fibrinogen as a cardiovascular risk factor for stroke and myocardial infarction. N. Engl. J. Med. 311 (1984) 501–505.

Diskussion

Die im Rahmen dieser Pilotstudie beobachtete (zumindest teilweise dosisabhängige) signifikante Verbesserung hämorheologischer Parameter liegt wahrscheinlich in der fibrinolytischen Aktivität des Enzympräparates begründet. Die beobachtete Erniedrigung des Fibrinogens durch enzymatische Spaltung stellt hierbei wohl das Schlüsselphänomen dar. Es erklärt den Abfall der (maßgeblich von der Fibrinogenkonzentration abhängigen) Plasmaviskosität sowie der nativen und standardisierten Vollblutviskosität. Ebenso plausibel erscheint die beobachtete Verminderung der Aggregationsneigung der Erythrozyten, zumal ja Fibrinogen als Brückenmolekül hier eine große Rolle spielt. Die beobachtete tendenzielle Erhöhung der Erythrozytenfilterabilität erreicht nicht das Signifikanzniveau und läßt sich allenfalls durch eine positive Beeinflussung der Erythrozytenmembran erklären. Die Zunahme der Okklusionsrate (mit steigender Phlogenzym®-Dosis) im Filtrationstest könnte im Sinne einer Leukozytenaktivierung interpretiert werden. Bei Zugabe von hohen Dosen von Phlogenzym® (1500 µg/7 ml) kommt es zu entgegengesetzten Effekten, die derzeit nur spekulativ erklärt werden können: Möglicherweise führen zu hohe Enzymkonzentrationen zu einem direkten Anstieg der Plasma- bzw. Serumviskosität, ähnlich wie er klinisch bei pathologisch erhöhten Plasmaproteinen zu beobachten ist (Abb. 1).

Keine einzige Blutprobe zeigte Hinweise auf eine Hämolyse, etwa im Sinne einer denkbaren Erythrozytenschädigung durch Phlogen-zym®. Der Hämatokrit blieb unbeeinflußt.

Die Ergebnisse dieser In-vitro-Pilotstudie sprechen für eine partiell dosisabhängige Verbesserung der Blutfließeigenschaften durch Phlogenzym®. Selbstverständlich dürfen diese In-vitro-Experimente nicht unbedacht auf In-vivo-Situationen übertragen werden. Immerhin wurden ähnliche Resultate aber auch nach oraler Gabe von proteolytischen Enzymen beobachtet [4]. Weitere kontrollierte klinische Untersuchungen sind erforderlich, um die in dieser Pilotstudie beobachteten Befunde abzusichern und den Stellenwert hämorheologischer Effekte am klinischen Therapieerfolg einer solchen Medikation näher abzuklären.

HNO / Zahnchirurgie

Die Behandlung der Sinusitis mit Enzympräparaten

R. Wohlrab

Niesen, behinderte Nasenatmung und Fließschnupfen – jeder kennt diese ersten Symptome einer Erkältungskrankheit aus eigener Erfahrung. Bei jedem dieser Infekte der Nasenschleimhäute kommt es zu einer mehr oder minder ausgeprägten Mitbeteiligung der Schleimhäute der Nasennebenhöhlen. Viele dieser Infekte heilen ohne ärztliche Intervention ab, über ihre Häufigkeit gibt es keine statistisch gesicherten Zahlen.

Die erfaßten Infekte oder Entzündungen der Nasennebenhöhlen haben aber eine große volkswirtschaftliche Bedeutung. Dies sollen einige Beispiele aufzeigen: In den USA erkranken pro Jahr etwa 31 Mill. Menschen an einer behandlungsbedürftigen Sinusitis. Im Jahre 1989 wurden 150 Mill. Dollar für die Behandlung dieser Erkrankung ausgegeben. In Großbritannien gingen 1971 500 000 Arbeitstage durch Erkrankungen der Nasennebenhöhlen verloren. Im mitteleuropäischen Raum liegt die Inzidenz vom Übergang einer akuten in eine chronische Sinusitis bei 5–10%. Diese Zahlen belegen die Wichtigkeit einer frühzeitigen Therapieeinleitung.

Von der Lokalisation her stehen in der Häufigkeit der Entzündungen an erster Stelle die Erkrankungen des Siebbeins, das somit nicht nur anatomisch sondern auch pathogenetisch eine zentrale Stellung unter den Nebenhöhlen einnimmt. Es folgen Entzündungen der Kieferhöhlen, mit größerem Abstand gefolgt von Sinusitiden der Stirnhöhle und der Keilbeinhöhle.

Wir haben verschiedene Möglichkeiten, die Sinusitiden zu unterscheiden. Abgesehen von den bereits erwähnten akuten oder chronischen Formen sowie den ebenfalls schon von der Lokalisation bestimmten Sinusitiden unterscheiden wir auch zwischen primären und sekundären Formen der Erkrankung.

Die primäre Sinusitis entsteht in der Regel durch einen Virusinfekt, auf den sich nicht selten bakterielle Infekte aufpfropfen. Selten sind Pilzerkrankungen. Weitere Ursachen können Allergien, toxisch-chemische, immunologische oder hormonelle Störungen sein.

Die sekundäre Sinusitis ist am häufigsten dentogenen Ursprungs. Wesentlich seltener sind ostitische, osteomyelitische, hämatogene, posttraumatische oder iatrogene Ursachen. Letztere kommen zum Beispiel auf Intensivstationen bei langzeitintubierten Patienten vor, die einem großen Risiko der Keimbesiedelung ausgesetzt sind.

Die Physiologie und damit auch die Genese der Sinusitis stehen in direkter Beziehung zur Durchgängigkeit der Ostien bzw. der Ausführungsgänge. Man spricht von der osteomeatalen Einheit. Größe und Form dieser osteomeatalen Einheit sind einerseits durch die individuelle Anatomie, andererseits durch funktionelle Veränderungen der gefäß- und drüsenreichen Schleimhäute der Nebenhöhlen gegeben. Der Verlauf des Krankheitsgeschehens wird also entscheidend von der Einengung bzw. vom Verschluß dieser Zugänge bestimmt.

Mit der Einengung der Ostien wird die mukoziliäre Clearance der betreffenden Nebenhöhle behindert. Durch die gestörte Ventilation kommt es zu einer Abnahme der Sauerstoff- und einer Zunahme der Kohlendioxydkonzentration im Gewebe. Dies hat eine Erniedrigung des pH-Wertes und eine Erhöhung des Laktates zur Folge und führt zu einer Verschiebung des Sol-Gel-Gleichgewichtes und damit zur erhöhten Sekretviskosität. Die Schleimhaut reagiert also mit Ödemen, Störungen der funktionellen Sekretion sowie mit einer Ziliendyskinesie. Das nicht abtransportierte Sekret bildet wiederum einen guten Nährboden für eine bakterielle Superinfektion.

Begünstigende Faktoren sind Adenoide, Septumdeviation, Nasenmuschelhyperplasien, Polypen im Nasen- und Siebbeinbereich und anatomische Varianten im Siebbeinbereich. Die Diagnose kann in vielen Fällen schon aufgrund der Anamnese gestellt werden: Kopfschmerzen, trüber Schnupfen, Schmerzen im Bereich der Zähne des Oberkiefers mit Zunahme beim Bücken, in den Nasenwurzelbereich und die Stirn ausstrahlende Schmerzen. Druckgefühl und Fieber sind deutliche Hinweise auf Vorliegen einer Nebenhöhlenerkrankung. Bei der Inspektion des Rachenraumes und der Nase fallen gerötete Schleimhäute sowie eine Bedeckung derselben mit trübem Sekret auf. Die Klopfempfindlichkeit der Nervenaustrittspunkte insbesondere im Bereich der Nn. infraorbitalis gibt Hinweise auf eine schwerwiegende Erkrankung in diesem Bereich. Die weiteren diagnostischen Schritte sind Ultraschall, Röntgen, bisweilen CT oder MRT. Hilfreich sind Abstriche zur Bestimmung der Keime und ihrer Empfindlichkeiten auf Antibiotika.

Das Therapieziel bei der Behandlung der Sinusitis muß zunächst die Wiederherstellung des Abflusses aus dem Bereich der Nebenhöhlen sein. Es gilt, zunächst die mukoziliäre Clearance wieder in Gang zu bringen.

An erster Stelle stehen abschwellende und entzündungshemmende Maßnahmen gefolgt von der Sekretolyse evtl. in Kombination mit einer antibiotischen Therapie. Lokale Maßnahmen mittels der physikalischen Therapie wie Kopflichtbäder, Mikro- oder Kurzwelle begünstigen ebenfalls die Abschwellung und den Sekretfluß. In ausgesuchten Fällen wird eine stumpfe oder scharfe Spülung notwendig sein.

Antiphlogistika bewirken eine Abnahme des Entzündungsödems und damit eine Verringerung des Druckes auf die sensiblen Nervenendigungen, was in der Regel sehr rasch zu der von den Patienten als besonders wichtig empfundenen Schmerzlinderung führt. Ein weiterer Effekt der Abschwellung ist das raschere Anfluten des Antibiotikums im Entzündungsbereich sowie auch dessen dort erhöhte Konzentration. Zu den schon lange verwendeten antiphlogistischen Substanzen gehört die Acetylsalicylsäure (ASS), die auch heute noch in der Behandlung der Sinusitis eingesetzt wird. In vielen Fällen reicht die analgetische wie die antiphlogistische Potenz der ASS nicht aus, um eine subjektive Minderung der Beschwerden zu erzielen. Nicht selten kommt es auf Grund der Thrombozytenaggregationshemmung zu unerwünschtem Nasenbluten, zumal die Brüchigkeit der Gefäße im Kiesselbach-Bereich durch Infekte der oberen Luftwege ohnehin größer ist.

Kortikosteroide werden als primäre Antiphlogistika in der Sinusitistherapie zu Recht sehr wenig eingesetzt.

Die Prostaglandinhemmer sind als bewährte Antiphlogistika aber mit einer ganzen Reihe von Nebenwirkungen belastet. Die Liste der Kontraindikationen ist lang. Sie reicht von Magen- und Darmerkrankungen über Asthma, Leukopenien und unklare Gerinnungsstörungen bis zu Nieren- und Leberschäden. Auch bei Patienten mit Analgetikaintoleranzen und bei älteren Patienten mit Herzinsuffizienz ist Vorsicht geboten.

Als Antiphlogistika, deren Wirkungsspektrum in etwa dem der Prostaglandinhemmer entspricht, ohne deren unerwünschte Nebenwirkungen zu zeigen, werden heute hydrolytische Enzyme eingesetzt. In mehreren Studien wurden Wirkungen und Nebenwirkungen der Prostaglandinhemmer und hydrolytischen Enzyme verglichen. Dabei konnte festgestellt werden, daß die antiphlogistische Wirkung beider Medikamentengruppen in etwa gleich war. Nebenwirkungen traten bei Prostaglandinhemmern jedoch häufiger und frühzeitiger auf. Sie wurden aus diesem Grund auch häufiger abgesetzt. Die Nebenwirkungen der hydrolytischen Enzyme beschränkten sich auf Völlegefühl, weichen Stuhl und Blähungen. Durch Reduzierung oder langsame Steigerung der Dosis konnte dieser Effekt meistens vermindert werden.

Gerade bei Patienten mit subakuten bis chronischen Sinusitiden konnten mit Enzympräparaten überraschende Besserungen und Ausheilungen erzielt werden. Die Anzahl der Rezidive war bei mit Enzymen behandelten Patienten deutlich geringer. Dabei scheint sich durch eine konsequent über längere Zeit durchgeführte Enzymbehandlung das Regenerationsvermögen der chronisch veränderten Nebenhöhlenschleimhäute deutlich zu verbessern.

Die Enzymtherapie wird übrigens auch bei Kindern mit gutem Erfolg durchgeführt.

Die Dosis wird je nach Alter um die Hälfte bis zwei Drittel der Erwachsenendosis reduziert.

Therapie mit hydrolytischen Enzymen bei der operativen Zahnentfernung sowie bei der Strahlenmukositis

K. Vinzenz, Elisabeth Schuh

Operative Zahnentfernung

Die Wirksamkeit hydrolytischer Enzyme bei operativer Zahnentfernung wurde in einer doppelblind angelegten, plazebokontrollierten Studie geprüft.

Es wurden 80 Patienten im Alter von 18 bis 80 Jahren mit operativen Zahnentfernungen von teil- oder vollretinierten unteren Weisheitszähnen rekrutiert. Dabei wurden den Patienten zwei Tage präoperativ bis zu fünf bis sieben Tagen postoperativ drei- bis viermal täglich fünf Dragees Wobenzym® bzw. Plazebo verabreicht.

Die Indikation zur operativen Entfernung von Weisheitszähnen besteht bei Entzündungen, der Dentitio difficilis (halbretinierte Weisheitszähne) und der Vollretention und Verlagerung von Weisheitszähnen (z. B. Querlage, Platzmangel, geschlossene Epitheldecke). Das operative Vorgehen besteht in der Schleimhautinzision und Präparation eines Mukoperiostlappens, Freilegung des Zahnes mit der Knochenfräse, Hebelluxation und Extraktion, Nahtversorgung und Drainage.

Da es sich um einen septisch-chirurgischen Eingriff unter Anwesenheit der residenten Mundflora handelt, besteht die Gefahr der anaeroben Mischinfektion der Wunde insbesondere durch vergrünende Streptokokken, Bacteroides spp., Peptostreptokokken und Veillonellen.

Postoperative lokale Entzündungseffekte führen zu einer Kieferklemme, einer Mittellinienabweichung zur operierten Seite bei Mundöffnung, Schluckbeschwerden, einer ödematösen Schwellung des Mukoperiostlappens, Hämatombildung, Abszeßbildung und Lymphknotenschwellungen. Auch allgemeine Entzündungszeichen wie Fieber, Leukozytose, Anstieg der BSG und der Akute-Phase-Proteine sind zu verzeichnen.

Tabelle 1 gibt einen Überblick über die in der Studie erhobenen Parameter. Durch Messung der Schneidezähnekantendistanz (Kieferklemme), der Mittellinienabweichung und der Dicke des Mukoperiostlappens sowie der Bestimmung von Laborparametern wie Leukozytose und BSG bestand die Möglichkeit zur Objektivierung der postoperativen Veränderungen.

Der Schneidezähnekantenabstand zeigte einen signifikanten Unterschied von 32 gegenüber 24 mm in der Enzym- bzw. der Plazebogruppe (Abb. 1). Auch bei der Mittellinienabweichung, die postoperativ typischerweise über zwei Wochen be-

Tabelle 1: Erhobene Parameter.

A) Klinische Parameter:

   1) Lokalbefund: Schneidekantendistanz
                               Mittellinienabweichung bei endständiger Mundöffnung
                               Lappendicke

   2) Allgemeinstatus: Schluckbeschwerden
                               tastbare bzw. schmerzhafte Lymphknotenschwellung
                               Infektion
                               Wundheilung (reizlos, gerötet, Serom, Hämatom)

B) Serumdiagnostik: C-Reaktives-Protein (CRP)
                               α-1-Antitrypsin (AAT)
                               α-1-Saures Glycoprotein
                               Haptoglobin
                               Coeruloplasmin
                               IgA
                               Blutsenkungsgeschwindigkeit (BSG)
                               Leukozytenzahl
       (Verlaufskontrollen präoperativ und am 1., 3., 5. und 7. postoperativen Tag)

C) Prüfung der Nebenwirkungen

D) Subjektive Globalbewertung (getrennt Arzt – Patient)

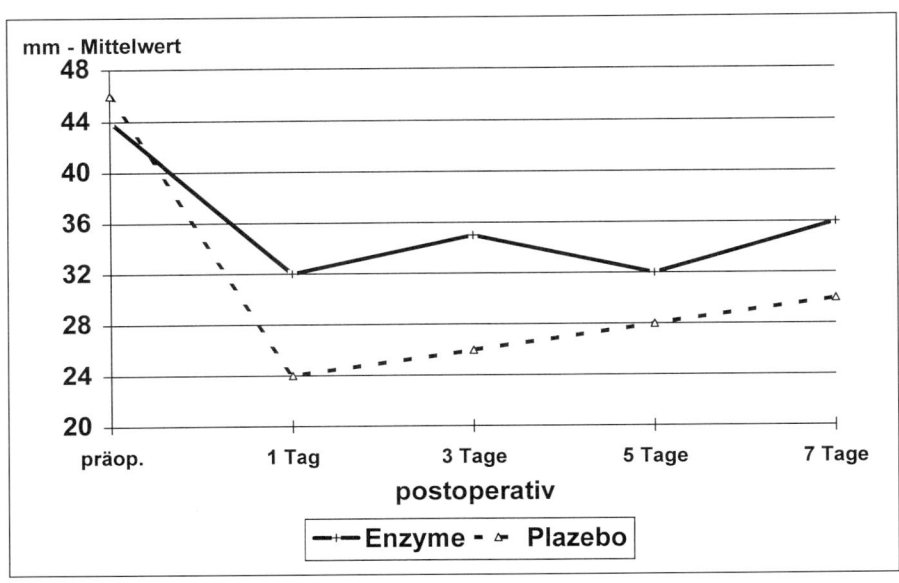

Abb. 1: Schneidezähnekantenabstand (Kieferklemme) in der Enzym- und der Plazebogruppe.

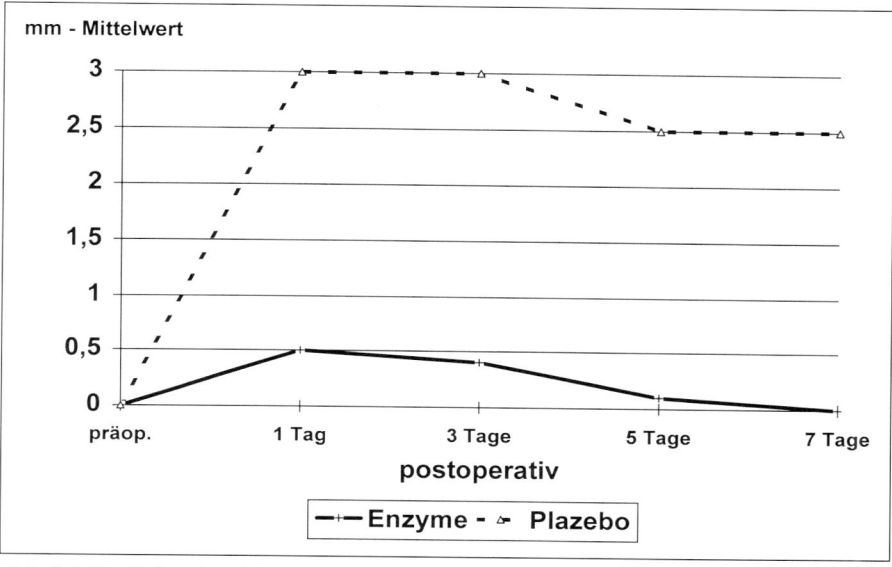

Abb. 2: Mittellinienabweichung in der Enzym- und der Plazebogruppe.

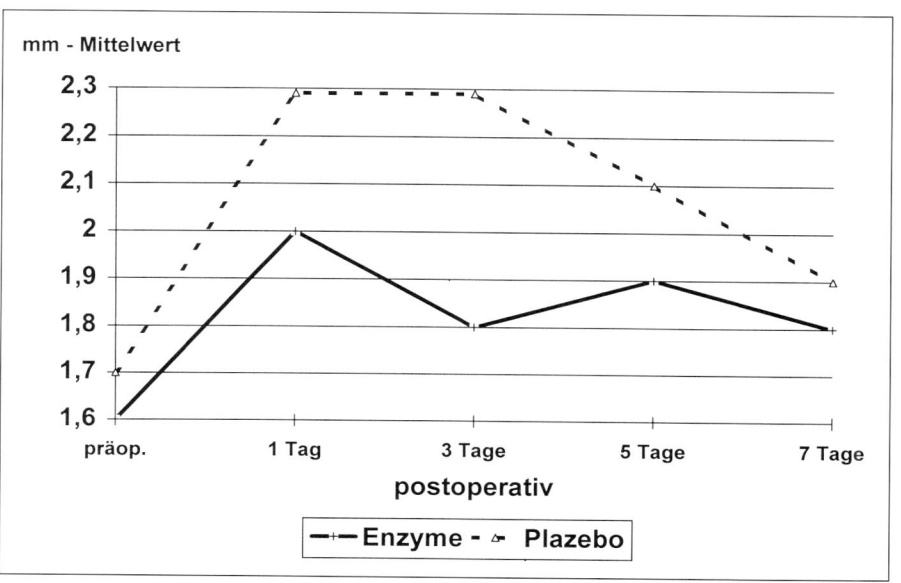

Abb. 3: Dicke des Mukoperiostlappens in der Enzym- und der Plazebogruppe.

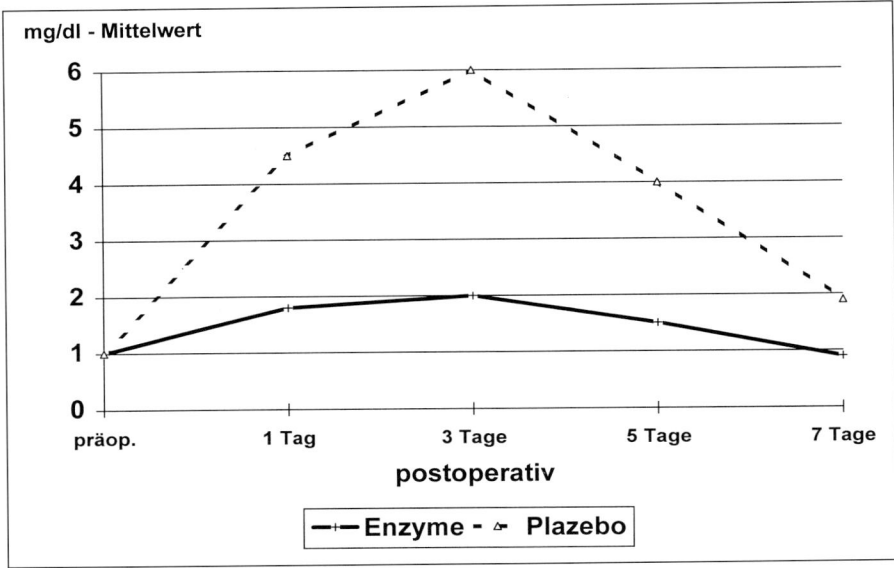

Abb. 4: Verlauf des C-reaktiven Proteins in der Enzym- und der Plazebogruppe.

steht, war der Unterschied zwischen Enzym- und Plazebogruppe mit 0,5 bzw. 3 mm am ersten postoperativen Tag hochsignifikant (Abb. 2). Da der Mukoperiostlappen in rückgenähter Form dem Knochen aufliegt, war eine präzise Bestimmung seiner Dicke mittels Sonde zur Beurteilung der ödematösen Schwellung möglich. Auch hier zeigte sich ein signifikanter Unterschied zugunsten der Enzymgruppe (Abb. 3).

Bei Schluckbeschwerden handelt es sich um einen Parameter, der nur subjektiv erhoben werden kann. Aber auch hier waren postoperativ deutliche Unterschiede zugunsten der Enzymgruppe zu verzeichnen. Tastbar vergrößerte Lymphknoten sind – da objektivierbar – wiederum

„härtere Daten". Vom dritten bis fünften postoperativen Tag bestanden signifikante Unterschiede zugunsten der Enzymgruppe.

Bei der BSG wurde in der Plazebogruppe ein deutlicherer Anstieg als in der Enzymgruppe bis auf 38 mm nach einer Stunde am dritten postoperativen Tag beobachtet. Bei den Leukozytenzahlen bestanden mit 10 000/µl am ersten postoperativen Tag und nachfolgender rascher Normalisierung keine Unterschiede zwischen den Untersuchungsgruppen. Dies spricht dafür, daß es postoperativ lediglich zu einer frühentzündlichen Ödemphase ohne eitrige Entzündung gekommen ist.

Die verschiedenen Akute-Phase-Proteine zeigten postoperativ in der

Plazebogruppe jeweils einen ausge-
prägteren Anstieg als in der Enzymgruppe. Das Signifikanzniveau wurde jedoch (beim C-reaktiven Protein
nur knapp) verfehlt. Die Kurvenver-
läufe weisen dennoch eine deutliche
Tendenz auf (Abb. 4).

Das Globalurteil des Arztes zur
Wirksamkeit des doppelblind verabreichten Präparates fiel sehr gut aus,
wenn Wobenzym® gegeben wurde.
Die Wirksamkeit des Plazebopräparates wurde zumeist als mäßig bewertet. Ganz ähnlich verhielt es sich mit
dem Globalurteil der Patienten (Abb.
5a und 5b).

Die Ergebnisse können folgendermaßen zusammengefaßt werden: die
Kieferklemme, die Mittellinienabweichung und die Lappendicke waren in der Enzymgruppe signifikant
geringer ausgeprägt als in der Plazebogruppe. Auch die eher subjektiven
klinischen Parameter wie Schluckbeschwerden und Lymphknotenschwellungen sprachen für einen
günstigeren Wundheilungs- und
Ödemverlauf in der Enzymgruppe.
Die Laborparameter zeigten eine
klare Tendenz zu einer verminderten
Entzündungsreaktion bei Enzymgabe. Die Verträglichkeit und die
subjektive Globalbeurteilung der
Enzymtherapie waren ausgezeichnet.

Daraus ergeben sich für den zahn-
und kieferchirurgischen Bereich die
folgenden Indikationen für den Einsatz von Enzymen:

1. als Begleittherapie bei der Extraktion von Weisheitszähnen, bei
operativen Stellungskorrekturen
und Kiefergelenksoperationen sowie
Operationen im Zungen- und Mund-
bodenbereich, bei denen es zu starken Schwellungen kommen kann.
Hier ist die Enzymtherapie in Kon-
kurrenz zu der weithin angewandten
Kortikoidstoßtherapie getreten.

2. in der Traumatologie bei Kiefer-
gelenksluxationen und Frakturen mit
Hämatombildung, z. B. Mittelgesichts-
trümmerfrakturen mit ausgedehnten
Gewebezerreißungen.

Empirisch hat sich die Dosierung
von viermal fünf Dragees Woben-
zym® über zwei Tage präoperativ bis
zu fünf bis sieben Tagen postoperativ für den postoperativen Verlauf
als günstig erwiesen.

Strahlenmukositis

Nachdem eine Pilotstudie erste
Hinweise erbracht hatte, wurde eine
Parallelgruppenstudie zur Untersuchung der Wirkung hydrolytischer
Enzyme bei radiogener Mukositis
begonnen. Diese befindet sich jetzt
im mittleren Studienabschnitt, und
im folgenden werden die vorläufigen
Ergebnisse dargestellt.

Die Ausprägung der radiogenen
Mukositis wird üblicherweise in drei
Stadien eingeteilt: I = Erythem, II =
Mukosaödem, III = Ulzeration und
Nekrose.

Während in der Enzymgruppe immerhin 20% der Patienten bis zum
Ende der Strahlentherapie mit einer
Gesamtdosis von 60 Gy nur eine Mukositis des Stadiums I, also lediglich

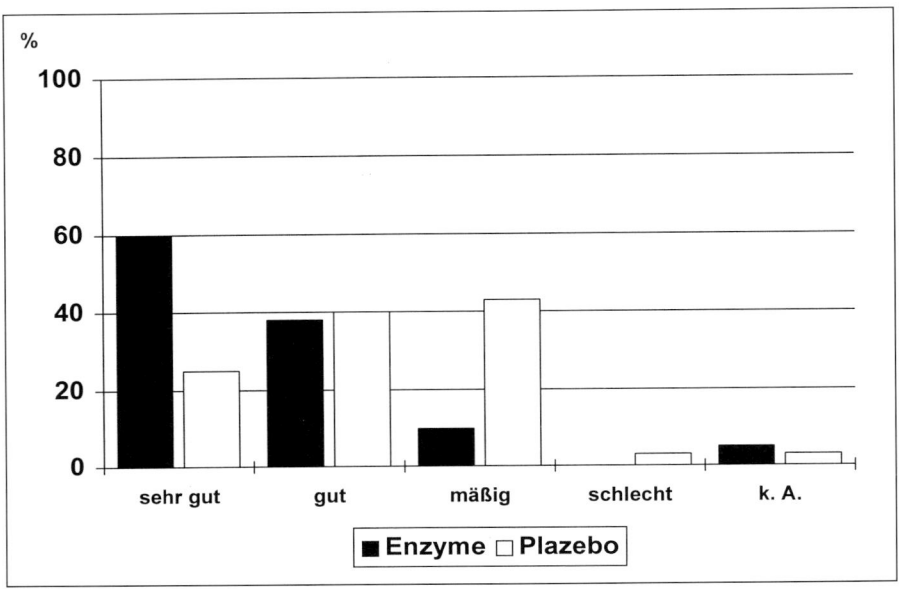

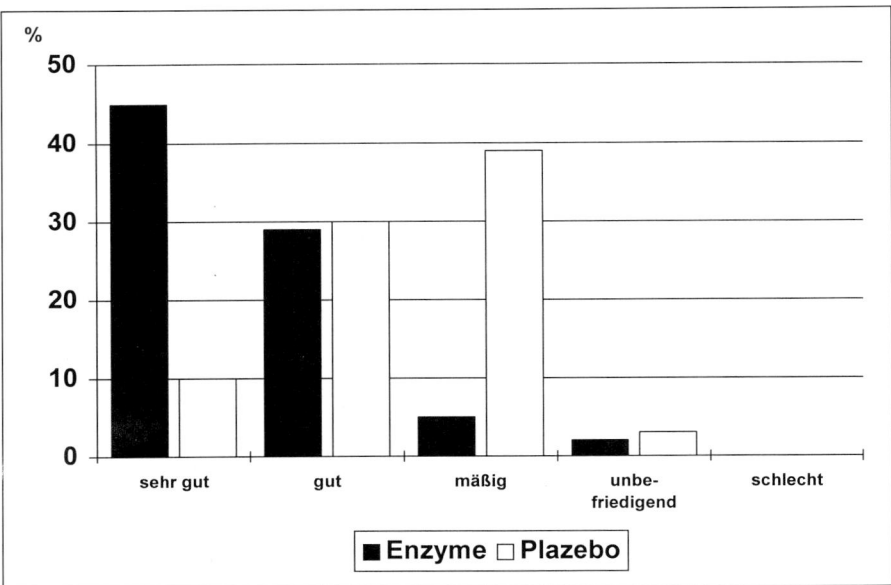

Abb. 5a u. 5b: Globalbeurteilung der Wirksamkeit des Enzym- bzw. Plazebopräparates durch den Arzt (oben) und den Patienten (unten).

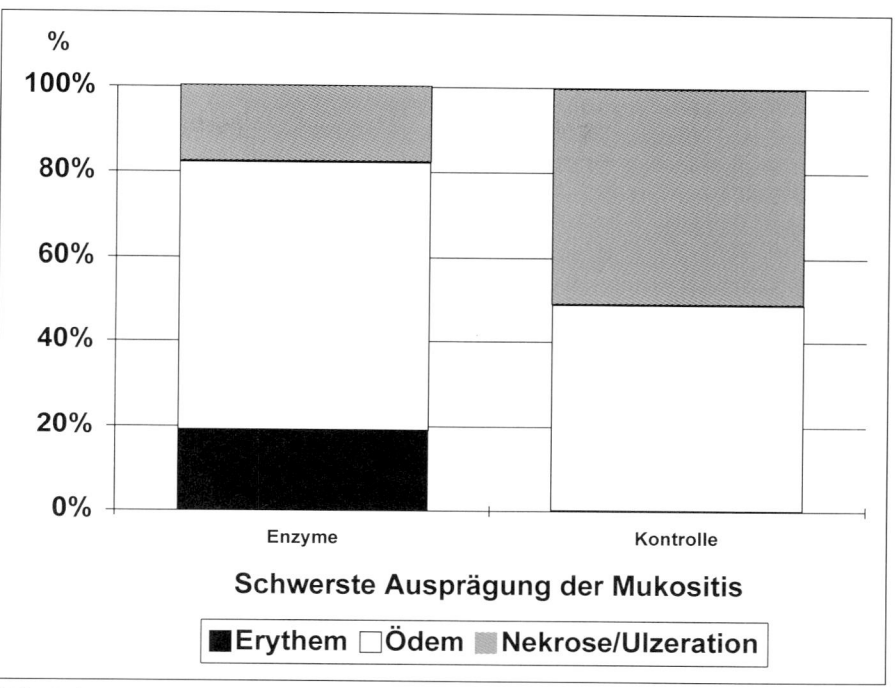

Abb. 6: Ausprägung der radiogenen Mukositis bei enzymbehandelten Patienten und unbehandelten Kontrollen.

ein Erythem aufwiesen, wurde diese leichte Ausprägung der Mukositis in der Kontrollgruppe nicht beobachtet. Statt dessen war hier die Rate der Ulzerationen und Nekrosen (Stadium III) mit fast 50% wesentlich höher als in der Enzymgruppe mit ca. 15% (Abb. 6).

Von Beginn der Bestrahlung bis zum zehnten Bestrahlungstag gab es kaum Unterschiede zwischen der Enzym- und der Kontrollgruppe. Jedoch setzten die Symptome bei den Patienten, die schließlich eine Mukositis Grad III entwickel-

ten in der Kontrollgruppe um den 12. Tag deutlich früher ein als in der Enzymgruppe um den 19. Tag (Abb. 7).

Es zeigte sich also ein günstigerer Verlauf in der Enzymgruppe mit einem späteren Eintreten schwerer radiogener Nebenwirkungen im Sinne einer Mukositis Grad III und einem wesentlich größeren Anteil von Frühstadien (Mukositis Grad I) über die gesamte Bestrahlungsdauer.

Bei den Akute-Phase-Proteinen (CRP und Haptoglobin) und der Sialinsäure zeigten sich unter der

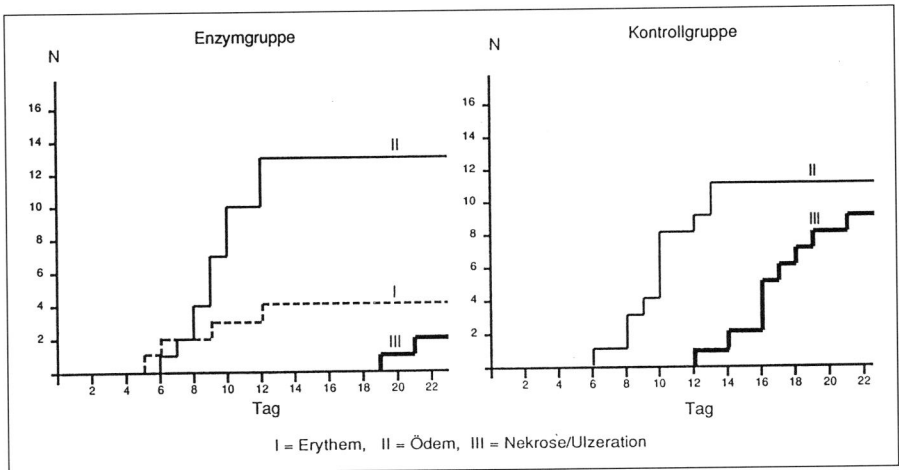

Abb. 7: Verlauf der Mukositis über die Bestrahlungdauer in der Enzym- und der Kontrollgruppe.

Strahlentherapie in beiden Gruppen Anstiege, die mit den Schweregraden der Mukositis korrelierten und vor allem im Stadium III hohe Werte erreichten. In der Enzymgruppe waren diese Veränderungen deutlich geringer ausgeprägt, was für eine Beeinflussung des radiogenen Entzündungsgeschehens durch Enzyme spricht.

Urologie

Enzymtherapie bei chronisch abakterieller Prostatitis und Prostatodynie

K. Kerbl

Die chronisch abakterielle Prostatitis und Prostatodynie stellen ein sehr komplexes Beschwerde- und Krankheitsbild dar. Die betroffenen Patienten haben meist schon eine Langzeitantibiose mit entsprechenden Nebenwirkungen hinter sich gebracht und stehen daher weiteren wenig erfolgversprechenden Antibiotikatherapien sehr ablehnend gegenüber. Charakteristischerweise kommt es oft auch zu psychischen Veränderungen, die sich besonders in Form von Depressionen und ausgeprägter Karzinomangst manifestieren.

Das Leitsymptom der chronisch abakteriellen Prostatitis ist ein entzündlicher Prostataexprimatharn. Darunter versteht man den nach forcierter rektaler Palpation der Prostata gewonnenen Harn, der mikroskopisch im „High-Power-Field" bei 400facher Vergrößerung mehr als zehn Leukozyten ohne Hinweis auf Bakterien zeigt. Ein unauffälliger Prostataexprimatharn mit weniger als zehn Leukozyten bei 400facher Vergrößerung ohne Hinweis auf Bakterien ist richtungweisend für die Prostatodynie. Häufig klagen die Patienten über perineale und inguinale Schmerzen sowie Miktionsbeschwerden in Form von Dysurie. Zusätzlich wird oft eine verminderte Leistungsbereitschaft in Beruf und Freizeit festgestellt. Eventuell auftretende sexuelle Funktionsstörungen sind Ausdruck eines hohen psychischen Leidensdruckes.

Aus der Literatur ist bekannt, daß bei oraler Verabreichung von Enzymgemischen eine gute therapeutische und antientzündliche Wirksamkeit bei der chronisch abakteriellen Prostatitis erzielt werden kann [1, 2].

Diese Erkenntnisse veranlaßten uns, die Wirksamkeit von rektal applizierten Enzymgemischen – Wobe-Mugos®-Klistier-Tabletten – bei der chronisch abakteriellen Prostatitis und Prostatodynie zu erproben. Der theoretische Ansatz war, daß die lokale Verabreichung mit optimaler Wirksamkeit am Zielorgan verbunden sein könnte, und daß mit einem Wegfall systemischer Wirkungen zu rechnen sei.

Zwanzig männliche Patienten mit chronisch abakterieller Prostatitis oder Prostatodynie wurden in einer klinischen Studie untersucht. Das mediane Alter betrug 53 Jahre, das mediane Körpergewicht 78 kg und die mediane Körpergröße 174 cm. Die Patienten wurden instruiert, das Enzymgemisch nach Auflösung einer Wobe-Mugos®-Klistier-Tablette in 20 ml warmen Wassers einmal pro Tag selbst rektal zu applizieren. Dazu wurde auf eine Spritze ein dün-

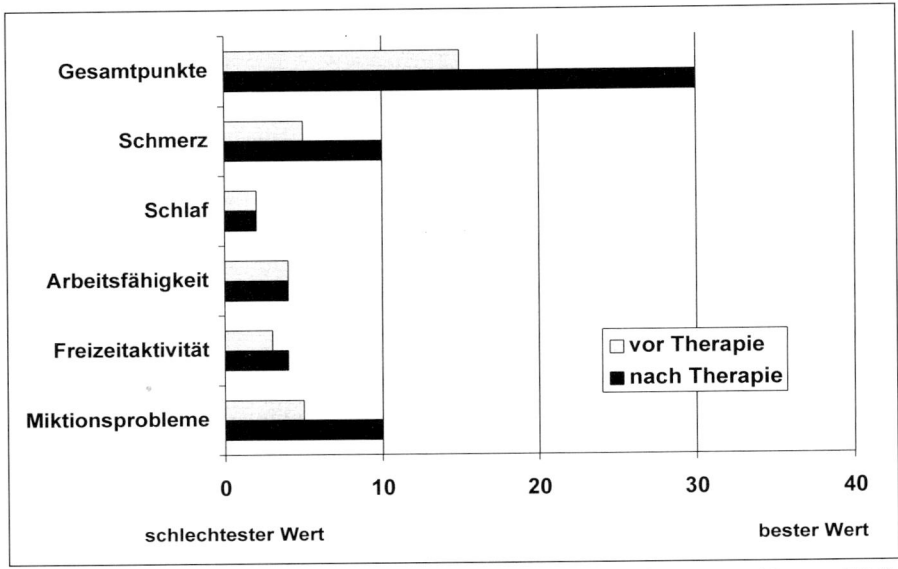

Abb. 1: Mediane des „Constant Scores" aufgeschlüsselt nach Gesamtpunkten und Teilparametern.

ner Plastikschlauch aufgesetzt, am Ende mit etwas Gleitmittel versehen und anschließend etwa 5 cm rektal vorgeschoben. Die Gesamttherapiedauer betrug 20 Tage.

Ausschlußkriterien waren ein schweres Leberleiden, Alter unter 16 oder über 80 Jahre, bekannte Allergie gegen Wobe-Mugos® und eine bestehende Therapie mit nichtsteroidalen Antirheumatika. Für die Dokumentation der Symptome wurde ein eigens entwickelter „Constant Score" verwandt, der die Teilparameter Schmerz, Aktivität in Form von Schlaf, Arbeitsfähigkeit und Freizeitaktivität sowie die Miktion erfaßte. Laborparameter, die vor und nach erfolgter Therapie bestimmt wurden, waren CRP, Blut-

bild, SGOT, SGPT und γ-GT sowie die Untersuchung des Prostataexprimaturinsedimentes im „High-Power-Field" bei 400facher Vergrößerung. Abschließend wurde die klinische Wirksamkeit beurteilt. Aufgetretene Nebenwirkungen wurden dokumentiert. Abb. 1 zeigt die Gesamtpunkte und die einzelnen Teilparameter des „Constant Scores" vor und nach der Therapie: Bei den Teilparametern Schmerz, Freizeitaktivität und Miktionsprobleme war die Wirksamkeit sehr gut mit einer signifikanten Besserung der Symptome gegenüber dem prätherapeutischen Zustand (1% Signifikanzniveau). Keine Änderung war bei dem Teilparameter Schlaf zu verzeichnen, was darauf zurückzuführen ist, daß die Patienten auch vor Therapie in ihrer Schlaf- und Durchschlaffähigkeit durch die bestehende Krankheit nicht behindert waren. Auch hinsichtlich der Arbeitsfähigkeit zeigte sich kein wesentlicher Unterschied. Allerdings war dieser Parameter nur eingeschränkt beurteilbar, da sich ein Großteil der Patienten bereits im Rentenalter befand. Im Hinblick auf die Gesamtpunktzahl waren die Veränderungen gegenüber dem prätherapeutischen Zustand signifikant.

Bei den geprüften Laborparametern ergab sich im Verlauf der Therapie keine signifikante Änderung. Nebenwirkungen traten nur bei einem Patienten in Form eines lokalen Reizzustandes auf, der sich in einer gesteigerten Defäkationsfrequenz manifestierte.

Im Rahmen dieser initialen Anwendungsbeobachtung von Wobe-Mugos®-Klistier-Tabletten konnte eine erfreuliche therapeutische Wirksamkeit der Enzymtherapie beim Krankheitsbild der chronisch abakteriellen Prostatitis und Prostatodynie verzeichnet werden. Der dabei erzielte Effekt war deutlich besser als der aller anderen konkurrierenden therapeutischen Methoden.

Daher sollte im Rahmen zukünftiger Studien zunächst die Abgrenzung eines möglichen Plazeboeffektes durch prospektiv randomisierte Doppelblindstudien erfolgen. Der nächste Schritt wäre die Prüfung der klinischen Wirksamkeit von rektal verabreichten Enzympräparaten als begleitende Therapie bei der akuten und der chronisch bakteriellen Prostatitis.

Literatur
1. **Rugendorf, E. W., Burghele, A., Schneider, H.-J.:** Behandlung der chronischen abakteriellen Prostatitis mit hydrolytischen Enzymen. Der Kassenarzt 14 (1990).

2. **Steffen, C., Menzel, J.:** Grundlagenuntersuchung zur Enzymtherapie bei Immunkomplexerkrankungen. Wien. Klin. Wschr. 97 (1985).

Diskussion

In einer früheren Untersuchung konnte eine deutliche **Steigerung der Antibiotikaserumspiegel bei gleichzeitiger Enzymgabe** gemessen werden. Daraus könnte der Schluß gezogen werden, daß bei geringerer Antibiotikagabe und zusätzlicher Enzymgabe die gleichen Antibiotikaspiegel erreicht werden wie bei alleiniger, höher dosierter Antibiotikagabe. Diese Hypothese wird in Zukunft genauer untersucht werden.

Mögliche **Nebenwirkungen der rektalen Applikation** von Enzymen, wie z. B. Juckreiz, sollten mit dem Patienten vor Beginn der Therapie besprochen werden, um seine Akzeptanz und Compliance nicht zu gefährden. In diesem Fall kann dann eine symptomatische Therapie, z. B. mit Zinkoxidsalbe, angeboten werden.

Orale Enzymgabe bei chronisch rezidivierenden Harnwegsinfekten

P. Schlüter

Die Häufigkeit der Harnwegsinfektionen im unausgelesenen Krankengut der Allgemeinpraxis ist mit 15% recht hoch. Am häufigsten sind die allgemeinen Harnwegsinfekte mit 8,6% und die Zystitis mit 3,2%. Seltener sind die Pyelitis (2,0%), die Hämaturie (1,0%) und die Zystopyelitis (0,8%). Die häufigsten Erreger sind mit über 56% die Kolibakterien gefolgt von den Enterokokken (21%). Proteus spielt mit 11% noch eine bedeutende Rolle. Die restlichen 12% verteilen sich auf Klebsiella, Pseudomonas und Staphylococcus aureus.

Neben den aufsteigenden bakteriellen Infektionen spielen natürlich gerade bei den chronisch rezidivierenden Harnwegsinfekten auch andere prädisponierende Faktoren eine große Rolle: An erster Stelle stehen die Harnwegsobstruktionen mit Harnstau als Folge einer Lithiasis, von Stenosen oder pathologischen Klappenbildungen. Allgemeinerkrankungen wie der Diabetes, Infektionen, die Querschnittslähmung, Arzneimittel und exogene Noxen sowie auch physikalische Ursachen wie Bestrahlung und Wärme bzw. Kälte sind wichtige pathogenetische Faktoren. Daneben sind hormonelle Faktoren, i. e. Schwangerschaft, Kontrazeptiva, Menopause und auch hormonaktive Tumoren, häufig für rezidivierende Harnwegsinfekte verantwortlich. Weiterhin kommen mechanische Schädigungen, z. B. nach Katheterisierung oder Traumen, und intestinale Fistelbildungen wie beim Morbus Crohn oder der Sigmadivertikulitis in Frage.

In die hier vorgestellte randomisierte, plazebokontrollierte Doppelblindstudie wurden insgesamt 40 Patienten, die ihr Einverständnis zur Teilnahme gegeben hatten, aufgenommen. Jeweils 20 Patienten wurden der Plazebo- und der Verumgruppe zugeteilt, denen dreimal täglich zwei Dragees Phlogenzym® bzw. Plazebo verabreicht wurden. Alle 40 Patienten waren auswertbar. Der Behandlungszeitraum betrug 21 Tage. Es wurden fünf Untersuchungen durchgeführt: am Tag 0 die Aufnahmeuntersuchung, nach 3, 7, 14 und 21 Tagen.

Hinsichtlich der demographischen Daten Alter, Größe, Gewicht und Geschlechtsverteilung waren die Studiengruppen vergleichbar. Auch bei den klinischen Angaben wie Dauer der rezidivierenden Harnwegsinfekte, Rezidivhäufigkeit und Art der Infekte gab es keine Unterschiede zwischen den Gruppen.

Bei allen Patienten bestanden die rezidivierenden Harnwegsinfekte über mindestens zweieinhalb Jahre.

Tabelle 1: Aufschlüsselung des Summenscores zur Symptombeurteilung.

	Pollakisurie	Nykturie	Dysurie, imperativer Harndrang, schmerzhafte Miktion, suprapubische Schmerzen
0	nicht vorhanden	nicht vorhanden	nicht vorhanden
1	bis 8mal	1mal	leicht
2	9- bis 12mal	2- bis 3mal	mittelgradig
3	> 12mal	> 3mal	schwer

Die Rezidivhäufigkeit lag bei etwa sechs in den letzten 12 Monaten. Am häufigsten waren Zystitiden gefolgt von Urethritiden und Zystourethritiden.

Die zur Beurteilung der Wirksamkeit in dieser Studie herangezogenen Kriterien waren schmerzhafte Miktion, suprapubische Schmerzen, imperativer Harndrang, Dysurie, Nykturie und Pollakisurie. Die untersuchten Laborparameter umfaßten das Harnsediment, die Blutsenkungsgeschwindigkeit und im Rahmen des Blutbildes die Zahl der Leukozyten und Erythrozyten (Tabelle 1).

In der Enzymgruppe kam es schon nach drei Tagen zu einer deutlichen Besserung der schmerzhaften Miktion, nach 14 Tagen war dieses Symptom verschwunden. In der Plazebogruppe dauerte es sieben Tage, bis eine deutliche Besserung eingetreten war (Abb. 1a). Die statistisch signifikant schnellere Rückbildung der Symptome in der Enzymgruppe zeigte sich auch beim suprapubischen Schmerz (Abb. 1b), dem imperativen Harndrang (Abb. 1c), der Pollakisurie (Abb. 1d) und der Dysurie (Abb. 1e). In der Plazebogruppe

ging die Dysurie etwa parallel mit der Erregerelimination zurück, d. h. während der ersten Woche war unter der antibiotischen Therapie eine allmähliche Besserung zu verzeichnen. Erst nach der Erregerelimination kam es zu einem deutlichen Nachlassen der dysurischen Beschwerden. Bei der Nykturie waren die Unterschiede zwar statistisch signifikant, jedoch weniger deutlich als bei den anderen klinischen Kriterien. Dies liegt daran, daß abhängig von der Trinkmenge auch gesunde Menschen eine Nykturie von ein- bis zweimal pro Nacht aufweisen. Daher zeigte sich auch in der Enzymgruppe kein vollständiges Verschwinden dieses Symptoms (Abb. 1f).

Im Summenscore wurde der statistisch signifikante Unterschied zwischen der Verum- und der Plazebogruppe ebenfalls deutlich, wobei in der Enzymgruppe schon am siebenten Behandlungstag die meisten Symptome fast vollständig zurückgebildet waren (Abb. 2).

Auch die Untersuchung des Harnsediments erbrachte deutliche Unterschiede zugunsten der Enzymgruppe. Die Erythrozyten gingen in

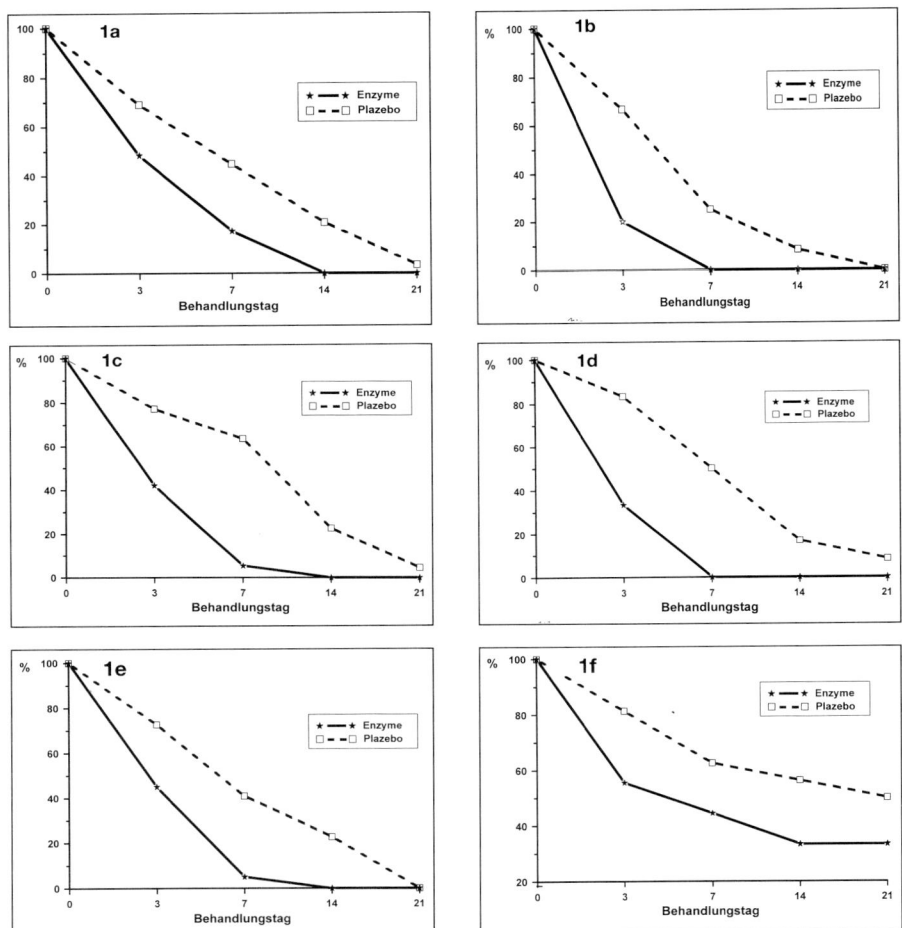

Abb. 1a–f: Verlauf der schmerzhaften Miktion (a), der suprapubischen Schmerzen (b), des imperativen Harndrangs (c), der Pollakisurie (d), der Dysurie (e) und der Nykturie (f) adjustiert auf den Ausgangswert (100%) bei mit Antibiotika und Plazebo bzw. Antibiotika und Enzymen behandelten Patienten mit chronisch rezidivierenden Harnwegsinfekten.

der Verumgruppe schon nach drei Tagen und in der Plazebogruppe erst nach sieben Tagen in den Referenzbereich zurück. Bei den Leukozyten wurde der Referenzbereich in der Verumgruppe nach 14 Tagen und in der Plazebogruppe erst nach drei Wochen erreicht.

Im Arzturteil wurde dem Prüfpräparat eine gute bis sehr gute Wirksamkeit bescheinigt, wenn es sich um Phlogenzym® handelte. Um-

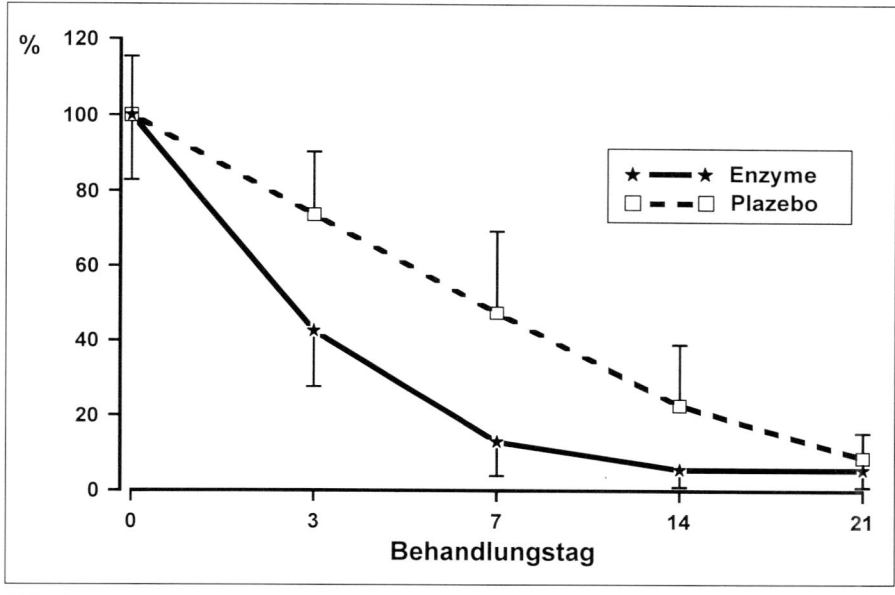

Abb. 2: Verlauf des Summenscores zur Symptombeurteilung adjustiert auf den Ausgangswert (100%) bei mit Antibiotika und Plazebo bzw. Antibiotika und Enzymen behandelteten Patienten mit chronisch rezidivierenden Harnwegsinfekten.

gekehrt wurde in der Plazebogruppe die Wirkung als mäßig bis unbefriedigend bewertet (Abb. 3).

Eine weitere Beobachtung, die nicht Fragestellung der vorliegenden Studie war aber zukünftig statistisch gesichert werden soll, war, daß sich auch die Rezidivhäufigkeit bei den enzymbehandelten Patienten deutlich verringerte. Die Ergebnisse zeigen, daß der Einsatz von Phlogenzym® bei chronisch rezidivierenden Harnwegsinfektionen sinnvoll ist. Auch pharmako-ökonomisch kommt ihm Bedeutung zu, weil so eine deutliche Reduktion von Arbeitstagsverlusten zu erzielen sein wird.

In Zukunft werden die Auswirkungen des Einsatzes von Enzymen bei der Therapie chronisch rezidivierender Harnwegsinfekte auf volkswirtschaftliche Belange größere Beachtung finden müssen.

Diskussion

In dieser Studie wurden dreimal täglich zwei Tabletten Phlogenzym® bzw. Plazebo verabreicht. Beim Phlogenzym® handelt es sich um ein Präparat, das in Österreich noch nicht im Handel, aber zur Zulassung eingereicht ist. Die Dosierung von dreimal zwei Tabletten Phlogenzym® ent-

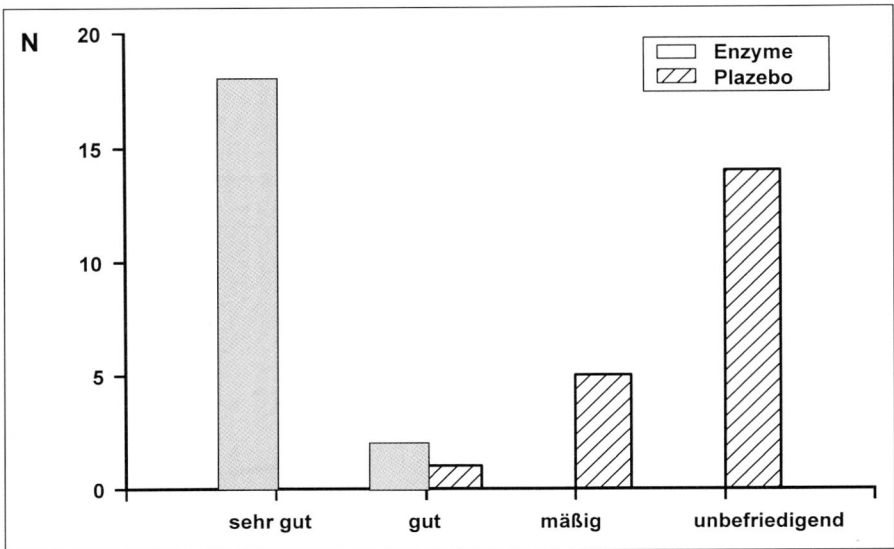

Abb. 3: Beurteilung der Wirksamkeit des verabreichten Präparates durch den Arzt.

spricht etwa dreimal acht bis dreimal zehn Dragees Wobenzym®.

Zur Möglichkeit der ausschließlichen Enzymbehandlung von Harnwegsinfekten bestehen praktische Erfahrungen. Diese sind bisher aber nicht im Rahmen einer wissenschaftlichen Studie überprüft worden.

Die Wirksamkeit der Enzymdauertherapie bei chronisch rezidivierenden Harnwegsinfekten wird derzeit in einer Langzeitbeobachtung überprüft. Das Ergebnis wird nach vorläufigen Erkenntnissen von prädisponierenden Faktoren abhängen. So erscheint die Enzymdauertherapie z. B. bei einer mechanischen Harnstase sinnvoll und angebracht.

Da bei Kindern die Gefahr der Nierenschädigung durch Harnwegsinfekte groß ist, erscheint eine zukünftige Studie zur Wirksamkeit von Enzympräparaten bei diesem Patientenkollektiv sinnvoll.

Traumatologie

Wirkungsnachweis oral verabreichter Enzyme am Modell des Experimentalhämatoms

M.-W. Kleine

Der Nachweis der Wirkung der Systemischen Enzymtherapie auf den Abbau von Hämatomen ist in der klinischen Praxis schwer zu führen. Verletzungen mit Hämatombildung sind sehr heterogen. Zur Klärung dieser Fragestellung mußte ein Verletzungen simulierendes Modell entwickelt werden, bei dem das Hämatom eine Konstante und die Therapie mit ihrem Ergebnis eine Variable darstellen. Diesen Bedingungen entspricht das Modell des Experimentalhämatoms: Aus der Kubitalvene gesunder, freiwilliger Probanden werden 2 ml Blut entnommen und anschließend flach subkutan unter die Haut eines Unterarms injiziert. Dieses definiert erzeugte Hämatom entspricht in Schmerzverlauf, Farbe und Abbaugeschwindigkeit weitgehend einem traumatischen, „natürlich" entstandenen Hämatom.

Zur Messung der individuellen Druckschmerzschwelle haben wir ein geeichtes, spezielles Tonometer, das mit einer Auflagefläche von 1 cm² senkrecht auf die Haut aufgesetzt wird, konstruiert. Über dieses Tonometer wird eine kontinuierliche Druckerhöhung bis zum Erreichen der individuellen Schmerzschwelle ausgeübt. Als Schmerzschwelle wird der Druck definiert, bei dem die Probanden „stop" sagen,

„jetzt wird es unangenehm." Der dann bestehende Druck kann auf der Skala des Tonometers direkt in kp/cm² abgelesen werden. Führt man diese Messungen häufiger durch, zeigt sich, daß die individuelle Druckschmerzschwelle der Probanden mit Schwankungen von weniger als 0,2 N ausgesprochen konstant ist.

Der Vorteil des Modells des Experimentalhämatoms mit individueller Druckschmerzschwellenbestimmung liegt darin, daß der gesunde Arm zu Vergleichsmessungen herangezogen werden kann. So können Druckschmerzschwellendifferenzen zwischen dem „traumatisierten" und dem gesunden Arm berechnet werden. Die Messungen können über mehrere Tage hinweg immer im Vergleich zur gesunden Seite durchgeführt werden. Dies ermöglicht eine kontinuierliche Kontrolle des Therapieerfolges.

Wir führten eine randomisierte plazebokontrollierte Doppelblindstudie durch. Ziel der Studie war festzustellen, ob Enzyme den Schmerzverlauf bei Probanden mit Experimentalhämatom beeinflussen. Die Studienpopulation umfaßte jeweils 23 gesunde, freiwillige Probanden in der Verum- und in der Plazebogruppe. Beide Gruppen waren hinsichtlich Alter, Geschlecht,

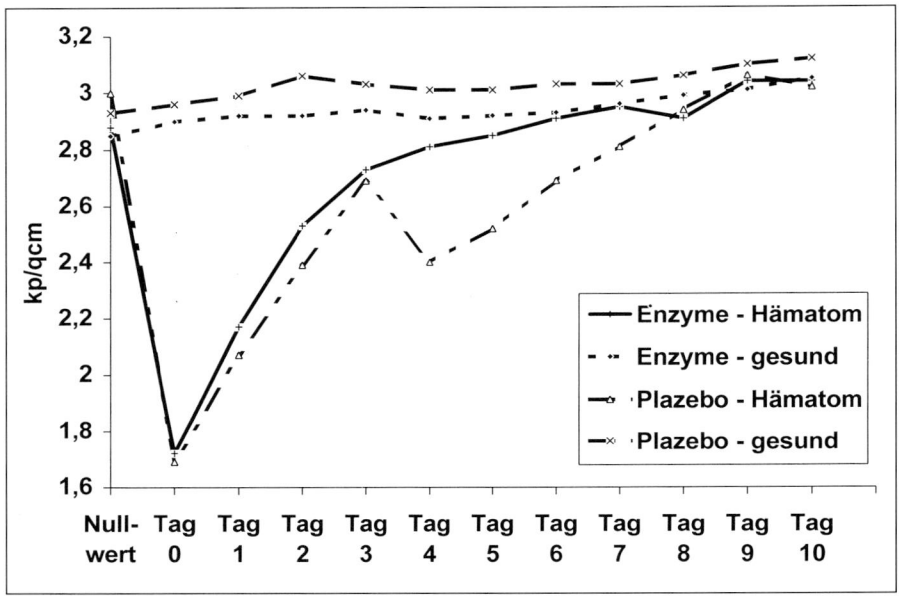

Abb. 1: Druckschmerzschwellen (Mittelwerte) bei enzym- und plazebobehandelten Patienten am gesunden und am hämatomtragenden Arm.

Größe und Gewicht sehr gut vergleichbar. In der Enzymgruppe wurde Phlogenzym® mit den Wirksubstanzen Bromelain, Trypsin und Rutin in einer Dosierung von dreimal täglich zwei Tabletten eine halbe Stunde vor den Mahlzeiten verabreicht. Die Probanden der Plazebogruppe erhielten die Trägersubstanzen des Prüfpräparates ohne dessen Wirkstoffe. Das Hauptkriterium der statistischen Auswertung war die Differenz der Summen der Druckschmerzschwellen vom Tag 0 bis zum Tag 10.

Abb. 1 zeigt die Mittelwerte der Druckschmerzschwellen über den Beobachtungszeitraum. Am Tag 0 wurde das Experimentalhämatom gesetzt. Die in der Abbildung dargestellten beiden oberen Kurven entsprechen den Kontrollmessungen am gesunden Arm in der Plazebo- bzw. der Enzymgruppe.

Über den gesamten Beobachtungszeitraum zeigten die Druckschmerzschwellen hier nur geringe Schwankungen. Die beiden anderen Kurven stellen die Druckschmerzschwellen des Hämatoms bei mit Enzymen bzw. Plazebo behandelten Patienten dar. Der Ausgangswert lag im Mittel knapp unter 3 kp/cm². Unmittelbar nach der Hämatomsetzung sank der Wert selbstverständlich massiv ab (d. h. die Probanden waren schmerzempfindlicher). In der Enzymgruppe kam es jedoch zu einem relativ schnellen und kontinuierlichen Wiederanstieg in Richtung auf den Ausgangswert, während es in der Plazebogruppe nach einem anfänglichen Anstieg zu einem Einbruch gefolgt von einem deutlich langsameren Anstieg der Druckschmerzschwelle kam. Mit Enzymen behandelte Probanden hatten also am hämatomtragenden Arm schneller wieder dasselbe (geringere) Schmerzempfinden wie am nicht-hämatomtragenden Arm.

Abb. 2 zeigt die Differenz der Druckschmerzschwellen am gesunden und hämatomtragenden Arm bei enzym- und plazebobehandelten Probanden. Durch die Differenzbildung werden die individuellen Schmerzschwankungen eliminiert. Auch hier zeigte sich wieder ein eindeutiger Vorteil der Enzymtherapie, da die Druckschmerzschwellendifferenzen dieser Probanden sehr viel schneller wieder auf das Niveau des Ausgangswertes zurückkamen als bei Gabe von Plazebo. Der zwischen den Gruppen beobachtete Unterschied war statistisch signifikant (p< 0,0001).

Der sichtbare Hämatomabbau korrelierte nicht unbedingt mit der Schmerzreduktion. Es gab durchaus Probanden, bei denen noch ein sichtbares Hämaton vorhanden war, die aber dennoch schmerzmäßig bereits wieder auf dem Ausgangspunkt angelangt waren.

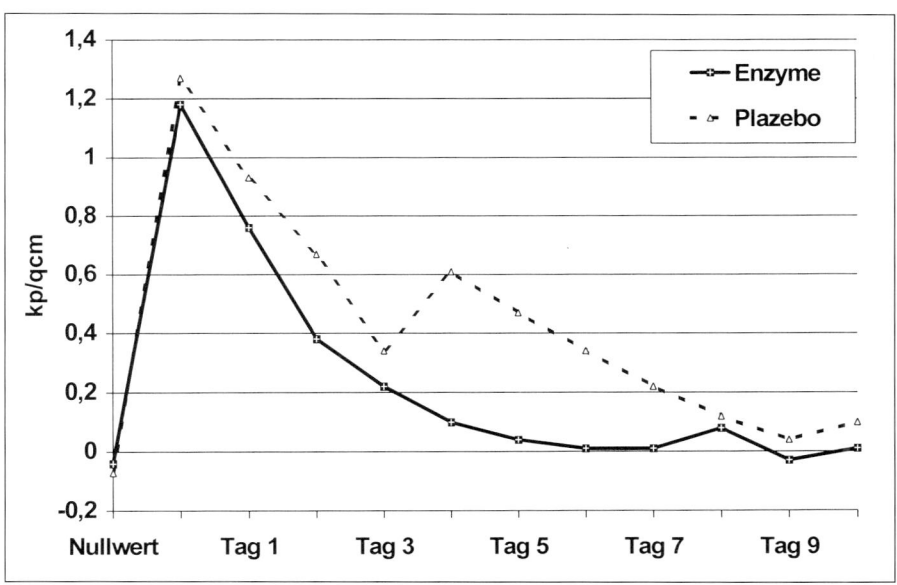

Abb. 2: Differenz der Druckschmerzschwellen (kp/cm^2 am gesunden minus kp/cm^2 am hämatomtragenden Arm) bei enzym- und plazebobehandelten Patienten.

Zur Überprüfung möglicher Nebenwirkungen wurden das Differentialblutbild, Gerinnungsparameter, Antithrombin III, Harnsäure, Harnstoff, Kreatinin, GOT, GPT, γ-GT, die alkalische Phosphatase und die Cholinesterase bestimmt. Unter der Therapie mit Enzymen zeigten sich keine Veränderungen dieser Parameter.

Das Probandenurteil zur Verträglichkeit von Phlogenzym® war sehr gut. Nebenwirkungen wurden nicht angegeben.

Vor Jahren wurde die gleiche Studie mit Wobenzym® als Verumpräparat durchgeführt. Die Ergebnisse hinsichtlich des Schmerzverlaufes waren identisch. Interessanterweise schnitt damals im Probandenurteil die Verträglichkeit des Plazebos schlechter ab als die des Enzympräparates.

Diese Studie weist experimentell die Wirksamkeit eines Enzymkombinationspräparates beim Abbau von Hämatomen durch Reduktion der Druckschmerzschwellendifferenzen nach. Damit sind unter experimentellen Bedingungen die zahlreichen klinischen Studien zur Wirksamkeit der systemischen Enzymtherapie bei Verletzungen bestätigt worden.

Einsatzmöglichkeiten von Enzymkombinationspräparaten in der Sportmedizin

N. Bachl

„Es lebe der Sport! Er ist gesund und macht uns hart!" hat ein bekannter österreichischer Sänger unlängst gesungen. Sport, Gesundheit und Sportverletzungen sollen in dem vorliegenden Beitrag von zwei Seiten beleuchtet werden: einerseits von der epidemiologischen Seite, andererseits aus der Sicht des Belastungs-Beanspruchungskonzeptes und seiner Folgen. Auf dieser Grundlage werden mögliche Indikationen zum Einsatz von Enzymen bei Sportverletzungen bzw. zur Prävention diskutiert und anhand einiger Beispiele belegt.

In den letzten 40 Jahren ist es zu einer deutlichen Zunahme der Tages- und Wochenfreizeit sowie auch der Jahresfreizeit gekommen. Nach einer Untersuchung des Boltzmann-Institutes für Freizeitforschung [5] macht die disponible Freizeit etwa 30% des Jahreszeitbudgets aus. Diese 30% werden zunehmend mit Sport ausgefüllt. In Österreich treiben nach den neuesten Untersuchungen etwa 12% der Bevölkerung sehr häufig Sport, d. h. mit einer Frequenz von zwei- bis dreimal pro Woche. Etwa 24% treiben öfters Sport, d. h. einmal pro Woche, z. B. am Wochenende. Zusammenfassend kann man davon ausgehen, daß etwa 35% der Bevölkerung mehr oder weniger regelmäßig verschiedene Sportarten ausüben, z. B. Ballsport, Skisport, Outdoor-Aktivitäten, Wochenendaktivitäten in den Bergen, regelmäßiges Ausdauertraining oder im Fitneß-Center.

In einer Studie von *Gläser* (1994) zur relativen Häufigkeit von Sportunfällen in den alten Bundesländern der BRD zeigte sich, daß im nicht-organisierten Sport Fußball und Ski alpin an vorderster Stelle stehen, gefolgt von Jogging, Tennis und Sportspielen. Hingegen standen bei den Unfällen im organisierten Vereinssport eindeutig die Sportspiele, insbesondere der Fußball im Vordergrund. Bei insgesamt etwa 973 000 Sportunfällen in der alten BRD betrugen die Folgekosten der Verletzung (ambulante Arztkosten, Krankenhauskosten) mit 1,77 Milliarden DM nicht einmal 1% der gesamten Versicherungsleistungen pro Jahr.

Dieser geringe Prozentsatz ist im Rahmen der immer häufiger diskutierten Forderung, daß Freizeitsport extra versichert werden sollte, zu unterstreichen. Wenn man zusätzlich die positiven Auswirkungen von Sport und Bewegung im Sinne der Prävention berücksichtigt, hat diese Forderung aus beiden genannten Gründen keine Berechtigung. Wir sind allerdings in diesem Zusammenhang angehalten, Mittel und

Tabelle 1: Ambulanter Behandlungsplan bei Sportverletzungen (nach [3]).

Phase I (akut 0-30 h)	Phase II (postakut 20–60h)	Phase III (rehabilitativ 40 h)	Phase IV (protektiv)
Kälte, Kompression, Schmerztherapie, Medikation oral und lokal	Kälte, Kompression, Schmerztherapie, Medikation oral und lokal, Lymphdrainage	Medikation oral und lokal, Krankengymnastik physikalische Therapie, Stützverbände	Medikation (präventiv) Koordinationsübungen muskuläre Stabilisierung protektive Verbände

Wege zu finden, um bei den nun einmal unvermeidlichen Sportverletzungen Liegezeiten, Krankenstandstage etc. durch geeignete therapeutische Maßnahmen zu verkürzen. In dieser Hinsicht kommt dem Einsatz von Enzymen große Bedeutung zu. In Österreich gab es im Jahr 1992 insgesamt etwa 800 000 Unfälle, von denen 3173 tödlich verliefen. Mehr als die Hälfte waren Heim- und Freizeitunfälle ohne Sportausübung, etwa 15% ereigneten sich im Sport und Schulsport, 7% waren Verkehrsunfälle und 23% Arbeitsunfälle. Damit macht der Sport mit 10–15% am Gesamtunfallgeschehen nur einen relativ kleinen Anteil aus [1].

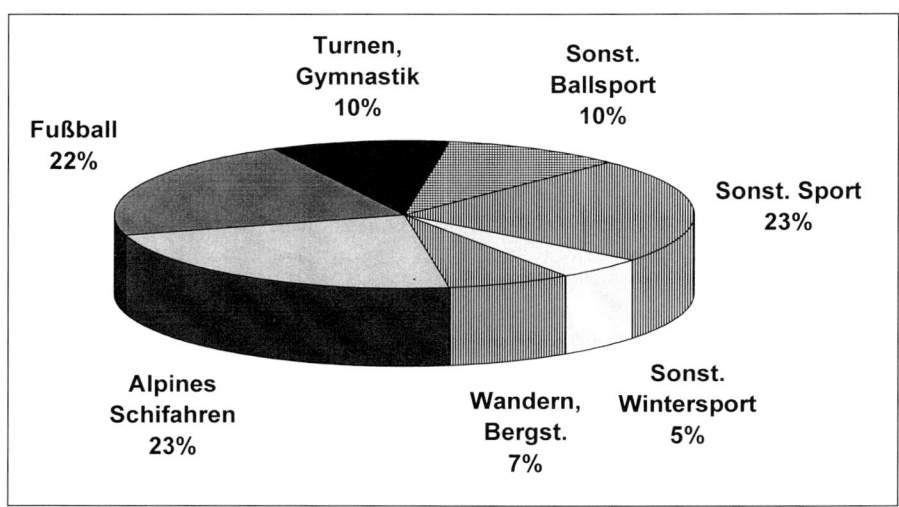

Abb. 1: Verteilung der Sportarten an der Gesamtzahl der Sportunfälle in Österreich (nach [1]).

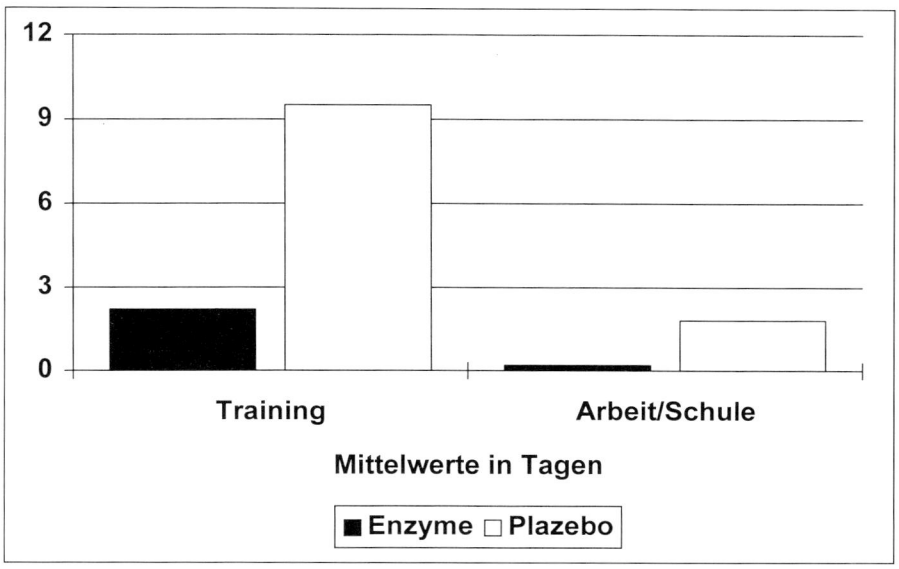

Abb. 2: Arbeits- und Trainingsausfall durch Weichteilverletzungen bei Behandlung mit Enzymen bzw. Plazebo (nach [2]).

Der Anteil der einzelnen Sportarten an der Gesamtzahl der Sportunfälle in Österreich ist in Abb. 1 dargestellt. Obenan stehen der Fußball und alpines Skifahren etwa gleichauf, gefolgt von anderen Ballsportarten, Turnen, Gymnastik und sonstigen Sportarten. Die Spitzenstellung des Fußballs zeigt sich deutlich in allen Statistiken, da das „Kickerl" häufig unaufgewärmter und konditionell ungenügend vorbereiteter Spieler aller Altersstufen mit vielen Inponderabilien behaftet ist und daher immer wieder zu Überlastungen und Verletzungen führt.

Die durch Sportverletzungen in Österreich verursachten Behandlungskosten belaufen sich auf knapp 1 Milliarde Schilling. Das Gesamtbudget der Versicherungsleistungen in Österreich betrug 1993 etwa 208 Milliarden Schilling. Die Sportverletzungen machen also nur einen kleinen Anteil aus. Jedoch verursachen die Sportunfälle allein etwa 3 Milliarden Schilling gesamtwirtschaftliche Folgekosten [1]. Diese Summe ist beträchtlich, wenn auch klein im Vergleich zu den Folgekosten von Heim-, Freizeit- und Verkehrsunfällen. Insgesamt deuten diese Daten auf die Notwendigkeit hin, der Unfallprophylaxe vermehrtes Augenmerk zu widmen sowie mit neuen Therapien die Folgekosten zu minimieren.

Sportverletzungen müssen auch unter dem Gesichtspunkt des Belastungs-Beanspruchungskonzeptes

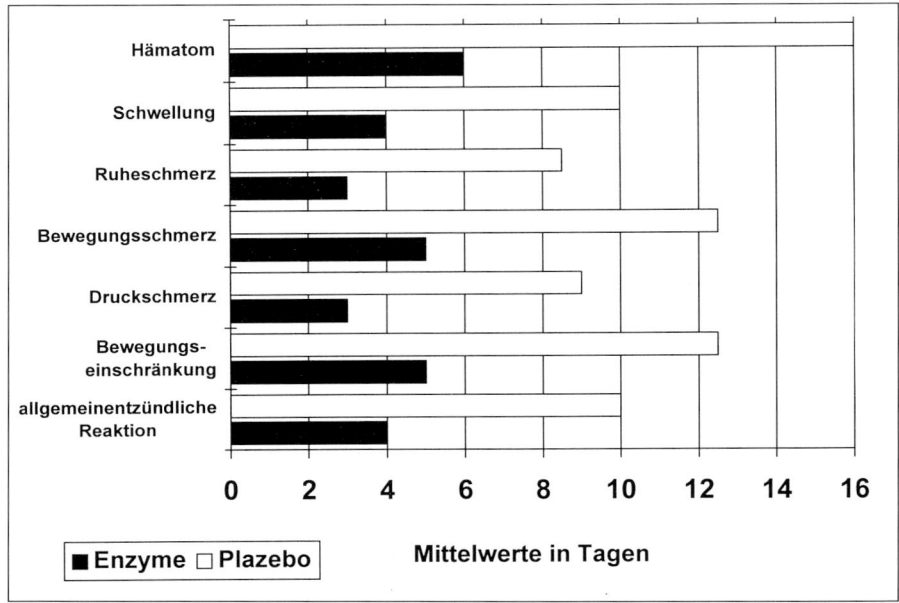

Abb. 3: Ausprägung der Symptomatik nach Weichteilverletzung bei Einnahme von Enzymen bzw. Plazebo (nach [2]).

betrachtet werden. Wird der Organismus einer Belastung ausgesetzt, bedeutet das für ihn eine innere Beanspruchung, auf die er, je nach Voraussetzungen, unterschiedlich reagiert. Zu diesen Voraussetzungen gehören u. a. die Leistungsfähigkeit und sportliche Vorerfahrung sowie Umweltfaktoren und endogene Faktoren. Daher bewirkt die gleiche Belastung nicht bei jedem Menschen die gleiche innere Beanspruchung. Wenn ein durchschnittlich trainierter Hobbysportler mit 25 km/h Durchschnittsgeschwindigkeit zwei Stunden mit dem Rad fährt, dann bedeutet das für ihn eine durchaus adäquate, bei mittlerer Intensität ge-

legene Beanspruchung. Für einen Radrennfahrer liegt die Beanspruchung durch diese Belastung wesentlich niedriger, nämlich im regenerativen Bereich. Diese Überlegung ist deshalb so wichtig, da Menschen unterschiedlicher Leistungsfähigkeit oft unter Wettkampfbedingungen bzw. in Konkurrenzsituationen Sport betreiben und die daraus resultierenden inneren Beanspruchungen unterschiedlich sind. So kann es durch sehr starke Aktivierung, Überaktivierung bzw. Überforderung zu Überlastungsschäden und Verletzungen kommen, die sich dann in den erwähnten Statistiken niederschlagen.

Verletzungsursachen und -arten sind oft mit bestimmten Sportarten verbunden. *Van Eimeren et al.* [2] führen unter Verletzungen durch Sportgeräte und bei Kontaktsportarten Platzwunden, Stichwunden, Ödeme, Hämatome, Luxationen und Frakturen auf. Bei den Ausdauersportarten wie Jogging, Radfahren, Schwimmen und Rudern kommt es zu Übermüdung und Überlastung. Hier wird häufig die eigene Leistungsfähigkeit überschätzt, und die innere Beanspruchung ist wesentlich höher als es den Grundlagen der Trainingslehre und den Grundprinzipien der Trainingsbelastung entspricht. Daraus können an den Muskeln Zerrungen, Dehnungen, Faserrisse und Myogelosen an den Sehnen sowie Hernien und Rupturen resultieren. Azyklische, ruckartige Bewegungen, z. B. durch Werfen und beim Fußballspiel, neigen ebenfalls dazu, Bandrupturen und Entzündungen wie Myositis, Tendinitis und Epikondylitis hervorzurufen. In diesem Zusammenhang sei das Schlagwort des „mangelnden Aufwärmens" erwähnt. Insbesondere mit zunehmendem Lebensalter, wenn die Elastizität der Gewebe des passiven Bewegungsapparates abnimmt, kann mangelndes Aufwärmen und anschließend forciert ausgeübter Sport (z. B. bei Ballspielen) zu plötzlichen Muskelfasereinrissen führen. Im Mannschaftssport sowie

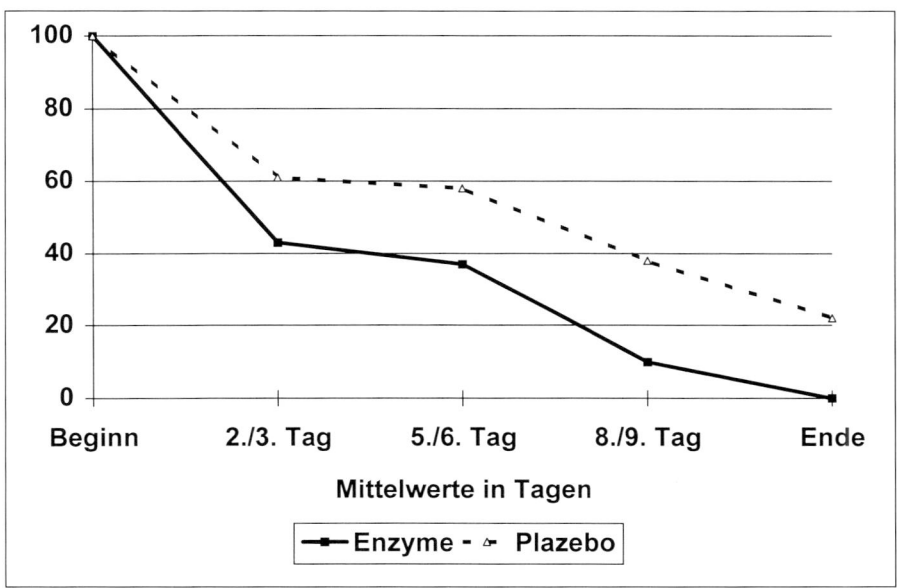

Abb. 4: Abnahme des Ruheschmerzes in Prozent des Ausgangswertes bei Sprunggelenksdistorsionen unter Behandlung mit Enzymen bzw. Plazebo (nach [2]).

durch Sturz beim Laufen und Skifahren kann es häufig zu Distorsionen im Knie- und Sprunggelenk kommen.

Ohne Anspruch auf Vollständigkeit zu erheben, stellen die obigen Ausführungen eine Synopsis der möglichen Verletzungsgeschehnisse im Sport dar. Daran schließt sich die Frage nach den therapeutischen Möglichkeiten an. In Anlehnung an *Wörschhauser* und *Hipp* [3] kann die Therapie von Sportverletzungen – stark verallgemeinert – in vier Phasen unterteilt werden (Tabelle 1). Die orale Medikation im Sinne der Enzymtherapie ist danach durchgehend erforderlich. Angesichts der thrombolytischen, antiödematösen, antiphlogistischen, analgetischen und immunomodulatorischen Wirkung von Enzymen wird ihre Indikation im Rahmen dieses vierphasigen Behandlungsplanes deutlich.

Aber auch die präventiven Aspekte, insbesondere die Ödemprotektion durch Enzyme, sind nicht zu vernachlässigen. Als trainingsflankierende prophylaktische Maßnahme bewirken Enzyme neben der Ödemprotektion eine beschleunigte Reparation nach Trainingsbelastungen durch entzündungshemmende und stoffwechselendproduktabbauende Effekte sowie Veränderungen der Membranpermeabilität mit vermindertem Austritt von Myoglobin.

In den Jahren 1984 und 1988 wurde den Mitgliedern der österreichischen Damenhandball-Mannschaft bei den Olympischen Spielen Wob-enzym® in der präventiv notwendigen Dosierung verabreicht.

Ohne die persönlichen Beobachtungen statistisch untermauern zu können, kann berichtet werden, daß das Präparat bei den Mannschaftsmitgliedern im Hinblick auf geringere Schmerzsensationen und geringere Schwellungen, die nach den fast obligaten Weichteilkontusionen bei Kontaktsportarten wie dem Handball immer wieder vorkommen, sehr positiv aufgenommen wurde. Deshalb ist gerade im Sport die präventive Wirkung mit Ödemprotektion und schnellerer Regeneration nach harten Trainingsbelastungen sicher ein wesentlicher Aspekt der Applikation von Enzymen.

Abschließend seien beispielhaft einige Studien angeführt, die nach *van Eimeren et al.* [2] zitiert werden:

Bei Weichteilverletzungen führte die Einnahme von Wobenzym® gegenüber Plazebo zu einem deutlich geringeren Arbeits- und Trainingsausfall (Abb. 2) [2, 4]. Auch die Symptomatik mit Hämatom, Schwellung, Ruhe- und Bewegungsschmerz, Druckschmerz, Bewegungseinschränkung und allgemein entzündlicher Reaktion zeigte im Tagesverlauf einen klaren Unterschied zugunsten des Wobenzym® gegenüber Plazebo (Abb. 3).

In einer Studie von *Kleine* (1990) [2] führte die Einnahme von Wobenzym® verglichen mit Plazebo bei der Behandlung von Sprunggelenksdistorsionen zu einer schnelleren Abnahme des Ruheschmerzes und der

Größe des Hämatoms bezogen auf den Ausgangswert (Abb. 4). Ebenso war der Arbeits- und Trainingsausfall in Tagen bei Enzymeinnahme deutlich geringer.

Auch in Studien von *Baumüller* (1991) und *Rahn* (1991) [2] zeigte sich bei Distorsionen hinsichtlich des Schwellungs-, Schmerz- und Bewegungsverlaufes die Überlegenheit der Therapie mit hydrolytischen Enzymen gegenüber Plazebo. Der Vergleich der Wirksamkeit von Phlogenzym® und Wobenzym® erbrachte keine Unterschiede (*Rahn* 1991) [2].

Diese Ergebnisse weisen deutlich auf die Einsatzmöglichkeiten von Enzymen bei Sportverletzungen hin. Sowohl die therapeutischen als auch insbesondere die präventiven Wirkungen sollten in der Sportmedizin Berücksichtigung finden. Diese Maßnahmen tragen sowohl zur schnelleren Restitution des Athleten und damit zur Wiederaufnahme des Trainings als auch zur Reduktion der gesamtwirtschaftlichen Folgekosten von Sportverletzungen und Sportunfällen bei.

Literatur

1. **Benesch, D.:** Gesamtwirtschaftliche Auswirkungen der Unfälle in den Bereichen Heim, Freizeit und Sport; Studie des Instituts Sicher Leben und des Kuratoriums für Verkehrssicherheit 1995.
2. **Van Eimeren, W. et al.:** Therapie traumatisch verursachter Schwellungen. Thieme, Stuttgart 1994.
3. **Wörschhauser, S., Hipp:** Konservative Therapie der Sportverletzungen. Enzympräparate für Therapie und Prophylaxe. Allgemeinmedizin 9 (1990) 173–177.
4. **Wörschhauser, S., Zuschlag, J. M.:** Prophylaxe der Weichteilverletzungen bei Kontaktsportarten. Enzympräparate zur Reduzierung von Ausfallzeiten bei Verletzungen. Allgemeinarzt 16 (1991) 1285–1287.
5. **Zellmann, P.:** LBI für Freizeitforschung 1994.

Hydrolytische Enzyme bei der Sprunggelenksdistorsion und bei Gefäßbypassoperationen

H.-D. Rahn

Die systemische Enzymtherapie bildet schon seit Jahren einen festen Bestandteil der Chirurgie. Dies gilt nicht nur für die konservative, sondern auch für die operative Chirurgie. Der vorliegende Beitrag legt die Ergebnisse des Einsatzes hydrolytischer Enzyme bei Gefäßbypassoperationen, also in der Traumatologie im erweiterten Sinne, und bei Kapselbandverletzungen des Sprunggelenkes, d. h. in der konservativen Chirurgie, dar. Im Mittelpunkt der Untersuchungen stand die frühfunktionelle Nachbehandlung, deren Vorteile in einer raschen Steigerung der Beweglichkeit des operierten oder des traumatisierten Gelenkes liegen. Durch die rasche frühfunktionelle Nachbehandlung wird eine Muskelatrophie der an der Gelenkfunktion beteiligten Muskelgruppen verhindert und die Trophik der traumatisierten oder operierten Gelenke erhalten. Die frühfunktionelle Nachbehandlung ist aber nur bei idealen Wundverhältnissen möglich, die ein rasches Abklingen des Wund- oder des traumatischen Ödems voraussetzen.

Bei der physiologischen Verletzungskaskade mit Gewebsschädigung kommt es zunächst zu einer anaphylaktoiden Reaktion, bestehend aus einer vaskulären Reaktion mit gesteigerter Kapillarpermeabilität und reaktiver Emigration von Granulozyten. Anschließend folgt eine echte Entzündungsreaktion mit Freisetzung von Prostaglandinen und Bradykinin sowie eine immunologische Reaktion. Schließlich erfolgt die Proliferation des ortsständigen Gefäßbindegewebes mit konsekutiver Narbenbildung. Im Rahmen der Wundheilung führen Enzyme zu einer Beschleunigung des Ödemabbaus, einer verbesserten Hämatomresorption, einer Modifizierung des Entzündungsablaufes ohne Beeinträchtigung der physiologischen Heilungsvorgänge sowie einer Initialaktivierung der Gerinnung und anschließenden Steigerung der Thrombolyse und Fibrinolyse zur Einleitung der anabolen Phase. Angesichts dieser Eigenschaften steht zu erwarten, daß sich Enzyme auf die frühfunktionelle Nachbehandlung günstig auswirken. Ziel der vorliegenden Untersuchung war es festzustellen, ob Enzyme die frühfunktionelle Nachbehandlung ermöglichen.

Bypasschirurgie

In der Bypasschirurgie sind in den letzten Jahren enorme Fortschritte erzielt worden. Die Operationen,

z. B. ein femoropoplitealer oder -cruraler Bypass, gehen jedoch mit einer erheblichen Gewebstraumatisierung einher. Bei einem Zweisprungbypass sind Schnitte im Bereich der Leiste, des Oberschenkels und des Unterschenkels erforderlich. Dies führt häufig zu massiven postoperativen Schwellungen. Verständlicherweise sind die Patienten dann wesentlich schwieriger zu mobilisieren, erstens durch die erhebliche Gewebsspannung und zweitens durch die daraus resultierenden Schmerzen.

In einer klinischen Doppelblindstudie wurden insgesamt 80 Patienten untersucht. Aufgrund unserer guten Erfahrungen aus der Traumatologie, wo bei Frakturoperationen bereits präoperativ Enzyme gegeben werden, wurde auch bei den Bypassoperationen die Medikamentengabe bereits präoperativ und begonnen. Jeweils 40 Patienten erhielten zwei Tage präoperativ und bis zu sieben bis zehn Tage postoperativ dreimal täglich zehn Dragees Wobenzym® bzw. Plazebo. So bestanden bereits unter der Operation hohe Enzymspiegel. Interessant war das hohe Durchschnittsalter mit 69 Jahren in der Enzymgruppe und 65 Jahren in der Plazebogruppe.

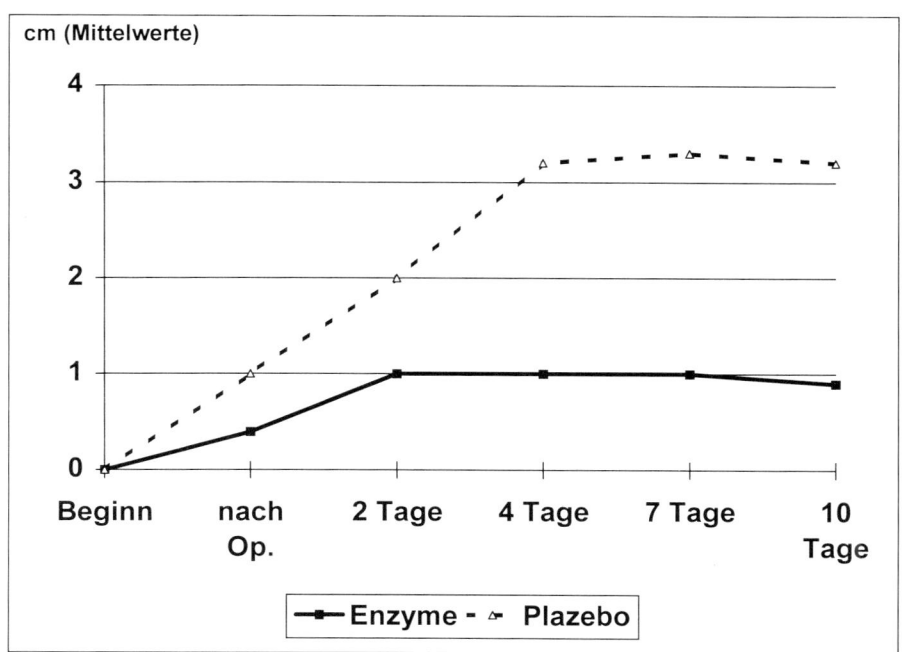

Abb. 1: Umfangsdifferenz (operiertes minus gesundes Knie) 20 cm oberhalb des inneren Kniegelenksspaltes in der Enzym- und der Plazebogruppe.

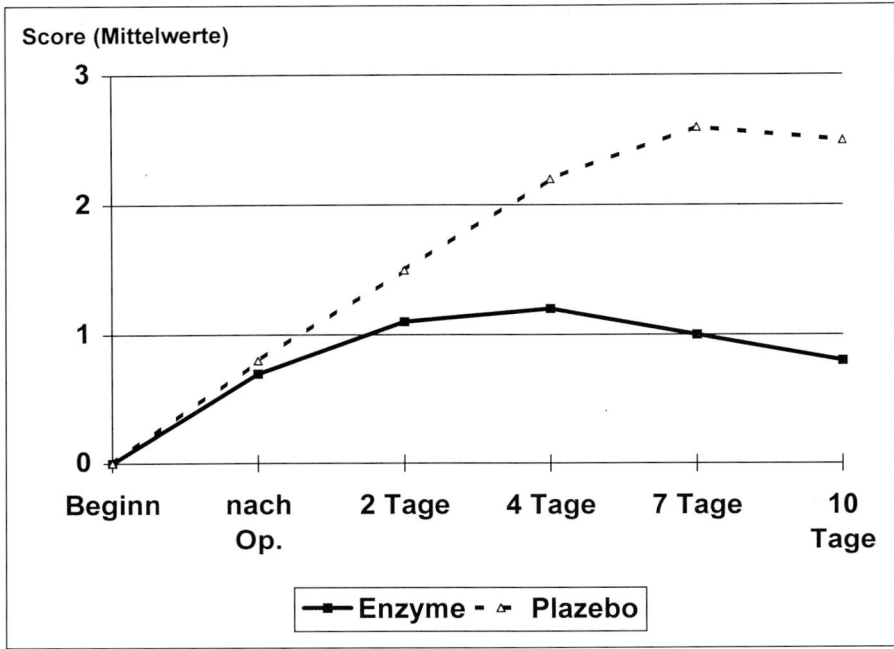

Abb. 2: Postoperatives Ödem. Durchschnittlicher Score in der Enzym- und der Plazebogruppe (0 = kein Ödem, 1 = leichtes Ödem, 2 = mäßiges Ödem, 3 = massives Ödem).

Im Hinblick auf die postoperative Schwellung zeigte sich bereits am zweiten postoperativen Tag ein deutlicher Unterschied zugunsten der Enzymgruppe. Die Differenz der Schwellung 20 cm oberhalb des inneren Gelenkspaltes (Umfang des operierten minus Umfang des gesunden Knies) betrug in der Enzymgruppe lediglich einen Zentimeter. Dieser Wert blieb über mehrere Tage konstant und fiel dann kontinuierlich ab. In der Plazebogruppe belief sich die postoperative Umfangsdifferenz auf drei Zentimeter [Abb. 1].

Noch deutlicher war dieser Unterschied zehn Zentimeter oberhalb des inneren Gelenkspaltes an der Stelle, wo der popliteale Anschluß stattfindet: Bis zum zweiten postoperativen Tag nahm in beiden Gruppen die Schwellung in gleichem Maße zu. In der Enzymgruppe kam es anschließend zu einem stetigen Schwellungsrückgang, während die Umfangsdifferenz in der Plazebogruppe weiter bis auf vier Zentimeter anstieg.

Auch 15 cm unterhalb des inneren Gelenkspaltes war dieser Unterschied deutlich. In der Enzymgruppe betrug die Umfangsdifferenz weniger als einen Zentimeter, während in der Plazebogruppe ein Anstieg auf drei Zentimeter beobachtet wurde. Weniger ausgeprägt, aber doch vorhanden waren die Unterschiede der Umfangsdifferenzen am Knöchel.

Das Ödem wurde nach einem Score von null (kein Ödem) bis drei (massives Ödem) bewertet. Die Unterschiede zwischen den Gruppen stehen in Einklang mit den zur postoperativen Schwellung angeführten Daten. In der Enzymgruppe war das Ödem nur leicht und in der Plazebogruppe stark ausgeprägt [Abb. 2].

Patienten der Enzymgruppe hatten postoperativ weniger Schmerzen als Patienten der Plazebogruppe. In der Plazebogruppe zeigte sich postoperativ ein Anstieg um 50%, während in der Enzymgruppe nur ein kleiner Peak und dann ein kontinuierliches Absinken auf den Ausgangswert zu verzeichnen war. Am zehnten postoperativen Tag waren die enzymbehandelten Patienten fast schmerzfrei, während plazebobehandelte Patienten noch über deutliche Schmerzen klagten [Abb. 3]. Die beobachteten Nebenwirkungen bzw. Wechselwirkungen mit anderen Medikamenten waren leichter Natur. In der Enzymgruppe traten 12, in der Plazebogruppe 11 unerwünschte Ereignisse auf. Am häufigsten genannt wurden Stuhlveränderungen (sieben Fälle in der Enzymgruppe, vier in der Plazebo-

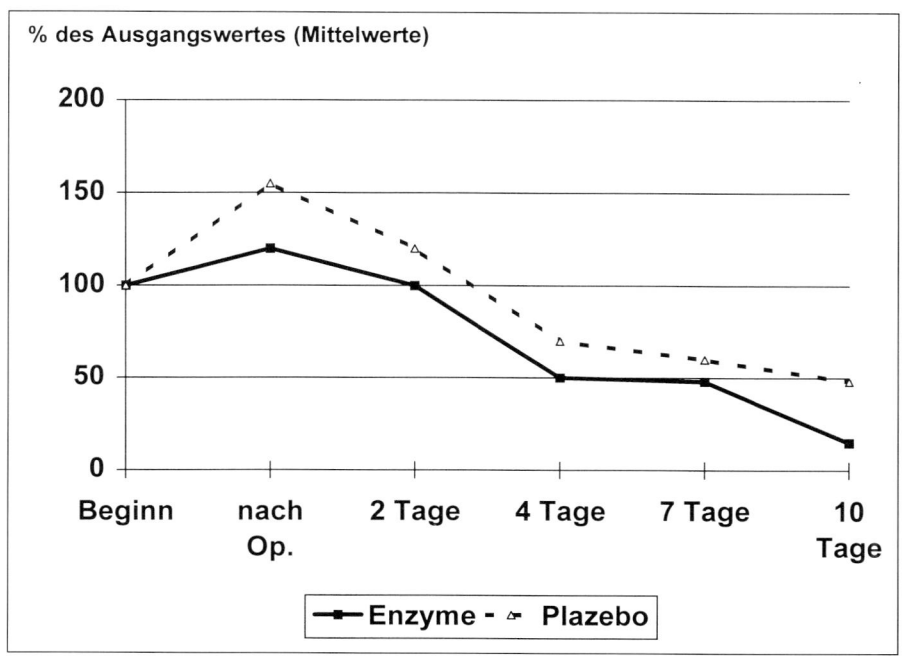

Abb. 3: Postoperativer Schmerzverlauf bei enzym- und plazebobehandelten Patienten.

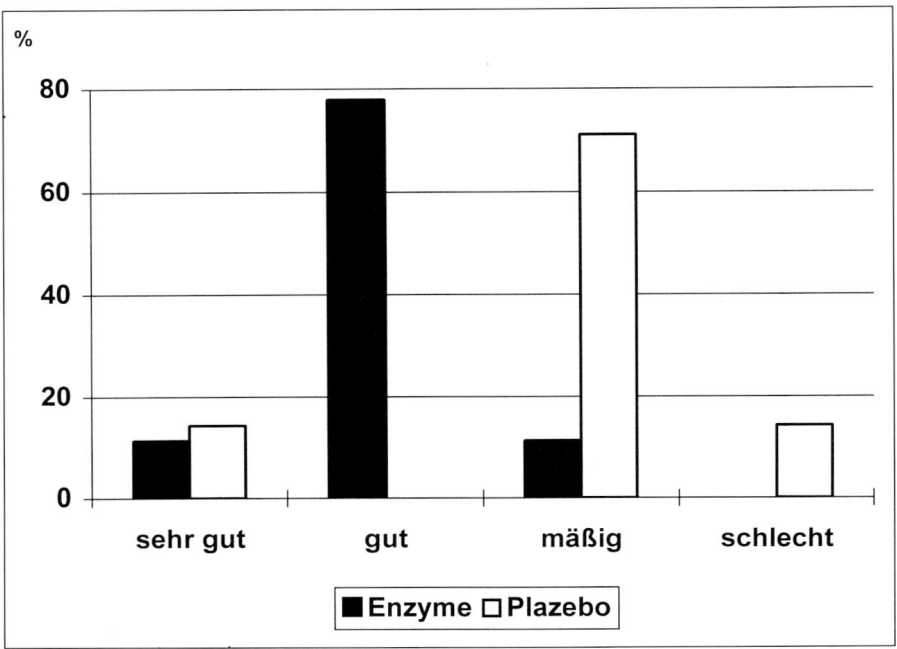

Abb. 4: Beurteilung der Wirksamkeit des Prüfpräparates durch den Patienten.

gruppe), und geröteter Urin durch die Lacktabletten (in jeweils zwei Fällen).

Das abschließende Urteil aus dieser Untersuchung lautet, daß Enzyme durch die beschleunigte Resorption des Wundödems einen positiven Einfluß auf den Wundheilungsverlauf haben. Daraus folgt eine rasche Steigerung der Beweglichkeit. Dieses Urteil deckt sich mit dem der Patienten. Nahezu 90% der Patienten beurteilten die Wirkung der Enzyme als sehr gut bis gut, während 85% der Patienten mit dem Plazebopräparat entweder gar nicht zufrieden waren oder seine Wirkung als mäßig empfanden [Abb. 4].

Konservative Therapie von Sprunggelenksdistorsionen

Die Kapselbandläsion des Sprunggelenkes ist eine der häufigsten Verletzungen, was bei der Anatomie des Sprunggelenkes mit seinem Bandapparat nicht verwunderlich ist. Die Diagnostik umfaßt neben den klinischen Untersuchungen der Aufklappbarkeit mit Talusvorschub und Supination natürlich gehaltene Röntgenaufnahmen.

Bei röntgenologischem Nachweis der Aufklappbarkeit raten wir immer noch zur Operation. Daher führte der Nachweis einer Bandruptur auch zum Ausschluß aus der

Studie. Einschlußkriterien waren eine traumatisch bedingte Schwellung und Schmerzhaftigkeit des Sprunggelenkes, Verletzung vor weniger als 18 Stunden, röntgenologischer Ausschluß einer Fraktur oder Ruptur, Alter von 18 bis 80 Jahren und schriftlich vorliegende Einwilligung nach Aufklärung. Ausschlußkriterien waren die Verletzung beider Sprunggelenke, ein operationspflichtiges Trauma, die Notwendigkeit, einen Gipsverband anzulegen, ein vorgeschädigtes, z.B. arthrotisches Sprunggelenk, eine bereits begonnene Vortherapie der Verletzung sowie bekannte Unverträglichkeit von Enzymen, die allerdings in keinem Falle vorlag. Die Studie wurde als randomisierte, dreiarmige Doppelblindstudie angelegt. Die Fragestellung betraf den Vergleich zwischen der Wirksamkeit von Plazebo auf der einen und den Enzympräparaten Wobenzym® und Phlogenzym® auf der anderen Seite. Insgesamt wurden 60 Patienten rekrutiert und gleichmäßig den drei Behandlungsgruppen zugeteilt. Die Patienten nahmen dreimal zehn Dragees Wobenzym® (Wobenzym®-Gruppe), dreimal zwei Dragees Phlogenzym® plus dreimal 8 Dragees Plazebo (Phlogenzym®-Gruppe) oder dreimal zehn Dragees Plazebo (Plazebogruppe) ein. Gemessen wurden

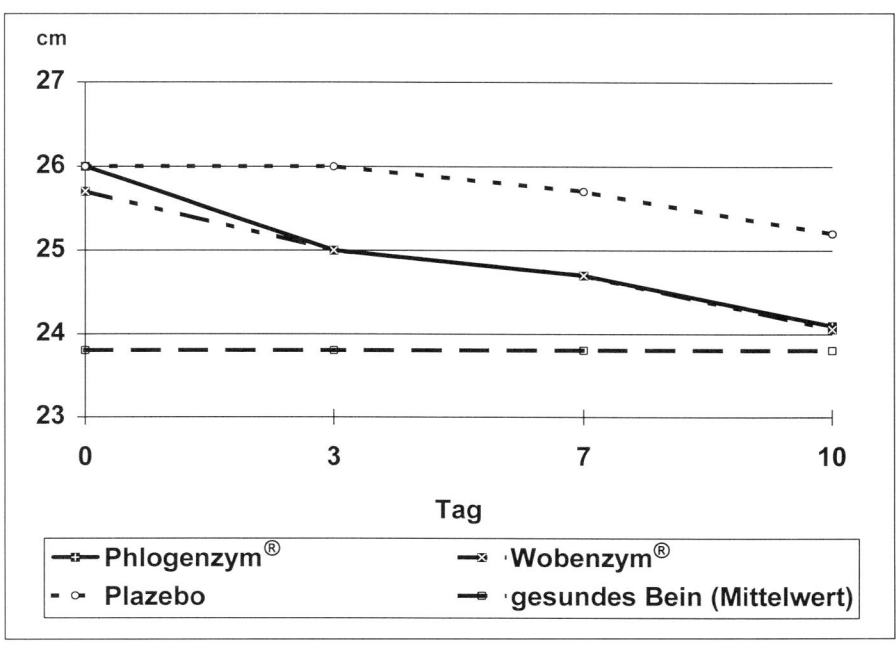

Abb. 5: Umfang des verletzten Sprunggelenkes im Vergleich zur Gegenseite bei mit Wobenzym®, Phlogenzym® und Plazebo behandelten Patienten.

die Beugung und Streckung in Winkelgraden am traumatisierten und am gesunden Gelenk. Die Messung der Schwellung erfolgte exakt über dem Knöchel in 90°-Stellung des Gelenkes. Alle Patienten wurden zusätzlich mit einem Tapeverband und Eis behandelt. Analgetikagaben waren nicht erforderlich.

Die Behandlungsgruppen waren im Hinblick auf Alter, Geschlecht, Größe und Gewicht vergleichbar. Beim Umfang des verletzten Sprunggelenkes zeigte sich in beiden Enzymgruppen ein rascher Rückgang des Ödems. Nach zehn Tagen war der Umfang nahezu identisch mit dem des gesunden Sprunggelen-

kes. In der Plazebogruppe hingegen verlief die Rückbildung der Schwellung deutlich langsamer und nach zehn Tagen war noch eine eindeutige Umfangsdifferenz zwischen dem traumatisierten und dem gesunden Sprunggelenk vorhanden [Abb. 5]. Auch bei der Beugung zeigten sich im Verlauf signifikante Unterschiede zugunsten der Enzymgruppen im Vergleich mit der Plazebogruppe. Hier scheint Phlogenzym® Vorteile gegenüber Wobenzym® aufzuweisen [Abb. 6]. Ob dies an dem hohen Anteil des antiödematös wirkenden Bromelains im Phlogenzym® liegt, kann hier nicht geklärt werden.

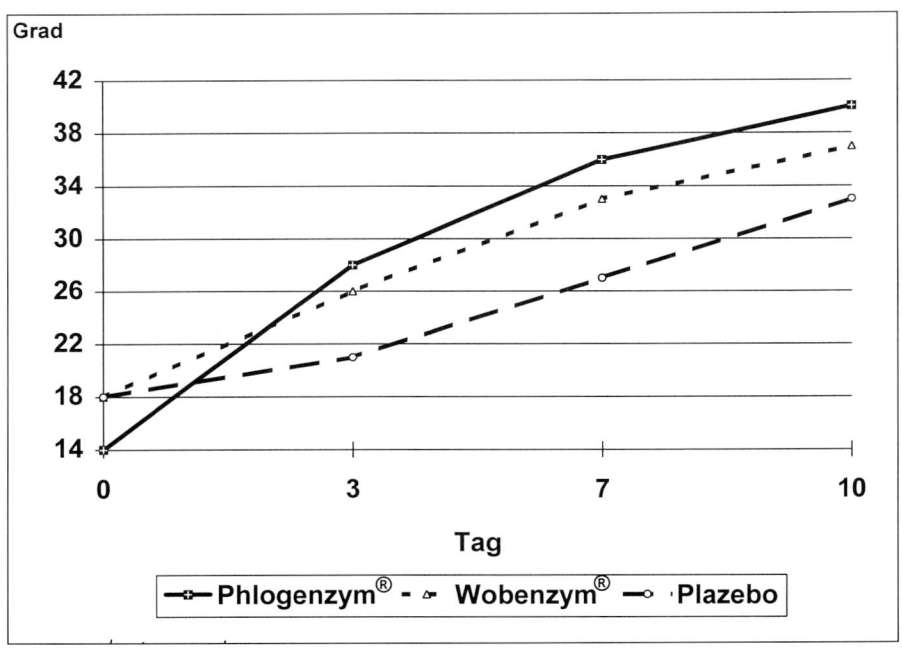

Abb. 6: Verlauf der Beugung im Sprunggelenk (°) bei mit Wobenzym®, Phlogenzym® und Plazebo behandelten Patienten.

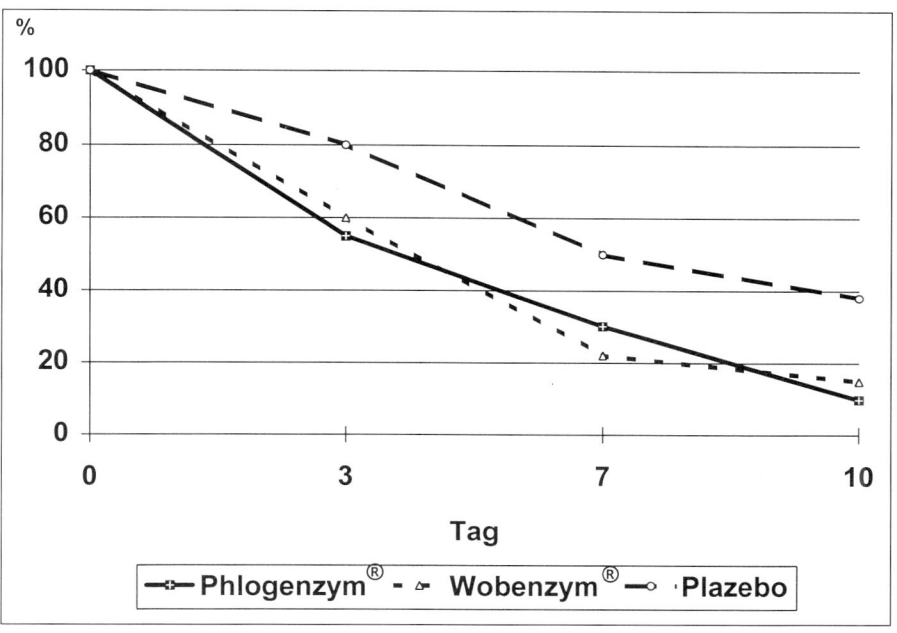

Abb. 7: Verlauf des Ruheschmerzes in Prozent bezogen auf den Ausgangswert (Tag 0) bei mit Wobenzym®, Phlogenzym® und Plazebo behandelten Patienten.

Die schmerzlindernde Wirkung hydrolytischer Enzyme beruht auf folgender Kausalkette: Abbau des Ödems → Rückgang der Gewebespannung → Schmerzreduktion. Bereits am dritten posttraumatischen Tag war in den Enzymgruppen ein Rückgang des Ruheschmerzes auf 60% gegenüber 80%, am siebenten Tag auf 20% gegenüber 50% in der Plazebogruppe zu verzeichnen. Am zehnten Tag waren die Patienten der Enzymgruppe fast ruheschmerzfrei, in der Plazebogruppe hatten sich die Schmerzen nur auf 40% des Ausgangswertes vermindert [Abb. 7].

Beim Bewegungsschmerz zeigte sich ein fast identisches Verlaufsmuster. Auch hier scheint ein leichter Vorteil von Phlogenzym® gegenüber dem Wobenzym® zu bestehen. Bereits nach drei Tagen wurde ein Rückgang auf 60% gegenüber 90%, am siebenten Tag auf 40% bzw. 50% gegenüber 80% in der Plazebogruppe beobachtet [Abb. 8].

Die Ausfallzeiten bei der Arbeit waren mit viereinhalb bzw. fünf Tagen in den Enzymgruppen niedriger als mit 7,7 Tagen in der Plazebogruppe. Eine ähnlich positive Entwicklung bestand auch bei den Trainingsausfallzeiten.

Die Verträglichkeit der Präparate wurde von allen Patienten als gut oder sehr gut angegeben.

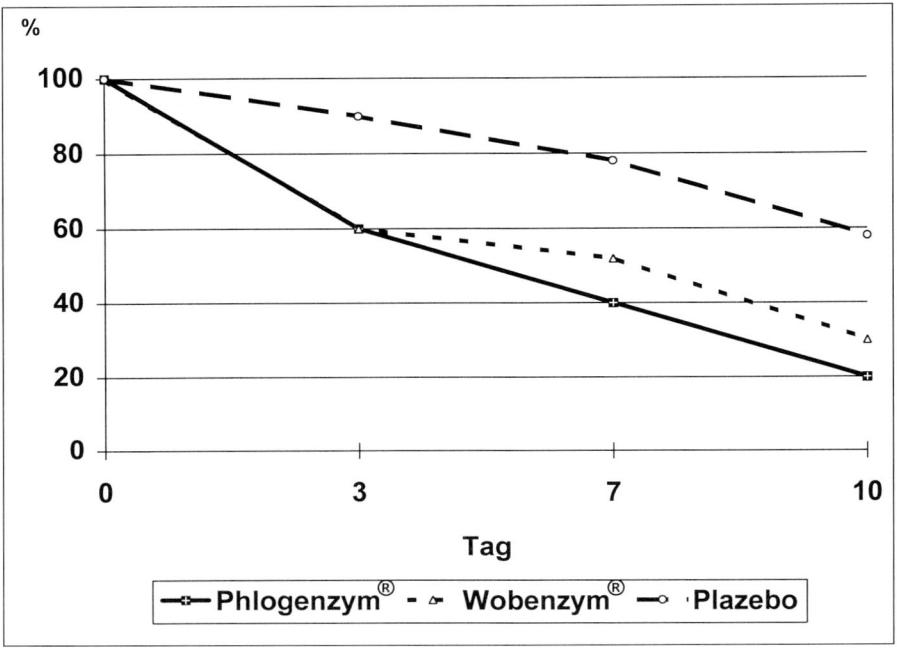

Abb. 8: Verlauf des Bewegungsschmerzes in Prozent bezogen auf den Ausgangswert (Tag 0) bei mit Wobenzym®, Phlogenzym® und Plazebo behandelten Patienten.

Die Ergebnisse können folgendermaßen zusammengefaßt werden: In beiden Enzymgruppen – beim Phlogenzym® etwas deutlicher als beim Wobenzym® – zeigte sich bei sehr guter Verträglichkeit ein eindeutiger Trend zu rascherer Ödemrückbildung, dadurch bedingt weniger Schmerzen und höhere Beweglichkeit, und zu kürzeren Arbeits- und Trainingsausfallzeiten.

Vom sportmedizinischen Standpunkt aus gesehen bedeutet dies, daß der Übergang von der Phase der Ruhigstellung zur Phase der aktiven Mobilisierungstherapie deutlich verkürzt werden kann.

Aus unserer Erfahrung mit der Enzymtherapie in der operativen und konservativen Chirurgie können folgende Leitsätze formuliert werden: Die Enzymtherapie sollte sofort nach der Verletzung bzw. bei traumatisierenden Operationen 48 Stunden präoperativ begonnen werden. Dabei sollte Wobenzym® in einer Dosierung von dreimal zehn Dragees und Phlogenzym® in einer Dosierung von dreimal zwei Tabletten verabreicht werden.

Die Medikation sollte präoperativ bis zur Operation erfolgen, am Operationstag unterbrochen und postoperativ über sieben bis zehn Tage fortgeführt werden. Selbstverständlich ist insbesondere bei Kapsel-

bandläsionen die Kombination mit physikalischer Therapie möglich.

Diskussion

Die von Patienten in dieser Studie angegebenen **Schmerzen** wurden gemäß einer subjektiven Skala von null (= keine Schmerzen) bis drei (= massive Schmerzen) dokumentiert. Die Entscheidung für diese Skala war auch dadurch beeinflußt, daß ein Summenscore aus Ödem, Bewegungseinschränkung und Schmerzen gebildet wurde, weshalb die Schmerzen in derselben Skalie-

rung erfaßt werden mußten wie die anderen untersuchten Parameter. Die Anwendung der **visuellen Analogskala zur Schmerzbewertung** könnte in dieser Hinsicht die internationale Vergleichbarkeit von Studienergebnissen begünstigen. Jedoch sollte im Hinblick auf die Betreuung der Patienten nie vergessen werden, daß es sich bei Schmerzen um ein subjektives Empfinden der Patienten handelt.

Enzymtherapie bei Lumboglutäalgien und Zervikalsyndrom

H. Tilscher

Das wichtigste, den Patienten zum Arzt führende Symptom ist der Schmerz, und der gestörte Stütz- und Bewegungsapparat ist der häufigste Schmerztonator des Menschen. In Österreich war bei den Neuzugängen an Pensionen der geminderten Arbeitsfähigkeit bzw. der dauernden Erwerbsunfähigkeit zwischen den Jahren 1986 und 1993 eine deutliche Zunahme der Störungen des Stütz- und Bewegungsapparates von 32% auf 44% zu verzeichnen. An zweiter Stelle standen im Jahr 1993 die psychiatrischen Krankheiten mit 11% gefolgt von den ischämischen Krankheiten mit 4%. Etwa 80% der Menschen in den Industrieländern haben bereits einmal eine Lumbalgie erlitten, und ein beachtlicher Anteil ist auch an Zervikalsyndromen erkrankt. Dies stellt natürlich eine Aufforderung an die Medizin dar, die diagnostischen und therapeutischen Möglichkeiten zu verbessern, insbesondere aber auch die Prävention zu fördern.

Für den Arzt setzt die Therapie eine Diagnose voraus. „Lumbalgie", eigentlich handelt es sich ja um eine „Sakralgie", ist nichts anderes als die lateinische Übersetzung des Wortes „Kreuzschmerz". „Lumboglutäalgie" ist also eine topische Schmerzdiagnose, ebenso wie das „Zervikalsyndrom", wobei der besonders subtile Diagnostiker bei Schmerzausstrahlung nach oben das „obere" vom „unteren Zervikalsyndrom" unterscheidet. Auch dieses stellt keine große akademische Leistung und vor allem keine Analyse des bestehenden Krankheitsbildes dar. Ausflüchte in Bandscheibenschäden, Weichteilrheumatismus, degenerative Prozesse und – wenn das nicht reicht – psychosomatische Vorgänge helfen ebenfalls nicht weiter.

Wenn der Arzt Schmerzsymptome des Bewegungsapparates auf ihre Ursache hin analysiert, sollte sein Vorgehen auf drei Eckpfeilern ruhen: zuerst das Eruieren der Schmerztopik. Die Schmerztopik kann entsprechend den anatomischen Regionen definiert werden, z.B. als okzipital, nuchal, dorsal, lumbal oder sakral. Daneben ist auch eine Bestimmung nach neurologischen Regionen, z. B. segmental oder peripher, oder die computergerechte Definition möglich. Dem aufmerksamen Kliniker bietet sich dann die Möglichkeit, Differentialdiagnosen zu überlegen und eine Strukturanalyse durchzuführen.

Die Strukturanalyse stellt den zweiten Eckpfeiler der Diagnose eines Schmerzsyndroms dar und betrifft die Frage nach Ort und Art der gestörten Struktur. Als Ursachen von Störungen des Stütz- und Bewegungsapparates kommen zwei große Gruppen in Betracht, nämlich Strukturstörungen und -zerstörungen.

Zerstörte Strukturen sind z. B. die Spondylitis, die Metastase, der osteoporotische Einbruch sowie schwerste degenerative Veränderungen. Diese Erkrankungen sind wichtige Lehrinhalte des Medizinstudiums und können im Röntgenbild nachgewiesen werden. Die konsequenterweise zu erfolgenden antirheumatischen, antiporotischen, zytostatischen und antibiotischen Therapiemaßnahmen sind allen geläufig.

Beim Wechsel von der Klinik in die Praxis wird man mit anderen Krankheitsbildern konfrontiert, nämlich mit Beschwerden auf der Basis von Strukturstörungen. Ausbildungsgemäß wird dann versucht, in das Röntgenbild klinisch stumme Veränderungen hineinzuinterpretieren und im Labor pathologische Parameter, z. B. einer Entzündung, zu suchen.

Die hier schuldige Funktionsstörung festzustellen, ist Aufgabe der klinischen Funktionsuntersuchung. Was macht der Arzt, wenn er den Bewegungsapparat untersucht? Was geschieht, wenn die Aufklappbarkeit des Sprunggelenkes, seine Dorsal- und die Plantarflexion beurteilt wird? Was passiert bei einer klinischen Untersuchung? Es werden Normalfunktionen getestet, um für bestimmte Erkrankungen typische

Fehlfunktionen zu finden. Kritische Details der Anamnese, also Auffälligkeiten, welche die Aufmerksamkeit in eine bestimmte Richtung lenken, und bei der klinischen Untersuchung erhobene Fehlfunktionen ergeben Befunde, welche die nosologische Einordnung der vorliegenden Erkrankung ermöglichen und zur strukturanalytischen Diagnose führen.

Der dritte Eckpfeiler der Diagnose hinsichtlich der Indikation zur Therapie ist die Aktualitätsdiagnose. Nach der Strukturanalyse sollte das für den Patienten aktuell im Vordergrund stehende Symptom eruiert werden: Besteht eine Hyperalgesie? Eine muskuläre Verspannung? Ist die Gelenksbeweglichkeit eingeschränkt? Strahlen die Schmerzen aus? Vor allem aber: Ist das Beschwerdebild akut oder chronisch?

Im Studium wurde auf Funktionszerstörungen mit entsprechenden Pathomorphologien hin ausgebildet, bei welchen die Chirurgie das Remedium cardinale darstellt. Doch bei den in der Praxis häufigen Funktionsstörungen ist der chirurgische Eingriff eigentlich selten indiziert, und alle Maßnahmen, inklusive physikalische, reflextherapeutische aber auch medikamentöse Therapien, werden zum Remedium cardinale. Akutschmerzen, die oft plötzlich beginnen, kurz und intensiv sind, die Mobilität einschränken und einen großen Medikamentenbedarf haben, erfordern eine andere therapeutische Strategie als chronisch rezidi-

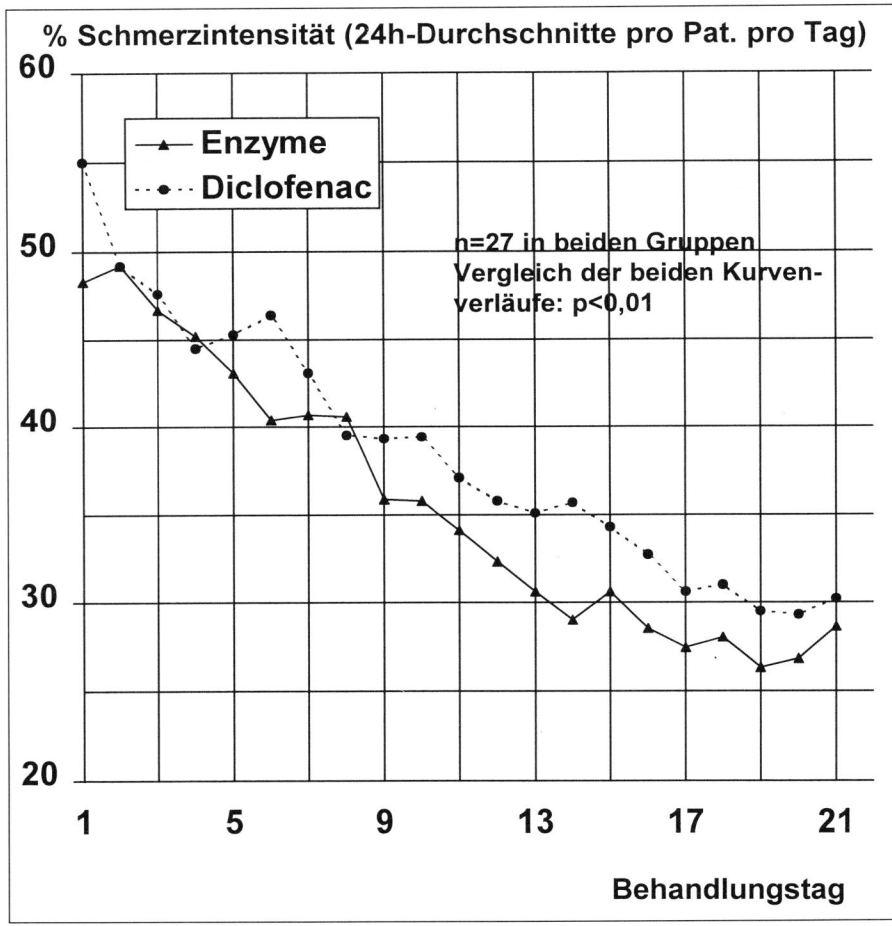

Abb. 1: Schmerzverlauf bei Patienten mit chronischen Lumboglutäalgien unter Therapie mit Diclofenac bzw. Enzymen.

vierende Beschwerden, die sich langsam entwickeln, lange andauern, eine geringe Stärke haben, die Mobilität nur wenig einschränken und von einem geringen Medikamentenbedarf begleitet sind.

Das Prinzip der Akutschmerztherapie z. B. bei einer akuten Lumbago oder bei einem akut rheumatischen Schiefhals ist, die Schmerzreize durch Ruhigstellung zu kalmieren, denn meistens handelt es sich um Bewegungsschmerzen. Die Schmerzperzeption muß durch die therapeutische Lokalanästhesie reduziert oder gehemmt werden, wie auch durch die Nervenblockaden, die Kältetherapie oder die Elektrotherapie.

Was aber macht die Medizin, was machen seit undenklichen Zeiten die Heiler dieser Welt bei chronischen Beschwerden? Was geschieht, wenn ein schmerzhaftes Knie gerieben wird, wenn lokal Wärme appliziert, massiert, gedehnt und gestretcht wird, wenn eine Loco-Dolendi-Akupunktur, eine Quaddelung durchgeführt wird?

Es werden Heilreize gesetzt, die von Rezeptoren der entsprechenden Strukturen perzipiert werden und eine Veränderung der Schmerzverarbeitung bedingen – eines der wichtigsten Prinzipien der nicht-medikamentösen Therapie.

Es stellt sich aber heraus, daß Störungen des Bewegungsapparates eine Pluritherapie erfordern, die in der medizinischen Wissenschaft ungern gesehen wird. Diese strebt die statistisch wesentlich besser zu bearbeitende Monotherapie an.

Das Problem, mit dem wir bei unseren Untersuchungen konfrontiert wurden, war, daß stationär aufgenommene Patienten mit Schmerzsyndromen des Lumbosakroglutäalbereiches und bis zu seit neun Jahren andauernden chronischen Beschwerden medikamentös vorbehan-

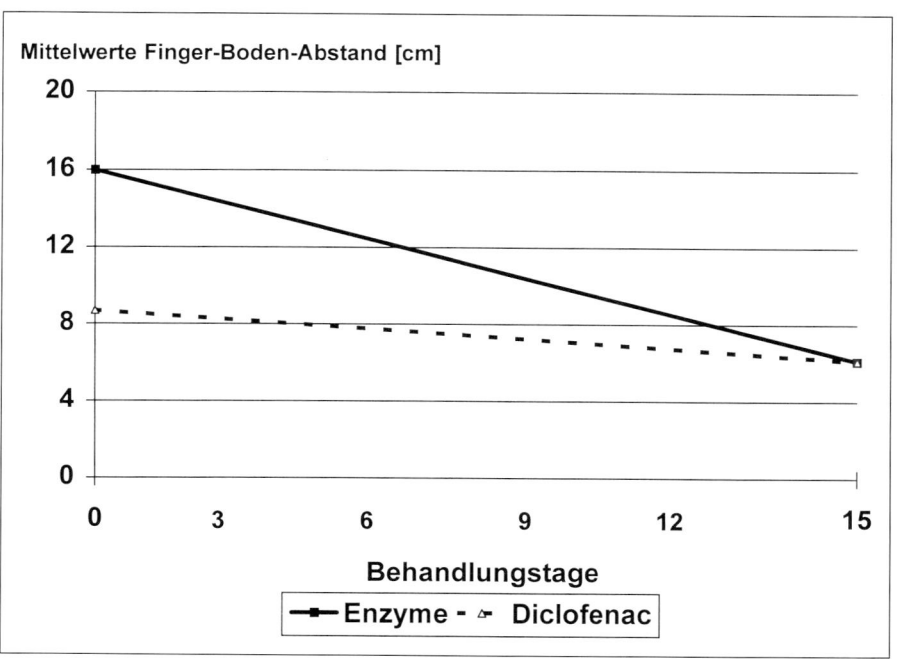

Abb. 2: Finger-Boden-Abstand bei Patienten mit chronischen Lumboglutäalgien unter Therapie mit Enzymen bzw. Diclofenac.

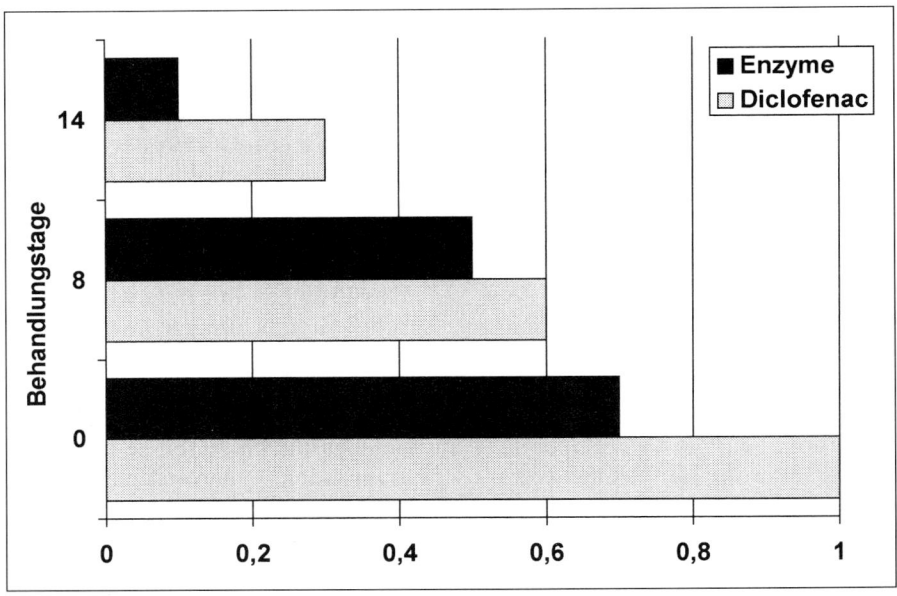

Abb. 3: Beurteilung des Pseudo-Laségue bei Patienten mit chronischen Lumboglutäalgien unter Therapie mit Diclofenac bzw. Enzymen.

delt worden waren. Die medikamentöse Therapie erfährt bei diesen Patienten gewisse Einschränkungen, v. a. angesichts der bekannten zu erwartenden Nebenwirkungen von nicht-steroidalen Antirheumatika.

Bei der Suche nach Alternativen zum derzeit häufig verabreichten Diclofenac wurde die Wirkung von Wobenzym® versus Diclofenac bei je 15 stationären Patienten untersucht. Die subjektiven und objektiven Parameter des Krankheitsverlaufes wurden miteinander verglichen und die dabei gewonnenen Daten einer statistischen Auswertung unterzogen.

Bei der Interpretation der vorliegenden Ergebnisse fallen folgende

Details auf: Die Besserung der Schmerzen war in beiden Patientengruppen signifikant. Beim Vergleich beider Gruppen waren aber keine wesentlichen Unterschiede zu beobachten, was dahingehend interpretiert werden kann, daß Wobenzym® ebensogut wie Diclofenac wirkt (Abb. 1). Ähnliche Verhältnisse konnten auch bei der Beurteilung des Finger-Boden-Abstandes (Abb. 2) und des Pseudo-Laségue (Abb. 3). beobachtet werden.

Obwohl die meisten Laborbefunde im Vergleich beider Gruppen keine signifikanten Unterschiede aufwiesen, war es doch interessant festzustellen, daß die Serum-GOT in der Wobenzym®-Gruppe konstant blieb und die Serum-GPT und γ-GT nach 14 Tagen abnahmen, während in der Diclofenac-Gruppe ein Ansteigen dieser Werte zu verzeichnen war, das bei der Serum-GOT sogar das Signifikanzniveau erreichte. Die Blutzuckerwerte nahmen unter Enzymtherapie nach 14 Tagen signifikant ab.

Bei der Beurteilung der Verträglichkeit beider Präparate durch den Arzt, aber auch durch die Patienten zeigten sich keine statistisch signifikanten Unterschiede.

In der vorliegenden Untersuchung zeigte Wobenzym® eine ausgezeichnete Wirkung auf die Symptomatik der Lumbosakroglutäalgie, was Schmerzen, Finger-Boden-Abstand und den Pseudo-Laségue anbelangt. Auch hinsichtlich der in dieser Studie beobachteten Nebenwirkungen und Komplikationen kann das Enzympräparat trotz niedriger Fallzahl dem Diclofenac mindestens gleichgestellt werden.

Beim Zervikalsyndrom ist eine ähnliche Untersuchung im Gange, deren vorläufige Ergebnisse nachfolgend vorgestellt werden sollen. Hierbei wurde die Wirkung von Enzymen versus Plazebo geprüft. Hinsichtlich der allgemeinen Angaben (Anamnese, Geschlechtsverteilung, Alter) bestanden keine statistisch signifikanten Unterschiede zwischen den Gruppen. Dies gilt auch für die abschließende Gesamtbeurteilung

sowie die Einzelpunktbeurteilung des subjektiv von den Patienten dokumentierten Schmerzes. Die visuelle Analyse der Mittelwertsverläufe läßt jedoch die Interpretation zu, daß der Verlauf in der Wobenzym®-Gruppe etwas günstiger ist als in der Plazebogruppe.

Die zu Beginn der Studie in der Wobenzym®-Gruppe erhöhte γ-GT war am Ende der Therapie gesunken. Dieses Phänomen korrespondiert mit dem in der ersten Studie zur Lumboglutäalgie beobachteten Absinken der γ-GT unter Enzymtherapie.

Die Wirksamkeit von Enzymen scheint sehr von der Akuität eines Beschwerdebildes abzuhängen. Die Zervikalsyndrome hatten eine längere Erkrankungsdauer als die Lumboglutäalgien. Sie waren oft geprägt durch schwere degenerative Veränderungen. Wir haben den Eindruck, daß besonders bei arthritisch und arthrotisch veränderten Halswirbelsäulengelenken in einem akuten Schmerzschub, der einen arthritischen Reizzustand darstellt, die Enzymtherapie indiziert ist.

Abschließend sei darauf hingewiesen, daß die Beschwerden der oberen und unteren Teile der Wirbelsäule besonders häufig polyfaktorieller Genese sind und das interdisziplinäre Gespräch erforderlich ist, um zu einer effizienten Therapie zu gelangen.

Diskussion

Schmerzsyndrome der Wirbelsäu-le gehen oft auf degenerative und re-aktiv-entzündliche Veränderungen zurück, die im Laufe der Zeit zu ei-ner Verengung der knöchernen Wir-belkanäle mit einer relativen Raum-not führen. Kommt es dann aus ver-schiedensten Gründen zu einer Rei-zung der Nozisensoren oder zur Schwellung des Nerven in diesem Wirbelkanal, kann aus der relativen Raumnot eine absolute Raumnot werden. Hier kann mit Medikamen-ten, kurzfristig mit Kortison, einge-griffen werden. Langfristig empfiehlt sich eine möglichst nebenwirkungs-freie Therapie, wobei sich das Phlog-enzym® als ideale Alternative anbie-tet. Dabei können Enzympräparate im Akutstadium durchaus mit ande-ren Antirheumatika kombiniert wer-den. Wichtiger als eine Steigerung des Effektes erscheint in diesem Zu-sammenhang aber die Möglichkeit, die Dosierung der Antirheumatika bei gleichzeitiger Enzymgabe zu sen-ken, da diese z. T. mit schweren Ne-benwirkungen behaftet sind.

Geriatrie

Enzymkombinationspräparate in der Geriatrie

W. Vogler

Seit drei Jahrzehnten gibt es Erfahrungen mit dem Einsatz der Systemischen Enzymtherapie bei älteren Patienten. Aufgrund sich ändernder demographischer Verhältnisse und insbesondere aus der therapeutischen Notwendigkeit heraus werden Enzympräparate in den kommenden Jahren gerade im Hinblick auf die Lebensqualität noch häufiger eingesetzt werden. Zunächst sollen einige Begriffe, die im Rahmen der Geriatrie von Bedeutung sind, geklärt werden.

Was verstehen wir unter Geriatrie?

Nach *Schütz* [11] ist Geriatrie die Medizin, die sich mit dem alten Menschen und seinen Besonderheiten befaßt. Ihr Gegenstand sind sowohl die normalen altersbedingten Veränderungen des Organismus als auch deren Auswirkungen auf Krankheitszustände älterer Patienten.

Der Anteil älterer Patienten über 60 Jahre beträgt heute mehr als 40%. Die Anzahl der Patienten über 85 Jahre wird sich in den kommenden Jahren verdoppeln. Die uns allen bekannte Alterspyramide der Bevölkerung wird nach derzeitigen Prognosen in 30 Jahren quasi auf den Kopf gestellt sein, d. h. es wird weniger junge, aber sehr viel mehr alte Menschen geben.

Schon in diesem Jahrhundert hat sich der Anteil der über 65jährigen an der deutschen Bevölkerung verdreifacht. Nach Hochrechnungen von *Füsgen* wird es in der Bundesrepublik Deutschland in 25 Jahren zwischen 3,8 und 5,4 Millionen Hochbetagte über 80 Jahre geben [5]. Bereits heute entfallen mehr als die Hälfte aller Arzneimittelverordnungen auf Patienten über 65 Jahre; 50% dieser Altersgruppe nehmen drei Medikamente ein, weitere 20% mehr als sechs [9].

Was ist Altern?

Altern ist keine Krankheit, sondern ein physiologischer Rückbildungsvorgang. Die hierbei auftretenden Veränderungen betreffen eine Vielzahl von Geweben und Organen. Aus der sich verringernden Anpassungsfähigkeit an veränderte Umweltbedingungen resultiert eine Verringerung der Widerstandskraft, es kommt zu einer inneren Krankheitsdisposition, der alte Mensch wird anfälliger für Krankheiten und speziell für Infektionen. Dadurch steigt die Krankheitshäufigkeit [11, 12].

Was ist Multimorbidität?

Darunter verstehen wir das gleichzeitige Auftreten mehrerer Krankheiten bei einem Patienten. Multimorbidität tritt vor allem, aber nicht ausschließlich, bei alten Patienten auf. Dies gilt jedoch nur, sofern die Anzahl der Diagnosen von 45- bis 64jährigen mit denen von Patienten jenseits des 65. Lebensjahres verglichen wird. Die durchschnittliche Anzahl von Diagnosen bei unter 65jährigen beträgt 2,2, die bei über 65jährigen 3,4 [3].

„Setzt es schon eine langjährige ärztliche Erfahrung voraus, einen Patienten mit nur einer Krankheit lege artis erfolgreich zu behandeln", heißt es bei *Graul* [6], „so wird die Therapie chronisch Kranker, welche die verschiedensten Krankheitssymptome simultan zeigen, zur wahren ärztlichen Kunst."

Ursachen für die Multimorbidität sind die Addition der auch in jungen Jahren vorkommenden Krankheiten zu den altersspezifischen Leiden, die Anhäufung chronischer Krankheiten, die zwar behandelt, aber nicht geheilt werden können, und die erhöhte Anfälligkeit für Krankheiten und Funktionsstörungen in Folge der Alterung [10].

Unter diesen Aspekten erfolgt der sinnvolle Einsatz der Systemischen Enzymtherapie bei geriatrischen Patienten. Ihre Wirkstoffe sind gut verträglich, was ein wichtiges Kriterium für die Patienten darstellt. Sie haben eine große therapeutische Breite, enthalten natürliche Wirkstoffe und sind in ihrem Effekt durch zahlreiche kontrollierte klinische Studien nach schulmedizinischen Kautelen belegt.

Nach *Wolf* [15] ist „das frühzeitige Altern mit all seinen Folgen im wesentlichen auf einen Mangel an Enzymen zurückzuführen." Es ist in der Tat so, daß sich parallel zu unserer Alterung die Enzymbildung verringert. So konnte z. B. bei Pankreasuntersuchungen für Trypsin nachgewiesen werden, daß sich dessen Produktion ab dem 40. Lebensjahr vermindert. Bekannt ist, daß auch andere Ursachen – u. a. Umweltgifte wie z. B. Blei und Quecksilber sowie familiäre und berufliche Belastungen – zur Reduzierung der Enzymaktivitäten beitragen. Medikamentös eingesetzte Enzyme können diese Verluste kompensieren. Sie greifen regulierend auch in die erhöhte Gerinnungsbereitschaft des Blutes älterer Menschen ein und haben, wie aus der Onkologie infolge 30jähriger Erfahrung und aus der Chirurgie durch plazebokontrollierte und randomisierte, doppelblinde Parallelgruppenstudien bekannt ist, einen analgetischen Effekt. In entsprechenden Studien zeigte sich postoperativ, daß Patienten der Enzymgruppe auffällig früher schmerzfrei waren und signifikant weniger Schmerzmittel einnahmen als Patienten der Plazebogruppe. Entsprechende Resultate sind auch aus der Zahnheilkunde bekannt [2, 7, 13]. Im Hinblick auf den Analgetikaabusus älterer Patienten sollten diese Ergebnisse berücksichtigt werden.

Im höheren Alter kommt es zu physiologischen Veränderungen des Immunsystems, d. h. die Immunabwehr ändert sich. Altersabhängig entsteht eine Aktivitätseinbuße. Dies trifft sowohl für die humorale als auch für die zelluläre Immunität zu. Eine verminderte Bildung von spezifischen Antikörpern ist nachgewiesen. Die Antiproteinasen hingegen – das α-1-Antitrypsin und das α-2-Makroglobulin – steigen im Alter an [14]. Durch die Interaktion dieser immunsupprimierend wirkenden Antiproteinasen mit Enzymen werden die immunsupprimierenden Eigenschaften neutralisiert und die Suppression im Plasma gesenkt.

Diese Ausführungen zu den Veränderungen im Alter lassen erkennen, daß eine Reihe von Krankheiten geriatrischer Patienten durch Enzymkombinationen behandelt werden können, denn Enzyme wirken entzündungshemmend und abschwellend, sie verbessern die Fließeigenschaften des Blutes, sie erhöhen die Gewebedurchlässigkeit (z. B. für Antibiotika), sie wirken regulierend auf das Immunsystem, unterstützen den Abbau pathogener Immunkomplexe und beschleunigen die Heilung.

Durch dieses breite Wirkungsspektrum können einzelne Enzympräparate die Gabe mehrerer unterschiedlicher Medikamente ersetzen. Stellen wir uns einen etwa 70jährigen Patienten mit einem Lungenemphysem und rezidivierenden bronchitischen Schüben, mit einer chronischen Prostatitis und mit einem postthrombotischen Syndrom vor. Zur Behandlung dieser Leiden kann die Gabe eines einzelnen Enzympräparates genügen, welches folglich mehrere allopathische Medikamente ersetzen würde.

Wenn diese Tatsache auch unter wirtschaftlichen Gesichtspunkten wichtig ist, so ist sie es insbesondere im Hinblick auf die notwendige Compliance, die im Vordergrund aller Überlegungen bei der Behandlung älterer Patienten stehen sollte. Mehr als 70% der über 70jährigen nehmen ihre Medikamente nicht korrekt ein [4].

Der ärztliche Kampf gilt nach *Bock* [1] „den unnötigen Altersbeschwerden, den nicht verhüteten Alltagsleiden, den Alterskrankheiten – nicht dem Altern." In der Geriatrie ist nicht mehr erstes Ziel die Heilung, nicht unbedingt die restitutio ad integrum, es geht vielmehr um die Verbesserung des klinischen Zustandes und insbesondere um die Verbesserung der Lebensqualität der Patienten. „Add life to years", war das Motto des Weltgesundheitsjahres 1982: nicht nur dem Leben Jahre geben, sondern den Jahren Leben geben!

Dabei stehen Naturheilverfahren und Erfahrungsmedizin, sofern ihre Wirkungen in klinischen Studien nachweisbar sind, gleichberechtigt neben den Methoden der klassischen Schulmedizin. Bereits 1980 schrieben *Kirk* und *Othmer* in ihrer „Encyclopedia of Chemical Technology", der „Bibel" der Pharmazeuten in den USA, daß mit Blick auf die onkologische Therapie die zukünftige Arzneimittelentwicklung ihren Schwerpunkt in der Anwendung von Enzymen haben werde [8]. Zehn Jahre später heißt es bei *Wrba:* „Enzyme, jene unglaublich vielfältigen, alle Erscheinungen des Lebens steuernden Wirkstoffe, sind nach Meinung vieler Sachkenner schlechthin das Gebiet, in dem wir die zukünftige Entwicklung von Heilmitteln erwarten können."

Im Rahmen der Altersbewältigung als ärztliche Aufgabe kann der Systemischen Enzymtherapie in absehbarer Zukunft eine noch bedeutendere Rolle zum Wohle unserer Patienten vorausgesagt werden.

Literatur

1. **Bock, H.-E.:** Alternsbewältigung als Aufgabe. Geriatrie Praxis 1 (1989).
2. **Ernst, E.:** Orale Therapie mit proteolytischen Enzymen. Perfusion 12 (1994).
3. **Fischer, C.:** Betreuung älterer Patienten in der Allgemeinpraxis. Ferdinand Enke, Stuttgart 1990.
4. **Füsgen, I.:** zit. nach Ärzte Zeitung 121 (1993).
5. **Füsgen, I.:** zit. nach extracta geriatrica 7–8 (1994).
6. **Graul, E. H.:** Multimorbidität. Vortrag Medicenale 1975.
7. **Hoernecke, R., Doenicke, A.:** Perioperative Enzymtherapie. Anaesthesist 42 (1993).
8. **Kirk, R. E., Othmer, D. F.:** Encyclopedia of Chemical Technology. John Wiley, Chichester 1984.
9. **Reuter, W.:** zit. nach extracta geriatrica 7–8 (1994).
10. **Sachverständigenrat für die konzertierte Aktion im Gesundheitswesen** (Hrsg.): Herausforderungen und Perspektiven der Gesundheitsversorgung. Baden-Baden 1990.
11. **Schütz, R. M.:** Einführung in die Geriatrie. In: Praxis der Allgemeinmedizin 17 (Hrsg. R.-M. Schütz): Alter und Krankheit. Urban und Schwarzenberg, München 1987.
12. **Schütz, R.-M.:** Was ist eigentlich das Altern? Forschung und Praxis (Ärzte Zeitung) 140 (1992).
13. **Vinzenz, K.:** Ödembehandlung bei zahnchirurgischen Eingriffen mit hydrolytischen Enzymen. Die Quintessenz 7 (1991).
14. **Wissenschaftliche Tabellen Geigy,** Basel 1979.
15. **Wolf, M., Ransberger, K.:** Enzymtherapie. Maudrich, Wien 1970.

Diskussion

Es gibt keine **Altersbegrenzung** für die Systemische Enzymtherapie. Pathologische Leber- und Nierenwerte können im Endstadium anderer Erkrankungen unter Umständen eine Kontraindikation der Enzymbehandlung darstellen. Bei normalen und auch erhöhten Werten ist der Einsatz von Enzymkombinationspräparaten unbedenklich.

Als Nebenwirkung kann ein **weicherer Stuhl** auftreten, der aber bei geriatrischen Patienten, insbesondere bei Frauen, häufig „erwünscht" sein kann, und durch den die sonst privat gekauften Abführmittel mit ihren vielfältigen Nebenwirkungen eingespart werden.

Die von Laien häufig gestellte Frage, ob man durch die Einnahme von Enzymen älter werde, muß dahingehend beantwortet werden, daß man zwar wahrscheinlich nicht älter, mit Sicherheit aber gesünder alt wird.

Onkologie

Einsatzmöglichkeiten hydrolytischer Enzyme in der Onkologie

H. Wrba

Wenn es um die Einsatzmöglichkeiten hydrolytischer Enzyme in der Krebstherapie geht, müssen einige grundlegende Aspekte der Onkologie Berücksichtigung finden.

Einer dieser Aspekte ist die Quantifizierung der Krebskrankheit [2]. Die Krankheit verläuft fast gesetzmäßig in Phasen, ausgedrückt an der Zahl der Tumorzellen im Organismus. Zuerst kommt die Phase der Verhütung bis zum Auftreten der Krankheit, anschließend folgt der Abschnitt der Früherkennung bei einer Zahl von etwa 10^9 Tumorzellen, der sich die lokale Therapie zur Verminderung der Tumorzellen anschließt. Zur lokalen Therapie gehören die Operation und die Radiotherapie. Nur in wenigen Fällen, etwa 30% aller Tumorerkrankungen, befördert der Chirurg mit der Operation den Patienten in den Bereich der funktionierenden Immunabwehr zurück, d. h. er heilt ihn biologisch. Bei einem großen Teil der Patienten besteht nach der Operation ein Zustand, in dem der betroffene Patient ein Minimum an Tumorzellen im Körper hat. Diese Situation ist für ihn schicksalhaft. Denn funktioniert die Immunüberwachung, ist es sicherlich falsch, sie durch die Gabe von Zytostatika zu zerstören. Die Entscheidung zu einer adjuvanten,

d. h. unterstützenden, nicht immunsuppressiven Therapie in dieser Phase stellt den eigentlichen Dreh- und Angelpunkt der gesamten Tumortherapie dar.

Jetzt ist der optimale Zeitpunkt für die adjuvante Therapie. Enzyme spielen hier natürlich eine ganz besondere Rolle. Alle radikal Operierten sollten die praktisch nebenwirkungsfreie Enzymtherapie durchlaufen, um das Operationsergebnis zu sichern.

Paul Ehrlich erkannte bereits vor 80 Jahren, daß die Entwicklung einer bösartigen Tumorerkrankung auf zwei Faktoren beruht: der Abwehrkraft des Wirtsorganismus und der Virulenz der Geschwulst. Alles, was dazu beiträgt, den Faktor Abwehr des Wirtsorganismus zu steigern und die Virulenz des Geschwulst zu senken, ist Gegenstand der Tumortherapie:

Viele therapeutische Möglichkeiten sind ausschließlich auf die Zerstörung des Geschwulst ausgerichtet, z. B. die zytostatische Chemotherapie. Die Methoden, die heute als Immuntherapie bezeichnet werden, zielen darauf ab, den Wirtsorganismus zu stärken und die Abwehr zu steigern. Dieses Wechselspiel muß in das richtige Maß gebracht werden. Es gibt tatsächlich einige Präparate,

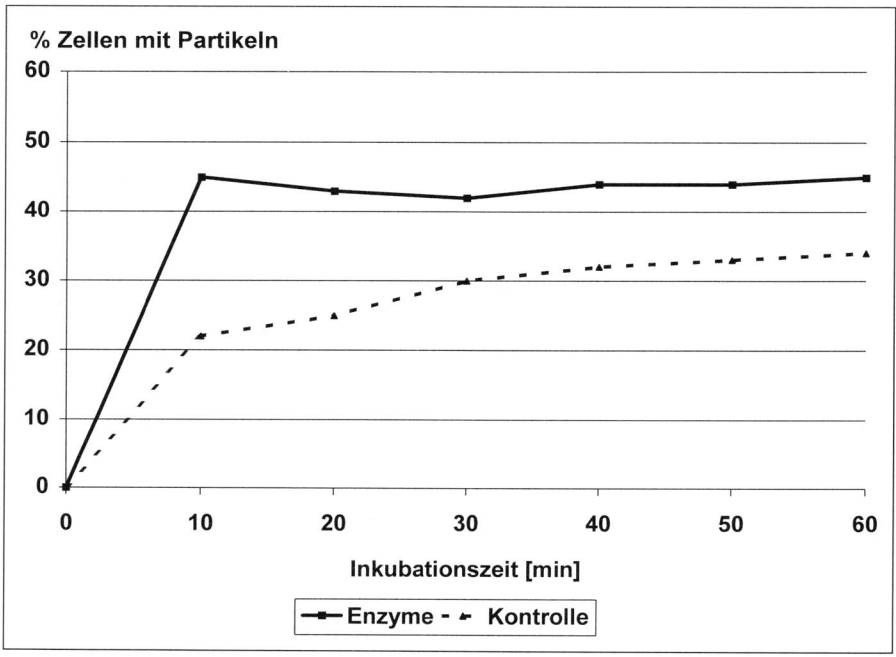

Abb. 1: Phagozytoseaktivität von weißen Blutzellen mit und ohne Inkubation mit Enzymen.

die beide Faktoren beeinflussen, und zu diesen gehören die Enzyme.

Enzyme wirken an der Tumorzelle. Sie verursachen eine Membranmodulation, indem sie die Hüllsubstanz der Tumorzelle entfernen und die Oberfläche freilegen. So wird die Immunogenität, die Erkennbarkeit der Tumorzelle gesteigert und die Erkennungsreaktion verbessert. Außerdem wird die „Stickiness", die Klebrigkeit der Tumorzelle herabgesetzt. Diese Effekte sind wissenschaftlich belegt.

Die Amerikaner *Clifford* und *Agostino* [1] haben an Ratten mit einem experimentellen Zökaltumor durch Manipulation an der Geschwulst einen Tumorzellschauer freigesetzt und so die Auswirkungen einer Tumoroperation simuliert. Den Tieren wurde Fibrinolysin oder Heparin verabreicht. Die Fibrinolyse ist eine der wesentlichen Wirkungen der Enzymtherapie. Bei Kontrolltieren ohne medikamentöse Vorbereitung war der Tumorzellschauer und damit die Metastasierungsrate viel höher als bei behandelten Tieren. Diese Ergebnisse sind klinisch mehrfach bestätigt worden und stehen in Einklang mit dem der Enzymtherapie zugrundeliegenden Konzept. Die Wirkung von Enzymen an der Tumorzelle kann mit dem Oberbegriff Restauration und Modulation des Immunsystems beschrieben werden. Dazu gehört auch die Steigerung der Phagozytose und der Zytotoxizität, der Abbau zirkulierender Immunkomplexe, die Förderung der Fibrinolyse, die Hemmung der Adhäsionsmoleküle und die geeignete Induktion von Zytokinen. Damit haben Enzyme am Immunsystem ein ideales Wirkungsprofil.

Abb. 1 zeigt die Phagozytoseaktivität von weißen Blutzellen mit und ohne Inkubation mit Enzymen. Die Aufnahme von Partikeln, die der Phagozytoseaktivität entspricht, steigt bei enzymbehandelten Zellen ganz beträchtlich und signifikant gegenüber unbehandelten Kontrollen an. Diese Experimente wurden von *L. Desser* ausgeführt (s. Beitrag der Autorin in diesem Buch).

Der in vitro Anstieg des Interleukin-1-β war am höchsten nach Inkubation mit Wobenzym® und niedriger nach Inkubation mit den einzelnen Bestandteilen des Wobenzyms® (Abb. 2).

Die Metastasierungsprophylaxe ist ein ganz wesentlicher Aspekt der Verwendung von Enzymen in der Onkologie, der an sich schon den Gebrauch solcher Präparate rechtfertigt. Sie ist bedingt durch die Herabsetzung der Haftfähigkeit durch Freilegung der Tumorzelloberfläche und Hemmung der Adhäsionsmoleküle, was experimentell schon vielfach nachgewiesen wurde. Leider gibt es in diesem Bereich noch keine umfassende, fundierte klinische Studie.

Durch Enzyme wird die Fibrinolysehemmung aufgehoben. Zirkulierende Immunkomplexe werden beschleunigt abgebaut, wodurch die Komplementaktivierung vermieden wird. Damit sind Enzyme aufgrund ihres breiten Wirkspektrums und ihrer großen therapeutischen Breite in jeder Phase der Tumortherapie, sowohl in der präventiven als auch in der kurativen, indiziert. Die Dosierung der Enzyme sollte hoch sein.

Im folgenden seien einige praktische Beispiele aus der Onkologie, wo die Enzymtherapie eine eindeutige, nachweisbare und reproduzierbare Wirkung hat, aufgeführt.

Die *Mastopathie* ist eine wichtige Indikation zur Enzymtherapie. Viele Frauen tasten mit Schrecken einen Knoten in der Brust, gehen aber nicht gleich zum Arzt. Ihnen könnte oftmals die Angst genommen werden, wenn man ihnen über 14 Tage Enzyme (zweimal zehn Dragees Wobenzym® pro Tag) und Vitamin E (1.000 E pro Tag) verabreichte. Sollte über diesen Zeitraum keine Veränderung eingetreten sein, ist der Weg zum Chirurgen immer noch offen. Die meisten dieser Läsionen verschwinden aber unter der angeführten Therapie innerhalb von ein bis zwei Wochen.

Das *Lymphödem* ist eine sehr quälende Komplikation der Mammaoperation. Es kann jedoch vermieden werden, wenn Enzyme

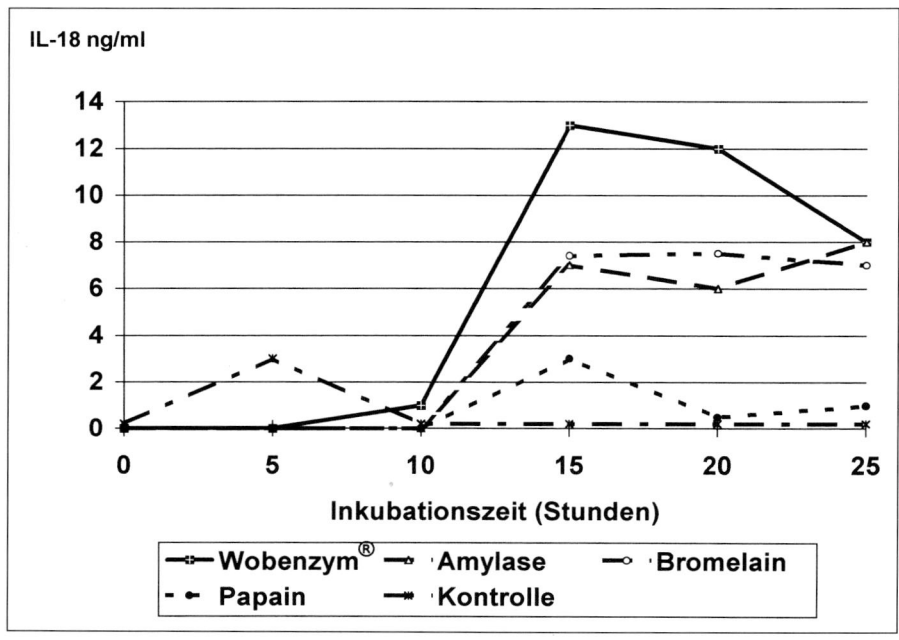

Abb. 2: In- vitro-Produktion von Interleukin-1-ß durch periphere Monozyten bei Inkubation mit Enzymen und unbehandelten Kontrollen.

rechtzeitig eingesetzt werden, d. h. vom Zeitpunkt der Operation an (unmittelbar postoperativ bis zur sechsten Woche zweimal zehn Dragees Wobenzym® pro Tag, anschließend bis zur Gesamtdauer von mindestens einem Jahr postoperativ zweimal fünf Dragees pro Tag).

Eine häufige Komplikation der Tumortherapie ist die *Zosterneuralgie*, die ebenfalls zu kupieren ist, wenn die Diagnose rechtzeitig gestellt und die Behandlung innerhalb von drei Tagen nach Auftreten der ersten Symptome eingeleitet wird (dreimal fünf Tabletten Wobe-Mugos®E über 14 Tage).

Das *Pankreaskarzinom* ist der Tumor mit den höchsten Titern an zirkulierenden Immunkomplexen. In ca. einem Viertel bis zu einem Drittel der Fälle ist es mit Enzymen sehr gut beeinflußbar mit Langzeitremissionen von über fünf Jahren.

Literatur

1. **Clifford, E. E., Agostino, D.:** Factors affecting the development of metastatic cancer. Effect of alterations in clotting mechanism. Cancer 15 (1962) 276–283.

2. **Wrba, H.:** Main issues in oncology. Oncology 33 (1976) 102–104.

Diskussion

Zur **Behandlung des malignen Melanoms** mit Enzymen gibt es eine umfangreiche Einzelfallkasuistik und eine klinische Studie mit positivem Resultat. In experimentellen Untersuchungen zeigte sich, daß das neben dem Fibronektin und Vitronektin für die Metastasierung entscheidende Molekül, das CD44, durch Enzyme zur Rückbildung gebracht werden kann.

Hinsichtlich der **Mycosis fungoides** gibt es eine größere Einzelfallkasuistik aus den U.S.A. Bei mindestens neun von 16 Patienten wurde durch Enzymgabe eine Tumorregression über mehrere Jahre erzielt. Es ist davon auszugehen, daß die Mycosis fungoides auf die Enzymtherapie anspricht.

Behandlung des multiplen Myeloms mit Enzymen

Adriena Sakalová

Das multiple Myelom (MM) ist eine bösartige Erkrankung, die durch die klonale Vermehrung von Plasmazellen und ihren Vorläufern entsteht. Es ist charakterisiert durch die Produktion von Paraproteinen und das Auftreten von typischen osteolytischen oder osteoporotischen Knochenläsionen.

Epidemiologisch zeigt sich leider ein Anstieg der Inzidenz des multiplen Myeloms. In Europa liegt sie zwischen 3,2 und 4,7 pro 100 000 Einwohner, in Nordeuropa ist sie noch höher. Die höchste Inzidenz des multiplen Myeloms ist in den USA unter der schwarzen Bevölkerung zu verzeichnen. Hier liegt sie pro 100 000 Einwohner zwischen 6,7 bei der weiblichen und 9,6 bei der männlichen schwarzen Bevölkerung. In Europa folgt das multiple Myelom

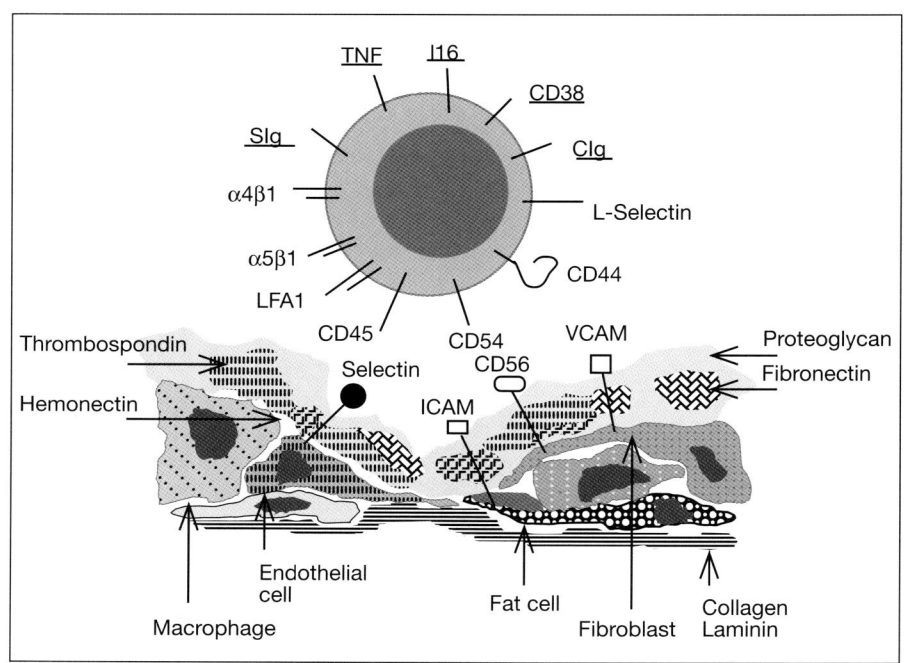

Abb. 1: Schematische Darstellung der Myelomzelle mit immunologisch nachgewiesenen Membranrezeptoren. ($\alpha 4 \beta 1$ und $\alpha 5 \beta 1$ = Integrine; ICAM = interzelluläres -, CD56 = NCAM= nervenzelluläres -, VCAM = vaskuläres Ädhäsionsmolekül).

in der Häufigkeit der malignen hä-matologischen Systemerkrankungen auf dem zweiten Platz hinter den Non-Hodgkin-Lymphomen [8].

Die Entstehung des Prozesses ist abhängig von der Interaktion von T-Lymphozyten und Makrophagen mit den transformierten Myelomzellen. Daher überrascht es nicht, daß bei der Diagnostik der Erkrankung die neuen immunologischen Methoden zur Anwendung kommen. Früher war man der Auffassung, daß die Myelomzellen ihren Ursprung im Rahmen der B-Zelldifferenzierung auf der Stufe der Plasmoblasten näh-men. Heute ist bekannt, daß die Vor-läuferzelle eine prä-B-Zelle ist. Phe-

notypisierungsmethoden mit Hilfe monoklonaler Antikörper erlauben den frühzeitigen Nachweis der Zir-kulation von idiotypisch mit Mye-lomzellen identischen Lymphozyten [8, 9].

Die Entwicklung des multiplen Myeloms ist von mehreren Störun-gen in der Ausprägung und Funktion von Adhäsionsrezeptoren abhängig. Dadurch kommt es möglicherweise zu abnormalen Zell/Zell- oder Zell/Matrix-Interaktionen im Kno-chenmark. Abb. 1 zeigt die schemati-sche Darstellung einer Myelomzelle mit den an ihrer Oberfläche nachge-wiesenen Membranrezeptoren. Die in der Myelomzelle beobachteten

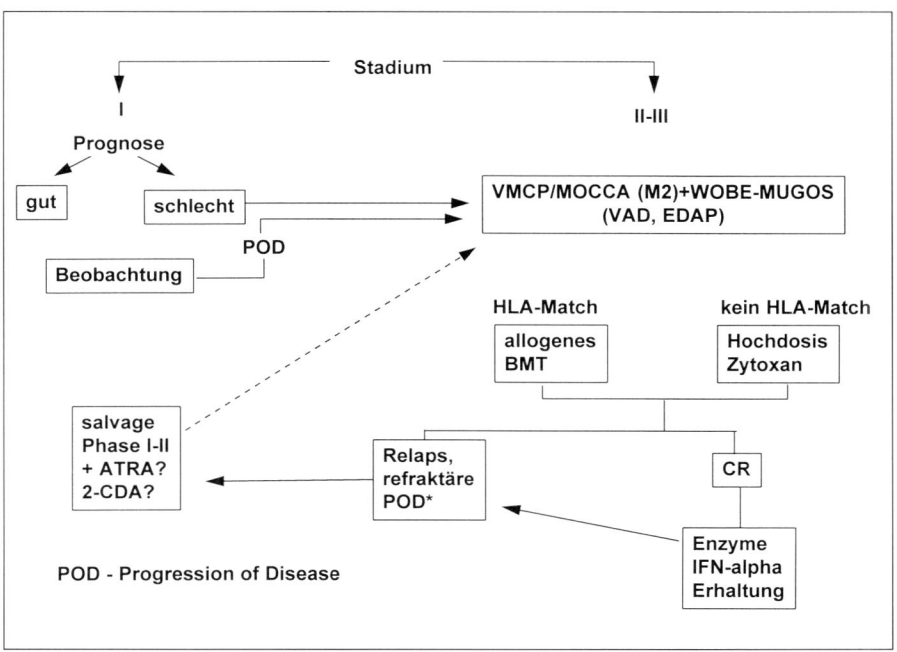

Abb. 2: Algorithmus der Therapie des multiplen Myeloms.

Zytokine umfassen das Interleukin-1-β, die Interleukine 3 bis 7, den Tumornekrosefaktor und GM-CSF [1].

Aktuelle Prognosefaktoren, die für die Therapieentscheidung unerläßlich sind, werden meistens immunologisch ermittelt. Dies gilt z. B. für die Aktivität des Tumornekrosefak-

tors. Auch das β$_2$-Mikroglobulin hat bei einer Konzentration von mehr als 2,5 mg/l signifikante prognostische Bedeutung.

Die Mehrheit der Prognosefaktoren betrifft aber Interleukine und Adhäsionsrezeptoren. Letztere werden im Rahmen der Phenotypisie-

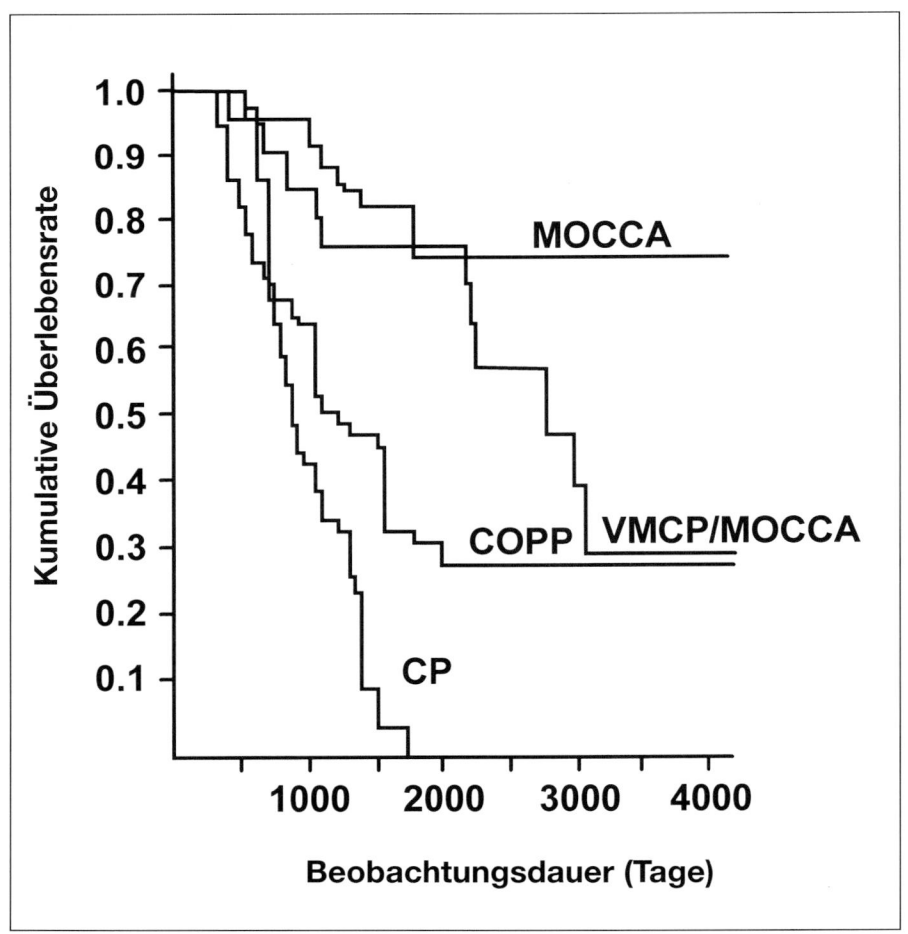

Abb. 3: Kumulative Überlebensrate von Patienten mit multiplem Myelom unter verschiedenen Chemotherapie-Protokollen.

rung von Membranrezeptoren charakterisiert, was die Unterteilung der Zellen in Reifestufen erlaubt (Tabelle 1).

Dank der modernen Diagnostik wartet man mit der Therapie auch nicht auf die Plasmazellproliferation, d.h. das klassische Stadium III des multiplen Myeloms. Statt dessen wird gezielt nach den immunologisch bestimmten sogenannten Minorkriterien gesucht [6]. Ein Algorithmus für die Therapie des multiplen Myeloms ist in Abb. 2 dargestellt. Bei der Induktion muß entschieden werden,

Tabelle 1: Mit einem hohen Risiko einhergehende Prognosefaktoren des multiplen Myeloms.

Andere „Hochrisiko"-Prognosefaktoren
Thymidinkinase > 7 U/l
s IL6-R > 300 ng/ml
CRP > 12 mg/l
PCLI > 2 %
↑ CD38, CD10, CD56, CD71, CD44
↑ Onkoproteine (c-myc, c-fos, c-neu, pan-ras, bcl-2, p-53 var.)
↑ Neopterin, α1-Antitrypsin, ↑ LDH

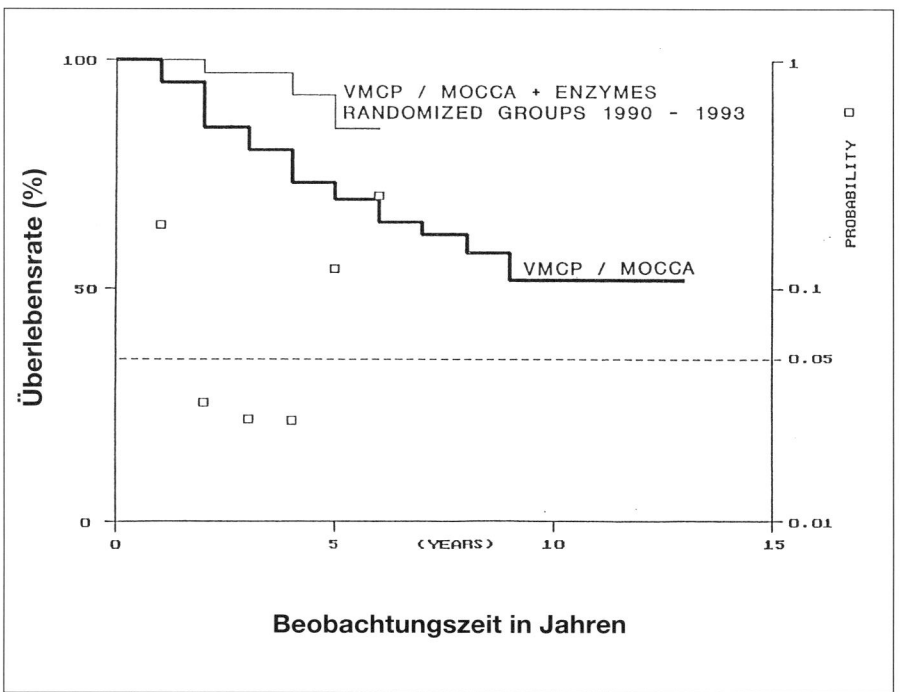

Abb. 4: Langzeitüberlebensrate von Patienten mit multiplem Myelom bei Behandlung nach dem VMCP/MOCCA-Protokoll mit und ohne zusätzliche Enzymtherapie mit Wobe-Mugos®.

ob ein kuratives oder ein abwartendes Vorgehen gewählt werden soll. Ein Patient im Stadium I nach *Durie* und *Salmon* [5] in gutem Allgemeinzustand kann beobachtet werden. Liegen aber bereits ungünstige Prognosefaktoren vor, muß eine Therapie eingeleitet werden. Da es das Ziel der Therapie sein muß, eine frühe und möglichst komplette Remission zu erreichen, sollte gleich mit einer Kombinationstherapie aus mehreren Chemotherapeutika und Glukokortikoiden begonnen werden. Außerdem muß die Entschei-

dung entweder für eine konventionelle Behandlung oder – in ausgewählten Fällen – die sehr intensive Therapie mit Hilfe der allogenen und autologen Knochenmarkstransplantation getroffen werden.

In der hämatologischen Klinik des Universitätskrankenhauses in Bratislava behandelten wir zwischen 1980 und 1990 245 Patienten mit multiplem Myelom nach verschiedenen Kombinationschemotherapieschemata (CP, COPP, VMCP, MOCCA). Die schlechtesten Ergebnisse zeigte die Behandlung mit Cyclophospha-

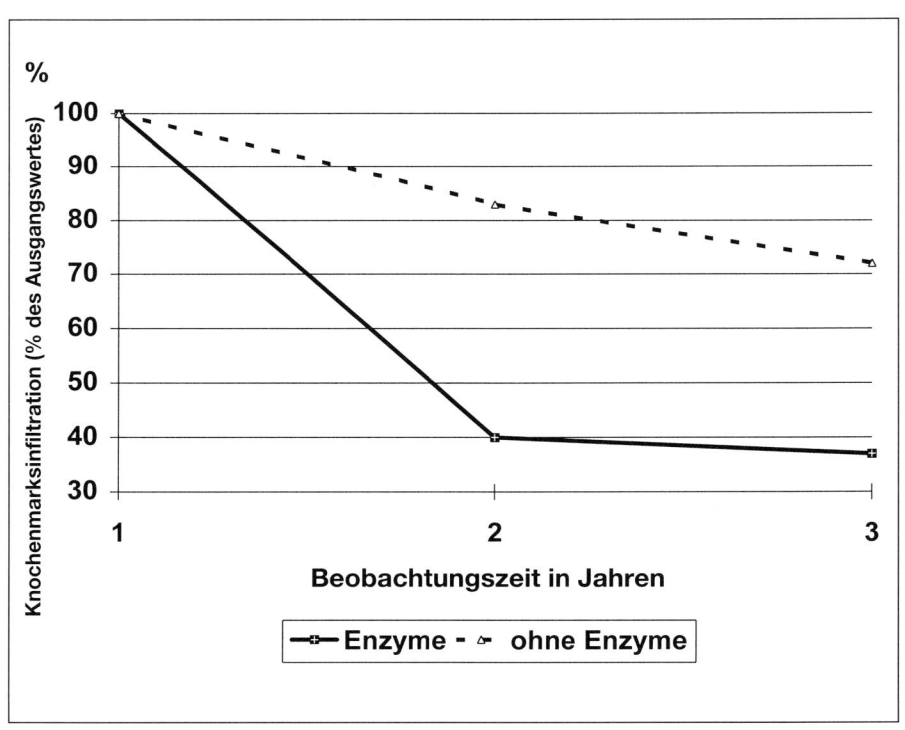

Abb. 5: Verlauf der Knochenmarksinfiltration bei Patienten mit multiplem Myelom unter alleiniger Chemotherapie oder mit zusätzlicher Enzymgabe.

mid und Prednisolon. Längere Überlebenszeiten waren mit dem MOCCA- und dem VMCP/MOCCA-Protokoll zu erzielen (Abb. 3), weshalb wir von 1990 bis 1995 insgesamt 320 Patienten mit dem VMCP/MOCCA-Protokoll behandelten. Von diesen erhielten 120 eine zusätzliche Therapie mit Wobe-Mugos®.

Beim VMCP-Protokoll wurden Vincristin (1 mg i.v.) am ersten Tag und Melphalan (6 mg/m²), Cyclophosphamid (125 mg/m² p. o.) und Prednisolon (60 mg/m² p. o.) vom ersten bis zum vierten Tag verabreicht.

Das MOCCA-Protokoll sah die Gabe von Methylprednisolon (0,8 mg/kg i.m. an den Tagen eins bis sieben und 0,4 mg/kg an den Tagen acht bis vierzehn), Vincristin (0,03 mg/kg i.v. am ersten Tag), Cyclophosphamid (10 mg/kg i.v. am ersten Tag), CCNU (40 bis 80 mg p.o. am ersten Tag) und Alkeran® (0,25 mg/kg p.o. vom ersten bis vierten Tag) vor. Die Enzymtherapie bestand in der Verabreichung von dreimal täglich zwei Tabletten Wobe-Mugos® über sechs bis zwölf Monate und einer anschließenden Dauerbe-

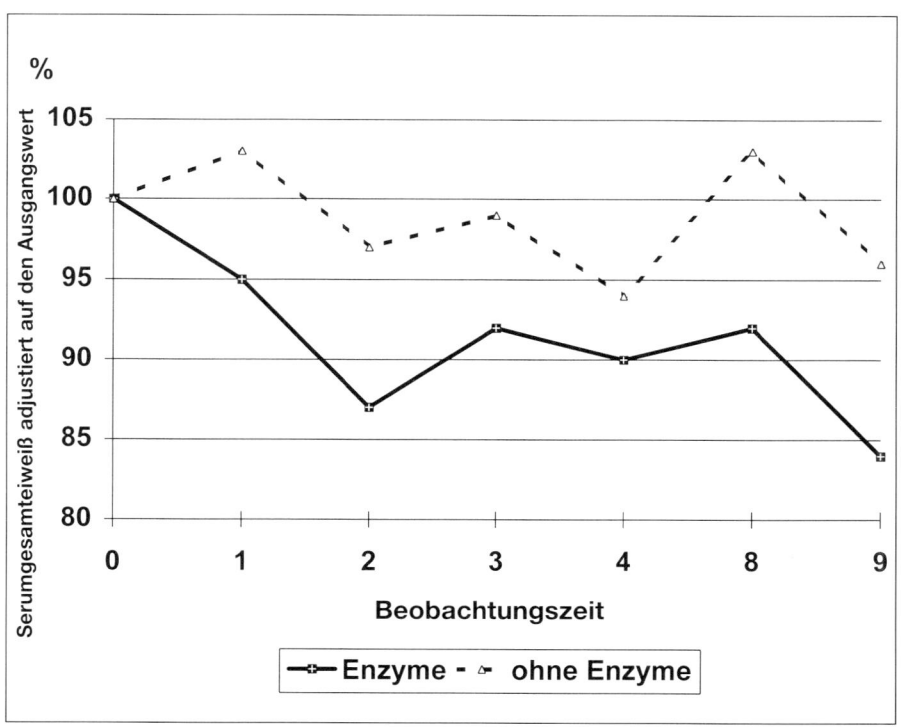

Abb. 6: Gesamteiweißkonzentration im Serum bei Patienten mit multiplem Myelom unter alleiniger Chemotherapie oder mit zusätzlicher Enzymgabe.

handlung mit dreimal täglich einer Tablette.

Die mediane Überlebenszeit bei allen zwischen 1975 und 1995 nach dem VMCP/MOCCA-Protokoll behandelten Patienten betrug 94 Monate [10]. Bei einer Beobachtungszeit von fünf Jahren (Zeitraum seit Beginn des Einsatzes von Enzymen) zeigt sich nach einer vorläufigen Analyse die Chemotherapie mit zusätzlicher Gabe von Wobe-Mugos® mit einer Überlebensrate von 88% der alleinigen Chemotherapie mit einer Überlebensrate von 75% überlegen (Abb. 4). Die endgültige statisti-

sche Auswertung dieser Ergebnisse wird voraussichtlich zum Ende des Jahres 1995 vorliegen. Patienten mit zusätzlicher Enzymtherapie zeigten auch hinsichtlich des Knochenmarksbefundes mit einem stärkeren Rückgang der Infiltration ein besseres Ergebnis als Patienten mit alleiniger Chemotherapie (Abb. 5). Auch laborchemisch spiegelte sich die günstigere Entwicklung unter zusätzlicher Enzymtherapie am Rückgang des Gesamteiweißes wider (Abb. 6). Der Karnofsky-Index besserte sich wiederum deutlich bei zusätzlich mit Enzymen behandelten Patienten,

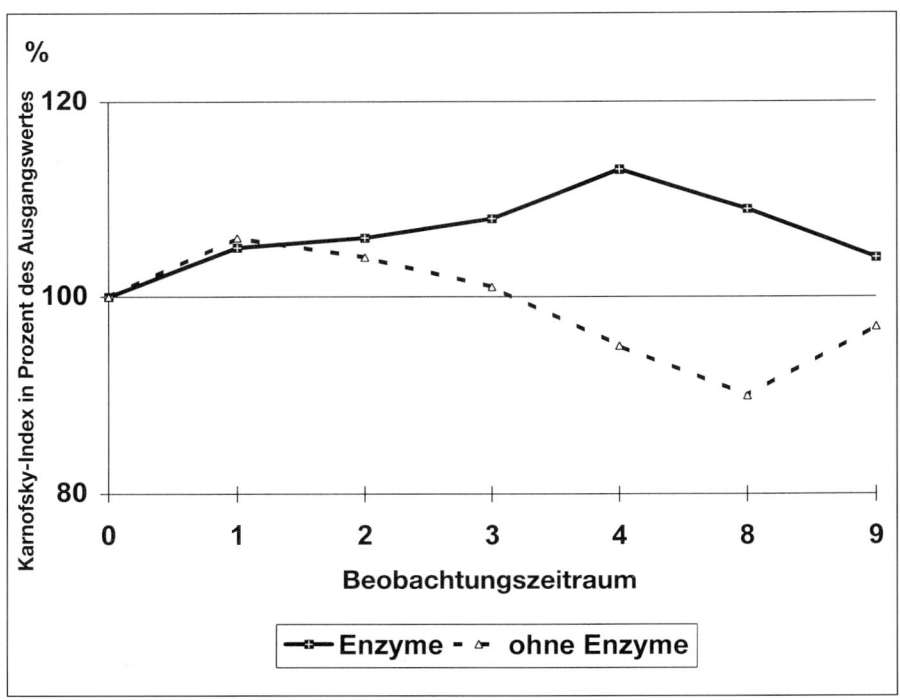

Abb. 7: Verlauf des Karnofsky-Indexes bei Patienten mit multiplem Myelom unter alleiniger Chemotherapie oder mit zusätzlicher Enzymgabe.

Tabelle 2: Dichte der Adhäsionsrezeptoren auf Knochenmarkszellen von Patienten mit multiplem Myelom nach Behandlung mit Wobe-Mugos® bzw. Plazebo.

Adhäsionsrezeptoren auf Knochenmarkszellen beim multiplen Myelom (33 Patienten)						
			Patienten	Kontrolle		
Integrine	CD 29		51,6	26	(±5)	s.
ICAM-1	CD 54		24,5	20	(±1)	s.
N-CAM	CD 56		30,5	20		n.s.
ICAM-1	CD 11a	(LFA-1a)	44,5	15	(±5)	s.
	CD 19	(pan B)	8,4	16	(±8)	n.s.
	CD 71	(Transferrin)	28,3	10		s.
	Bra 11	(CD 45)	41,0	30		n.s.
	CD 59	(Protectin)	87,0	88		n.s.
	CD 43	(Leukosialin)	38,7	90,7		s.
	CD 38	(aktiv. T-Ly., Plasmazellen)	33,1	9	(±7)	s.

was hauptsächlich auf ein Nachlassen der Knochenschmerzen zurückzuführen war (Abb. 7).

Wir verabreichen Enzyme beim multiplen Myelom im Stadium II und III mit hohem und niedrigem Risiko, bei Infektionen und Hyperviskositätskomplikationen. Enzyme sind indiziert, weil sie auf Adhäsionsrezeptoren, die für die weitere Progression des Myeloms erforderlich sind, einen regulierenden Einfluß ausüben.

In einer kürzlich in Zusammenarbeit mit *Dr. Kunze* aus Berlin durchgeführten kontrollierten Studie wurde Patienten Wobe-Mugos® bzw. Plazebo in einer Dosierung von dreimal fünf Tabletten verabreicht. Anschließend wurde die Dichte verschiedener Adhäsionsrezeptoren auf Knochenmarkszellen und in einer Lymphozytensuspension bestimmt. Bei den enzymbehandelten Patienten zeigte sich bei fast allen untersuchten Rezeptoren eine deutliche, oft signifikante Abnahme der Dichte im Vergleich zu den plazebobehandelten Kontrollen (Tabelle 2).

Im Hinblick auf Interferon als Adjuvans der Kombinationschemotherapie zeigte sich kein signifikanter Unterschied der Überlebenszeit zwischen Patienten, die mit alleiniger Kombinationschemotherapie bzw. zusätzlich mit Interferon-α behandelt wurden [11].

Nach den heute vorliegenden Ergebnissen beläuft sich die mediane Überlebensrate beim multiplen Myelom auf sieben bis acht Jahre, 30% der Patienten überleben bis zu zehn, ca. 20% mehr als zehn Jahre [10].

Die Frühdiagnose des multiplen Myeloms und die intensive Chemotherapie auf der Grundlage der genauen Kenntnis immunologischer Prognosefaktoren sind erforderlich, da die Überlebenszeit von nur wenigen Monaten bis zu mehreren Jahren variiert und somit bei Hochrisikopatienten rechtzeitig eine aggressive Therapie eingeleitet werden kann [6].

Diskussion

Da die diagnostischen Verfahren heute weithin verfügbar sind, wird in der Praxis bei älteren Patienten mit hoher Blutsenkung immer häufiger ein **multiples Myelom im Stadium I** diagnostiziert. Im Stadium Ia nach *Durie* und *Salom*, d.h. bei asymptomatischen Fällen in gutem Allgemeinzustand ohne nachweisbare Knochenläsionen, reicht zur Behandlung die Gabe von Enzymen. Im Stadium Ib mit Zeichen der klinischen Aktivität muß zusätzlich chemotherapiert werden.

In den Stadien II und III (a und b) wurden mit dem Protokoll VMCP/MOCCA und zusätzlicher Gabe des Immunmodulans Wobe-Mugos® gute Therapieergebnisse erzielt. Diese beruhen auf der proteolytischen und immunmodulatorischen Wirkung des Enzympräparates (Elimination von Immunkomplexen, Bindung an alpha-2-Makroglobulin, Inhibition des sTNF und von Adhäsionsrezeptoren) bei Patienten, die auf dem Boden des multiplen Myeloms an einer Immundefizienz leiden.

β2-Mikroglobulin und lösliche TNF-Rezeptoren im Serum von Patienten mit multiplem Myelom bei Kombination von Enzym- mit Chemotherapie

Lucia Desser

Das multiple Myelom (MM) ist eine maligne Erkrankung, bei der neoplastische B-Zellen überwiegend primär im Knochenmark proliferieren. Es kommt zur Bildung von monoklonalen Immunglobulinen, Skelettdestruktionen und schweren Organschädigungen. Die Überlebenszeit der Patienten beträgt wenige Monate bis mehrere Jahre. Die kombinierte Chemotherapie ist meist die Methode der Wahl und bewirkt bei einer Ansprechrate von 50% eine Überlebenszeit der Patienten von 20–35 Monaten [5]. INF-α wird in manchen Kliniken zusätzlich zur Chemotherapie eingesetzt und bewirkt bei Patienten, die auf Chemotherapie ansprechen, eine Verlängerung der Remissionszeiten, nicht aber eine Verlängerung der Lebenszeit [4].

In einer retrospektiven Studie zeigte *Prof. Sakalová* [7], daß eine Kombination von Chemotherapie und Enzymtherapie (Wobe-Mugos®) bei Patienten mit multiplem Myelom eine Verlängerung der Remission und der Überlebenszeit zur Folge hatte.

Ziel der vorliegenden Studie war es festzustellen, ob klinische Parameter wie β2-Mikroglobulin (β2M) und die löslichen TNF-Rezeptoren (sTNF-R: p55 und p75) im Serum der Patienten mit dem Verlauf der Chemo- bzw. der Enzymtherapie korrelieren. Den Patienten wurde vor der Therapie und monatlich während der Therapie Blut abgenommen.

Die Chemotherapie wurde nach dem VMCP/MOCCA Protokoll durchgeführt. Die Enzymtherapie bestand aus dreimal täglich zwei Tabletten Wobe-Mugos® [6].

Folgende Parameter wurden im Serum untersucht:

1) β2-Mikroglobulin (β2M). Hierbei handelt es sich um ein kleines Protein, das aus dem Histokompatibilitätskomplex der Zelloberfläche stammt. Die Bestimmung von β2M im Serum wird bei MM-Patienten sowohl zur Klassifizierung der Stadien als auch zur Kontrolle des Therapieerfolges herangezogen [1].

2) Lösliche TNF-Rezeptoren. Als zweiten Parameter haben wir die Konzentration von gelösten Tumornekrosefaktor-Rezeptoren im Serum gewählt. Diese beiden Proteine (p55 und p75) sind die abgespaltenen Teile aus dem extrazellulären Abschnitt der TNF-Rezeptoren der Zellen. Sie konkurrieren mit den zellständigen Rezeptoren, da sie ebenso wie diese den freien zytotoxischen TNF binden.

Tabelle 1: Konzentration von β2M, sTNF-R p55 und p75 in Seren von gesunden altersangepaßten Kontrollen bzw. in Seren von MM-Patienten vor der Therapie.

	n	β2-Mikroglobulin	s-TNF-R p55	s-TNF-R p75
Kontrollen	67	1734	2259	3298
Stadium I	17	1750	1782	3127
Stadium II	11	2850	4931	6272
Stadium III	7	8000	10780	15970

Im Serum von Patienten mit malignen Erkrankungen sind diese löslichen Rezeptoren (p55 und p75) stark vermehrt, und ihre Konzentration korreliert mit dem Stadium der Erkrankung [3]. Sie sind nach *Diez-Ruiz et al.* [2] die genauesten Indikatoren des malignen Krankheitsverlaufes, die zur Zeit zur Verfügung stehen.

β2M sowie sTNf-R (p55 und p75) wurden in den Seren der Patienten (n=197) und der altersangepaßten Kontrollen (n=67) mit Hilfe von ELISA-Kits bestimmt. Die Werte wurden mittels eines Mann-Whitney U-Tests sowie eines Kruskal-Wallis-Tests ausgewertet. Statistische Signifikanzen innerhalb des Kruskal-Wallis Tests wurden nach *Sachs* bestimmt.

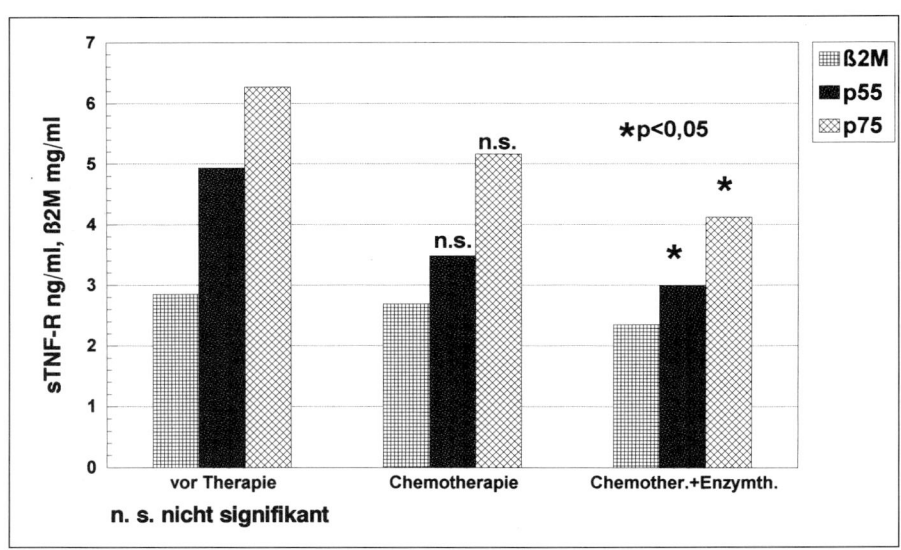

Abb. 1: Stadium II – Vergleich der Konzentrationen von β2M und den löslichen TNF-Rezeptoren p55 und p75 im Serum von MM-Patienten vor der Therapie, nach Chemotherapie bzw. nach Enzym- und Chemotherapie. Statistische Signifikanzen innerhalb des Kruskal-Wallis Tests wurden nach *Sachs* bestimmt.

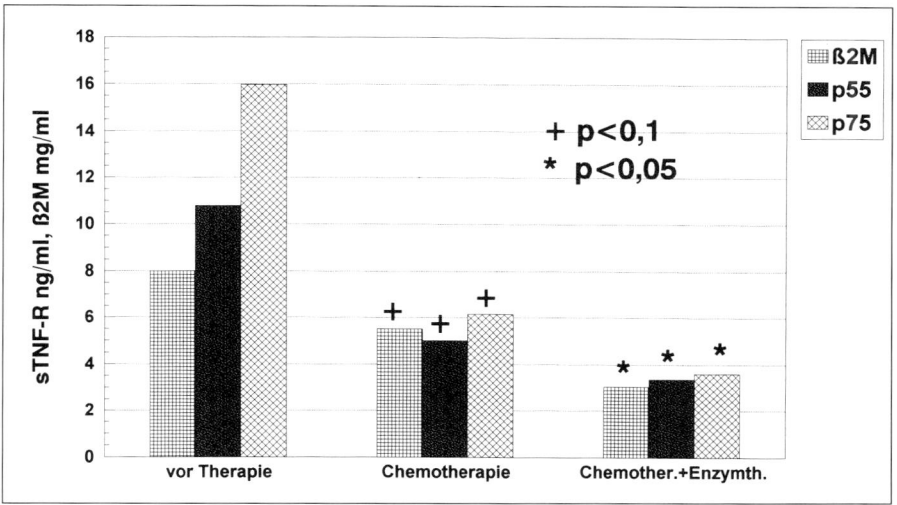

Abb. 2: Stadium III – Vergleich der Konzentrationen von β2M und den löslichen TNF-Rezeptoren p55 und p75 im Serum von MM-Patienten vor der Therapie, nach Chemotherapie bzw. nach Enzym- und Chemotherapie. Statistische Signifikanzen innerhalb des Kruskal-Wallis Tests wurden nach *Sachs* bestimmt.

Sowohl β2-M als auch sTNF-R p55 und p75 sind im Serum von MM-Patienten im Stadium I in Konzentrationen vorhanden, die den Kontrollwerten entsprechen. In Seren von Patienten im Stadium II und Stadium III hingegen sind diese Werte signifikant ($P < 0,05$) erhöht [Tabelle 1].

Außerdem besteht eine hochsignifikante Korrelation zwischen s-TNF-R p55 und β2M ($r=0,846$, $p < 0,001$) und zwischen s-TNF-R p75 und β2M ($r=0,828$, $p < 0,001$).

Einfluß der Therapie auf die Marker (β2M, p55 und p75) im Serum von MM-Patienten
Stadium II: Weder Chemotherapie noch die Kombination von En-

zym- und Chemotherapie beeinflussen die Konzentration von β2M im Serum von Patienten mit MM im Stadium II. In der Patientengruppe, die nur Chemotherapie erhielt, ist der Gehalt an sTNF-R (p55 und p75) zwar niedriger, jedoch nicht signifikant niedriger als im Serum von Patienten vor der Therapie. Im Serum jener Patienten, die die kombinierte Therapie (Enzym- und Chemotherapie) erhalten hatten, sind die Marker p55 und p75 signifikant ($p < 0,05$) niedriger (Abb. 1).

Stadium III: Die Serumwerte von β2M, p55 und p75 sind in der Gruppe der Patienten mit Chemotherapie niedriger ($p < 0,1$) als bei Patienten vor der Therapie. Patienten mit kombinierter Therapie zeigen signifikant niedrigere Werte (p < 0,05) (Abb. 2).

Diese Ergebnisse zeigen einerseits, daß – wie schon von einer Reihe anderer maligner Erkrankungen bekannt – die Konzentration der löslichen TNF-Rezeptoren auch beim multiplen Myelom mit dem Schweregrad der Erkrankung korreliert. Andererseits korrelieren diese Marker in ihrer Konzentration auch mit dem klassischen Marker für das MM, dem β2-Mikroglobulin.

Weiterhin zeigen die Ergebnisse, daß die Chemotherapie und viel deutlicher die Kombination der Chemotherapie mit der Enzymtherapie (Wobe-Mugos®) die Konzentration der Parameter im Serum der Patienten senkt. Diese Ergebnisse sprechen für eine Kombination der Chemo- und Enzymtherapie beim multiplen Myelom.

Literatur

1. **Bataille, R., Boccadoro, M., Klein, B., Durie, B., and Pileri, A.:** C-reactive protein and β-2 microglobulin produce a simple and powerful myeloma staging system. Blood 80 (1992) 733–737.

2. **Diez-Ruiz, A., Tilz, G. P., Zangerle, R., Baierbitterlich, G., Wachter, H. and Fuchs, D.:** Soluble receptors for tumour recrosis factor in clinical laboratory diagnosis. Europ. J. of Haematology 54 (1995) 1–8.

3. **Langkopf, F., and Atzpodien, J.:** Soluble tumour necrosis factor receptors as prognostic factors in cancer patients. The Lancet 344 (1994) 57–58.

4. **Mandelli, F. Arcese, W., Avvisati, G.:** The interferons in haematological malignancies. Bailliere's Clinical Haematology 7 (1994) 91–113.

5. **Niesvizky, R., Siegel, D. and Michaeli, J.:** Biology and treatment of Multiple Myeloma. Blood Reviews 7 (1993) 24–33.

6. **Sakalová, A., Holomanova, D., Mikulecky, M., Mistrik, M., Lipsic, T. and Steruska, M.:** Prognostic value of plasmacell immunophenotype in patients with multiple myeloma. Neoplasma 40 (1993) 351–354.

7. **Sakalová, A., Mikulecky, M., Dedik, L., Prummerova, M., Gazova, S., Chrabronova, I., Mistrik, M., Lipsic, T.:** Long-term survival in multiple myeloma. Vnitr-Lek 40 (1994) 98-103.

Der Einsatz hydrolytischer Enzyme als adjuvante prä- und postoperative Therapie des Mammakarzinoms

O. von Rokitansky

Obwohl sich in der Behandlung des Brustkrebses der Frau speziell in den letzten beiden Jahrzehnten sehr positiv zu bewertende Änderungen vollzogen haben, ist die Diskussion über das zweckmäßigste therapeutische Vorgehen beim Mammakarzinom nach wie vor hoch aktuell und noch keineswegs abgeschlossen. Das rechtfertigt unsere Bemühungen, neue und bessere Therapieformen zu suchen.

Nachdem die Hauptlast der kurativen Behandlung des Mammakarzinoms die Chirurgie trägt, seien zum besseren Verständnis das chirurgische Vorgehen und die moderne Operationsmethodik dem eigentlichen Thema dieses Beitrages vorangestellt.

Zunächst ist davon auszugehen, daß nach den vorliegenden Erfahrungen das Mammakarzinom zur Zeit der Therapieeinleitung bereits eine Systemerkrankung mit okkulter Metastasierung ist. Daher ist dieses Krankheitsgeschehen rein operativ nicht mehr mit Sicherheit zu beeinflussen. Auf der anderen Seite gilt der in der Karzinomtherapie unbestrittene Grundsatz, daß je radikaler das chirurgische Vorgehen ist, desto größer sind die Heilungsaussichten.

Diese gegensätzlichen Ansichten sind nicht verwunderlich, da das Mammakarzinom durch seine Hormonabhängigkeit und seine unterschiedliche Wachstumstendenz in seinem Verlauf sehr schwer zu beurteilen ist. Daher erscheint die Forderung, das operative Vorgehen den biologischen Besonderheiten des jeweiligen Tumors, seiner Wachstums- und Ausbreitungstendenz anzupassen, berechtigt.

So habe ich bereits Anfang der 60er Jahre die orthodoxe Monoblockresektion nach *Rotter-Halsted* aufgegeben und anstelle dieses verstümmelnden Eingriffes unter bestimmten Kriterien im Stadium I die eingeschränkte, brusterhaltende Radikaloperation als Tumorektomie oder als Teil- bzw. Quadrantenresektion mit obligater Dissektion der Axilla durchgeführt. Die Kriterien für die brusterhaltende Radikaloperation waren peripherer Tumorsitz, Tumordurchmesser kleiner als drei Zentimeter, keine Multizentrizität, günstige Brust/Tumorrelation und klinisch negative Axillen. Diese Vorgehensweise war seinerzeit sehr umstritten. Daher ist es heute um so erfreulicher, daß aufgrund von Ergebnissen internationaler Studien und Erfahrungen an großen Patientenkollektiven in den letzten Jahren der Anteil der brusterhaltenden Operationen in manchen Zentren bis auf

60% und darüber zugenommen hat, was als Beweis für den Erfolg dieser Operationsmethodik gewertet werden kann.

Bei Multizentrizität, hohem Tumorzelldissoziationsgrad, peritumoraler bzw. intramammärer Lymphangiosis carcinomatosa kommt anstelle der Tumorektomie die modifizierte, radikale Mastektomie zur Anwendung, deren Grundzüge schon 1938 von *Patey* aufgezeigt wurden. Sie hat den Vorteil, daß man genauso radikal vorgehen kann wie bei der *Rotter-Halsted*-Operation. Mit der Erhaltung der Muskelunterlage, der vorderen Achselfalte und der transversalen Schnittführung ist jedoch ein weitaus besseres kosmetisches Resultat erzielbar, was auch das psychische Trauma der Frauen verringert.

Für die Prognose des Mammakarzinoms ist nicht nur die Tumorgröße und der histologische Differenzierungsgrad ausschlaggebend, sondern auch die Zahl der befallenen Lymphknoten. Hier ist streng zwischen tumorzellinfiltrierten und tumorzellzerstörten Lymphknoten zu unterscheiden. Letztere gehen natürlich mit einer schlechteren Prognose einher, weil bereits die Schutzbarriere durchbrochen ist, und damit eine weitere Ausbreitung der Krebszellen im Organismus stattgefunden hat.

Daraus folgt, daß in der chirurgischen Therapie des Mammakarzinoms bestimmte Richtlinien vorgegeben sind.

Der wesentliche Fortschritt aufgrund der vorliegenden Erfahrungen mit der organerhaltenden Operationsmethodik besteht in der Möglichkeit, individuell vorzugehen. Der Spielraum ist nicht sehr groß. Die Grenzen des jeweiligen Vorgehens muß der Chirurg erkennen, er muß die Operationstechnik entscheiden und verantworten. Auf diese Weise werden unnötig große Eingriffe vermieden und das notwendig radikale Vorgehen sichergestellt.

Die kurze Darstellung des derzeitigen Standes der Chirurgie des Mammakarzinoms sei damit abgeschlossen. In der weiteren Folge gilt es nun, die zurückgebliebenen Krebszellnester zu treffen und ihre Wucherung zu verhindern. Nachdem sich die Operation, Röntgenbestrahlung und Chemotherapie immunsuppressiv auswirken, erschien es mir zweckmäßiger, die spezifische, auf die Beseitigung des Tumors ausgerichtete Lokaltherapie mit Medikamenten zu ergänzen, die nicht toxisch und nicht immunsuppressiv wirken, und die darüber hinaus die durch das Karzinom beeinträchtigte Abwehrleistung des Organismus stärken. Diese Medikamente sollen den Organismus positiv und den Tumor negativ beeinflussen.

Aus den Untersuchungsergebnissen der Tumorimmunologie ist bekannt, daß die Krebskrankheit mit einem funktionellen Immundefizit korreliert. So ist es für den Krebskranken schicksalsentscheidend, ob sein Abwehrsystem die nach der

Tabelle 1: Enzymtherapeutische Maßnahmen im Rahmen der Primärtherapie des Mammakarzinoms.

Behandlungsphasen	Enzymtherapeutische Maßnahmen
Prä-OP-Phase (2 Wochen)	Tägliche intra- und peritumorale Injektionen von 2 ml Wobe-Mugos® in aufsteigender Dosierung (100–400 mg) sowie rektale Applikation von 3–4 g. Diese Maßnahmen führen zu Kolliquationsnekrosen und Markierung des karzinogenen Gewebes.
OP-Phase	Lokale Applikation von Wobe-Mugos® in den OP-Bereich zur Verhinderung der Ausbreitung abgesiedelter Tumorzellen.
Post-OP-Phase	Regelmäßig kontinuierlich Enzyme peroral oder rektal (ca. 1000 mg Wobe-Mugos®/Tag)
Nachsorge	Diskontinuierliche Enzymtherapie in der Nachsorgephase mit 1000 mg Wobe-Mugos® per Klysma

Operation zurückgebliebenen Krebszellen beseitigen kann oder nicht. Deshalb sollte die Stimulation der zellulären Abwehr bereits präoperativ erfolgen und eine Behandlung nach Möglichkeit schon dann einsetzen, wenn im Mammaparenchym Veränderungen vorhanden sind, aus denen erfahrungsgemäß ein bösartiger Tumor entstehen kann. Daher ist die genaue Einschätzung von Parenchymveränderungen in der Mamma, wie sie z. B. bei den verschiedenen Mastopathien vorliegen, für eventuell notwendige therapeutische Maßnahmen entscheidend.

Was nun einen gezielten Einsatz der Enzymtherapie beim Mammakarzinom anbelangt, so liegen die Angriffspunkte auf verschiedenen Ebenen. Beim Mammakarzinom liegt ein sehr hoher Spiegel an pathogenen Immunkomplexen vor, die mit den „blocking factors", die die zelluläre Immunität lähmen, identisch sind. So ist die Prognose des Mammakarzinoms um so ungünstiger, je höher die Konzentration der Immunkomplexe ist. Die Enzymtherapie ist imstande, diese Immunkomplexe zu spalten, aus ihrer Gewebsbindung zu lösen, und aus dem Organismus zu eliminieren.

Ein weiterer Angriffsmechanismus der proteolytischen Enzyme besteht in ihrer fibrinolytischen Wirkung, mit der sie die Hüllsubstanz auflösen, mit der sich maligne Zellen in der Blutbahn umgeben, um der Immunabwehr zu entgehen. Dadurch erhöht sich die Immunogenität der Geschwulst und die Haftfähigkeit der Tumorzelle nimmt ab.

Ferner wird durch die Systemische Enzymtherapie die Bildung wichtiger Zytokine induziert, zu denen auch der Tumornekrosefaktor gehört. Letztendlich verbessern die

Tabelle 2: 10-Jahresüberlebensraten beim Mammakarzinom in den Stadien I und II nach operativer Behandlung und adjuvanter Enzymtherapie.

Pat.-Zahl	Stadium	Operationsmethode	10-Jahresüber-lebensrate	Lokalrezidiv, Fernmetastasen
**10-Jahresergebnisse der operativen Behandlung des Mamma-Ca der Stadien I und II mit adjuvanter Enzymtherapie**				
123	I	Tumorektomie	102	21
	$T_1 N_0 M_0$	Teilresektion bzw.	82,92%	17,07%
	$T_1 N_1 M_0$	Quadrantenresektion		
		Dissektion d. Axilla		
222	II	Modifizierte radikale	159	63
	$T_2a T_2b$	Mastektomie	71,62%	28,37%
	$N_1 M_0$			
345 Total	I u. II		261 75,65%	84 24,34%

proteolytischen Enzyme durch ihre thrombolytischen Eigenschaften die rheologischen Verhältnisse der mikrozirkulatorischen Endstrombahn und tragen damit zur Beseitigung onkolytischer Abbauprodukte bei.

Nach meinem Behandlungskonzept erfolgt der Einsatz der Enzymgemische nach Möglichkeit schon ein bis zwei Wochen vor dem operativen Eingriff, sowohl lokal durch Umspritzen und Infiltrieren des Tumors mit dem in Lidocain aufgelösten Enzymgemisch, als auch gleichzeitig systemisch in Form von Klistiertabletten zwecks besserer Resorption im Rektum. Des weiteren werden intraoperativ wiederholte Spülungen und Infiltrationen des durch die Operation gesetzten Wundbettes vorgenommen. Postoperativ wird die Enzymtherapie systemisch über lange Zeiträume fortgesetzt (Tabelle 1).

Am Operationspräparat läßt sich sowohl makroskopisch als auch mikroskopisch die Wirkung der Enzyme nachweisen. Makroskopisch kommt es zu Kolliquationsnekrosen und histologisch sind in fast allen Fällen ausgeprägte lymphozytäre Infiltrate um den Tumor und zwischen den Tumorzellformationen als Zeichen der lokalen Tumorabwehr festzustellen.

Von insgesamt 345 nach dem oben beschriebenen Schema behandelten Patientinnen gehörten 123 dem Stadium I an, wo die Tumorektomie bzw. Quadrantenresektion zur Anwendung kam. Es wurde eine Heilungsrate von annähernd 83% bei einer Rezidivquote von 17,07% erreicht. Bei 222 Patientinnen im Stadium II wurde die modifizierte, radikale Mastektomie angewendet. Hier lag die Heilungsrate über 71% bei einer Rezidivquote von 28,37%. Zusammengefaßt betrug die Zehnjahresüberlebensrate in den Stadien I und II 75,65% (Tabelle 2).

Erfolgt postoperativ eine Radiotherapie, werden mittels enzymtherapeutischer Maßnahmen die radiogenen Beschwerden wie der Strahlenkater weitgehend verhindert. Die gefürchteten Fibrosierungen werden reduziert und die biologische Funktion bestrahlter Gewebe verbessert.

In diesem Rahmen soll nicht unerwähnt bleiben, daß die Hormonbehandlung bei rezeptorpositiven, postmenopausalen Frauen einen deutlichen Fortschritt in der Therapie des Mammakarzinoms darstellt, wobei dem Antiöstrogen Tamoxifen als Hormonantagonist die größte Bedeutung zukommt. Eine eingeleitete Hormontherapie muß mindestens zwei Jahre mit einer täglichen Dosis von etwa 20 mg bis 40 mg durchgeführt werden.

Trotz des massiven Einsatzes des gesamten uns derzeit zur Verfügung stehenden therapeutischen Rüstzeugs, müssen wir zur Kenntnis nehmen, daß bei der Ausdehnung des Krebses und seiner Virulenz auf der einen Seite und der Wirtsresistenz zusammen mit der adäquaten Therapie auf der anderen Seite die weitere Verbesserung der Heilungsbilanz des Mammakarzinoms von der zusätzlichen Steigerung der Früherkennung abhängt.

In Österreich liegt der Prozentsatz der Früherkennung zwischen 10% und 20%, während im Ausland 30% und darüber angegeben werden. Leider werden in Österreich Vorsorgeuntersuchungen mit den technischen Hilfsmitteln wie der Mammographie noch zu wenig in Anspruch genommen. Eine Befragung hat eine Inanspruchnahme der Vorsorgeleistungen von 5% der ländlichen und von 20% der städtischen Bevölkerung ergeben.

Obwohl zu den hier vorgestellten Behandlungsergebnissen keine rein chirurgisch behandelte Vergleichsgruppe existiert, kann der Erfolg der kombinierten Vorgehensweise aus Operation und Enzymtherapie unter Einbeziehung der TNM-Klassifikation und der Pathohistologie im Vergleich zu anderen Studien positiv eingeschätzt werden.

Der prä- und postoperative Einsatz der Enzymtherapie, auch in Kombination mit Bestrahlung und endokriner Therapie, stellt eine wirkungsvolle und wertvolle Unterstützung zur Verbesserung der Heilungsresultate beim Mammakarzinom dar.

Reduktion von Strahlennebenwirkungen durch gleichzeitige Enzymgabe

F. Beaufort

Neben der erwünschten Wirkung auf den Tumor führt die Strahlentherapie zu verschiedenen unerwünschten Reaktionen. Dies sind einerseits systemische Reaktionen wie Abgeschlagenheit, Müdigkeit und Übelkeit bis zum Erbrechen und andererseits lokale Reaktionen wie Hautirritationen und Entzündungen bis zu Nekrosen. Bei der Strahlentherapie abdomineller Karzinome unter kurativer Zielsetzung ist z. B. das Auftreten einer Strahlenenteritis kaum zu vermeiden.

In einer Untersuchung von *Barth* und *Graebner* aus dem Jahre 1963 [1] konnte gezeigt werden, daß durch die Einnahme proteolytischer Enzyme strahlenbedingte Nebenwirkungen günstig beeinflußt wurden. In einer Studie von *Pronin et al.* aus dem Jahre 1979 [4] zeigte sich, daß strahlenbedingte Zystitiden durch die Behandlung mit dem proteolytischen Enzym Trypsin gebessert werden konnten. Neben diesen Hinweisen veranlaßten uns folgende, aus der Literatur [2, 3] bekannte, für die Enzymtherapie postulierte Wirkungen zum Einsatz von Enzymen zur Reduktion von Strahlennebenwirkungen:

– Abbau toxischer Stoffwechsel- und Entzündungsprodukte durch forcierte Proteolyse,

– Verbesserung der Mikrozirkulation und Wiederherstellung der Homöostase durch die Entfernung und den Abtransport fibrinöser sowie eiweißhaltiger Exsudate,

– Auflösung der durch Mikrothromben verursachten Blockade zu- und abführender Gefäße und Behebung des Sauerstoffmangels im Gewebe.

In den Jahren 1987 bis 1989 wurde an der Universitätsklinik für Radiologie, Abteilung für Strahlentherapie in Graz eine prospektive, randomisierte Studie durchgeführt. Ziel der Studie war es, einen möglichen günstigen Effekt der Enzymtherapie auf die Nebenwirkungen der Strahlenbehandlung aufzuzeigen.

Es wurden 57 Patienten von vergleichbarer Alters-, Größen- und Gewichtsstruktur untersucht, davon 25 in der Enzymgruppe und 32 in der plazebobehandelten Kontrollgruppe. Hinsichtlich der Art des Karzinoms wiesen die Gruppen jedoch Unterschiede und dadurch differierende Bestrahlungsmodalitäten auf. Patienten der Enzymgruppe erhielten sowohl höhere Einzeldosen als auch höhere kumulative Gesamtdosen und hatten längere stationäre Aufenthalte zu verzeichnen.

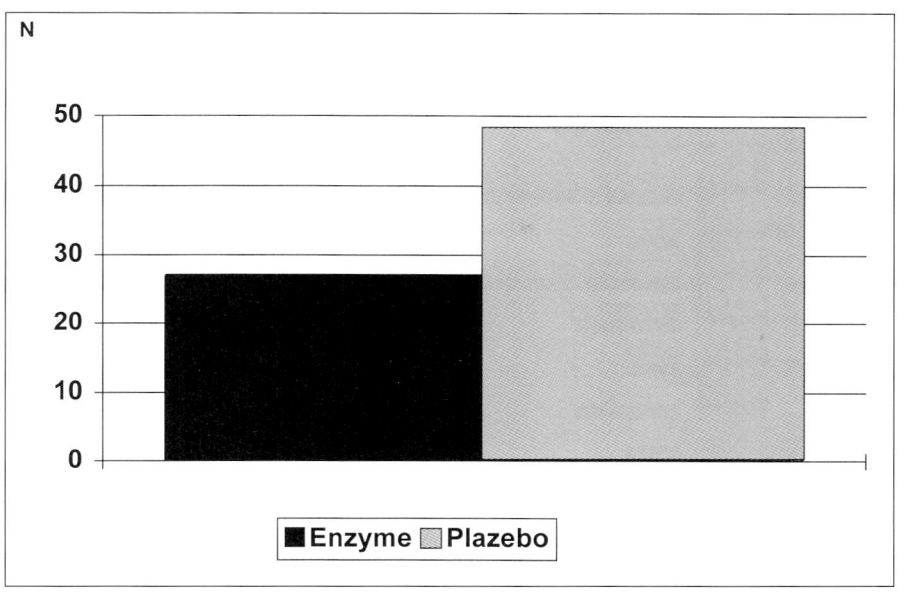

Abb. 1: Gesamtzahl der Nebenwirkungen der Strahlentherapie in der Enzym- und der Plazebogruppe.

In Anbetracht der ungünstigeren Ausgangslage fanden sich leichte Vorteile zugunsten der Enzymgruppe hinsichtlich der Häufigkeit und Schwere der strahleninduzierten Nebenwirkungen. Bei der Dauer der Nebenwirkungen allerdings zeigte sich ein statistisch signifikanter Unterschied zugunsten der Enzymgruppe. In dieser Gruppe hielten die Nebenwirkungen im Mittel nur 13,8 Tage, in der Kontrollgruppe hingegen fast doppelt so lange, i. e. 24,6 Tage, an.

Diese günstigen Effekte sollten in einer weiteren, randomisierten und doppelblind angelegten Studie Bestätigung finden, die in den Jahren 1991 bis 1994 durchgeführt wurde. Es wurden jeweils 30 Patienten im Alter zwischen 31 und 75 Jahren mit Karzinomen im Abdominalbereich, die sich im Rahmen der Primärtherapie entweder postoperativ oder als alleinige therapeutische Maßnahme einer Strahlentherapie unterziehen mußten, der Verum- bzw. der Plazebogruppe zugeteilt. Zur Aufnahme in die Studie mußten die Patienten über einen ausreichenden Allgemeinzustand verfügen, durften anamnestisch keine Allergie gegen Wobe-Mugos® aufweisen und keine immunsuppressive Vortherapie erhalten haben. Patienten der Verumgruppe erhielten während der Strahlenbehandlung 10 bis 15 Tabletten Wobe-Mugos® pro Tag. Patienten der Plazebogruppe erhielten ein im

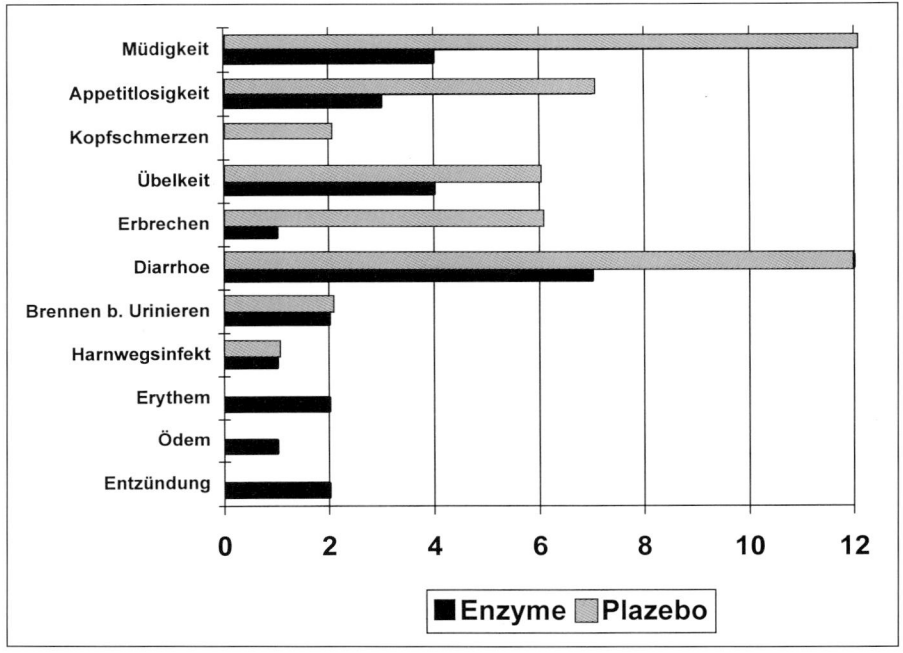

Abb. 2: Art und Häufigkeit der Nebenwirkungen der Strahlenbehandlung in der Enzym- und der Plazebogruppe.

Aussehen gleiches Präparat in derselben Dosierung. Die Verlaufskontrollen mit Erhebung des Allgemeinstatus, der Dokumentation der Symptome und den entsprechenden Laborkontrollen wurden am Aufnahmetag, nach zwei und drei Wochen und bei Bestrahlungsende durchgeführt. Zur Beurteilung der Strahlennebenwirkungen wurden neben dem Lokalbefund der Allgemeinstatus und die Symptomatik der Nebenwirkungen herangezogen. Letztere wurden nach einem von der WHO empfohlenen Score bewertet.

Beide Gruppen wiesen eine vergleichbare Geschlechts-, Alters-, Größen- und Gewichtsverteilung auf. Die zugrundeliegenden Tumorerkrankungen waren in der Enzymgruppe drei Ovarialkarzinome, 14 Uteruskarzinome, drei Prostatakarzinome, neun Darmkarzinome und ein Nierenzellkarzinom; in der Plazebogruppe 24 Uteruskarzinome, drei Prostatakarzinome und drei Darmkarzinome. Trotz unterschiedlicher Grunderkrankungen und geringfügig differierender Bestrahlungsmodalitäten waren sowohl die verabreichten Einzeldosen (1,8 Gy bis 2,0 Gy) als auch die kumulativen Gesamtdosen (durchschnittlich 50,3 Gy in der Verumgruppe und 49,3 Gy

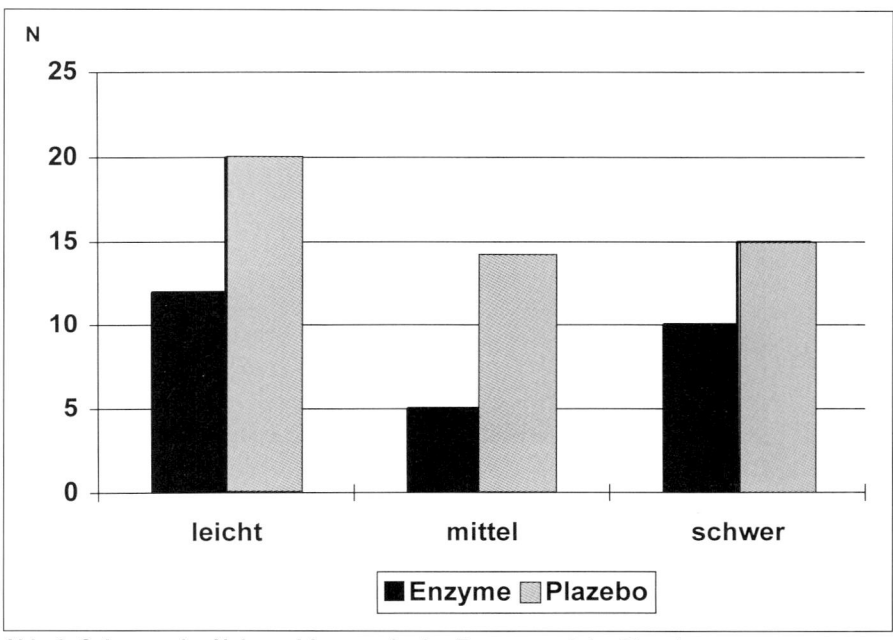

Abb. 3: Schwere der Nebenwirkungen in der Enzym- und der Plazebogruppe.

in der Plazebogruppe) vergleichbar. Dasselbe gilt für die Dauer des stationären Aufenthaltes mit 40,4 Tagen in der Enzym- und 38,6 Tagen in der Plazebogruppe.

Von den 60 untersuchten Patienten litten insgesamt 33 an Nebenwirkungen der Strahlenbehandlung, davon 14 in der Verumgruppe und 19 in der Plazebogruppe. Da ein Patient auch mehrere Nebenwirkungen aufweisen konnte, war die Zahl der beobachteten Nebenwirkungen höher, nämlich 27 in der Enzymgruppe und 48 in der Plazebogruppe (Abb. 1). Art und Häufigkeit der Nebenwirkungen sind in Abb. 2 dargestellt.

Bei der Schwere der Nebenwirkungen fanden sich ebenfalls Vortei-le zugunsten der Enzymgruppe: 12 Patienten in der Enzymgruppe gegenüber 20 in der Plazebogruppe wiesen leichte, fünf gegenüber 13 mittelgradige und zehn gegenüber 15 schwere Nebenwirkungen der Strahlentherapie auf (Abb. 3).

In Diskrepanz zur Pilotuntersuchung war die Dauer der Nebenwirkungen in der Enzymgruppe mit 10,6 gegenüber 8,1 Tagen in der Plazebogruppe geringfügig länger. Jedoch traten die Nebenwirkungen in der Enzymgruppe nach 21,7 Tagen deutlich später als in der Plazebogruppe nach 14,5 Tagen auf (Abb. 4).

Zusammenfassend gilt, daß bei der Strahlentherapie von Karzinomen im Abdominalbereich sowohl syste-

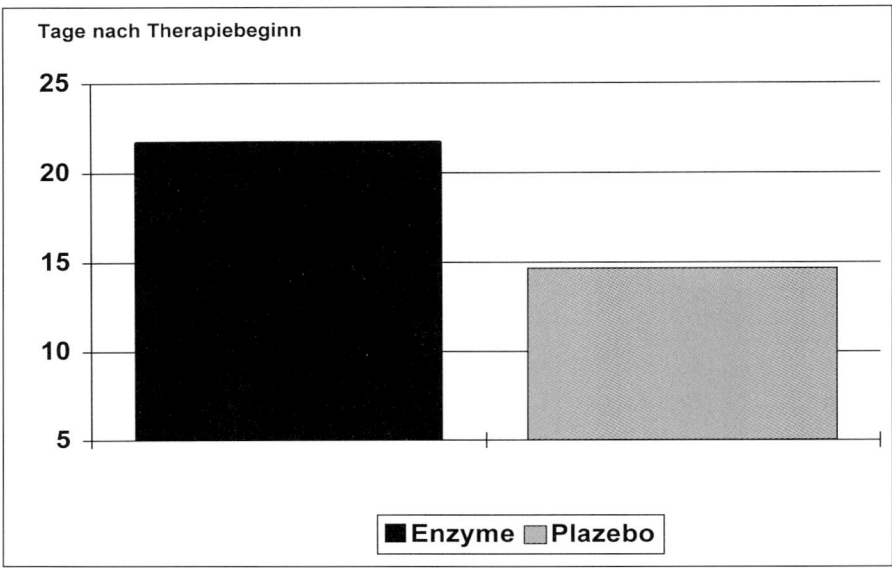

Abb. 4: Zeitintervall bis zum Auftreten von Nebenwirkungen der Strahlentherapie in der Enzym- und der Plazebogruppe.

mische als auch lokale Nebenwirkungen im Bereich des Gastrointestinal- und Urogenitaltraktes und an der Haut häufig sind. Insbesondere kommt es zu Diarrhöen.

In beiden hier vorgestellten Studien zeigte die Gruppe, die während der Strahlenbehandlung Wobe-Mugos® Tabletten erhalten hatte, Vorteile gegenüber der Kontrollgruppe. Der Grund für die in unseren Untersuchungen aufgezeigten positiven Effekte der Enzymtherapie wird vornehmlich in den antiinflammatorischen Eigenschaften des verwendeten Enzympräparates gesehen [2, 4]. Diese konnten in verschiedenen Studien nachgewiesen werden und waren ausschlaggebend für unsere Entscheidung, die Enzymtherapie im Rahmen der Strahlenbehandlung zum Einsatz zu bringen.

Literatur
1. **Barth, G., Graebner, H.:** Zur Frage der Therapie des letalen Strahlenschadens. Strahlenkunde 2 (1964) 143–144.
2. **Carillo, A. R.:** Klinische Untersuchungen eines enzymatischen Entzündungshemmers in der Unfallchirurgie. Ärztliche Praxis 42 (1972) 2307–2308.
3. **Ernst, E., Matrai, A.:** Orale Therapie mit proteolytischen Enzymen modifiziert die Blutrheologie. Klin. Wschr. 65 (1987) 994.
4. **Pronin, V. I., Kan, I. A. D., Vel'scher, L. Z., Zverev, M. P.:** Treatment of acute radiation cystitis with preparation of immobilized Trypsin. Med. Radiol. (Mosk.) 33 (1988) 29–32.

Verringerung der durch Bleomycin induzierten Nebenwirkungen durch adjuvante Enzymtherapie

G. Stauder

Die hier präsentierten Ergebnisse entstammen einer randomisierten retrospektiven Datenerhebung an der HNO-Universitätsklinik in Homburg unter der Leitung von *Dr. Schedler* [1]. Das Ziel war zu überprüfen, ob bei Patienten, die zusätzlich zu einer Chemotherapie mit Bleomycin aus verschiedensten Gründen eine Enzymtherapie erhalten hatten, eine Reduktion der für Bleomycin typischen Nebenwirkungen möglich war.

Bleomycin ist bei Plattenepithelkarzinomen, malignen Lymphomen oder Hodentumoren indiziert. Die wichtigsten Nebenwirkungen des Chemotherapeutikums sind die dosisabhängige Pneumopathie und die Thrombozytopenie. Dabei wirkt sich die Pneumopathie dosislimitierend aus. Bei einer kumulativen Dosis von etwa 250 mg und 60 mg pro Zyklus treten die genannten Nebenwirkungen in etwa 20% bis 40% der Fälle auf.

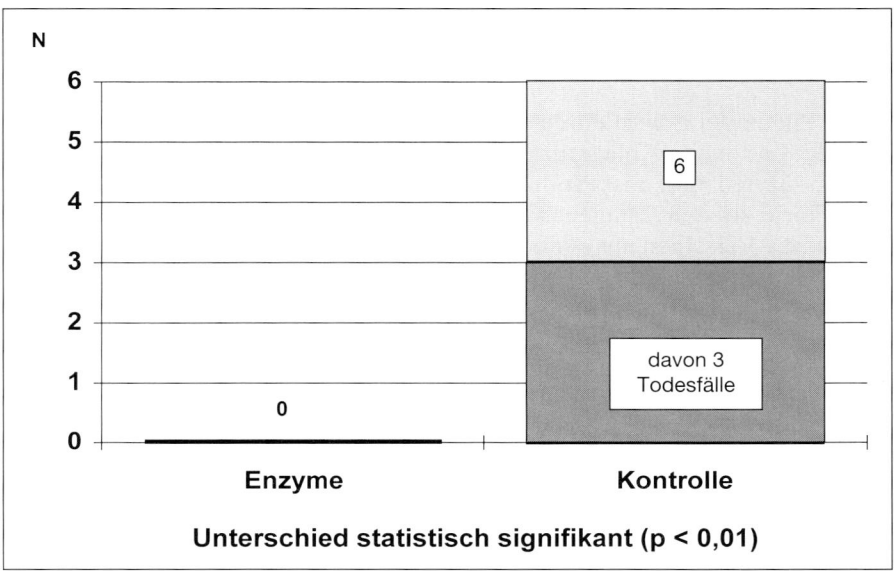

Abb. 1: Pulmotoxizität von Bleomycin bei zusätzlich mit Wobe-Mugos® behandelten Patienten und in der Kontrollgruppe ohne Enzyme.

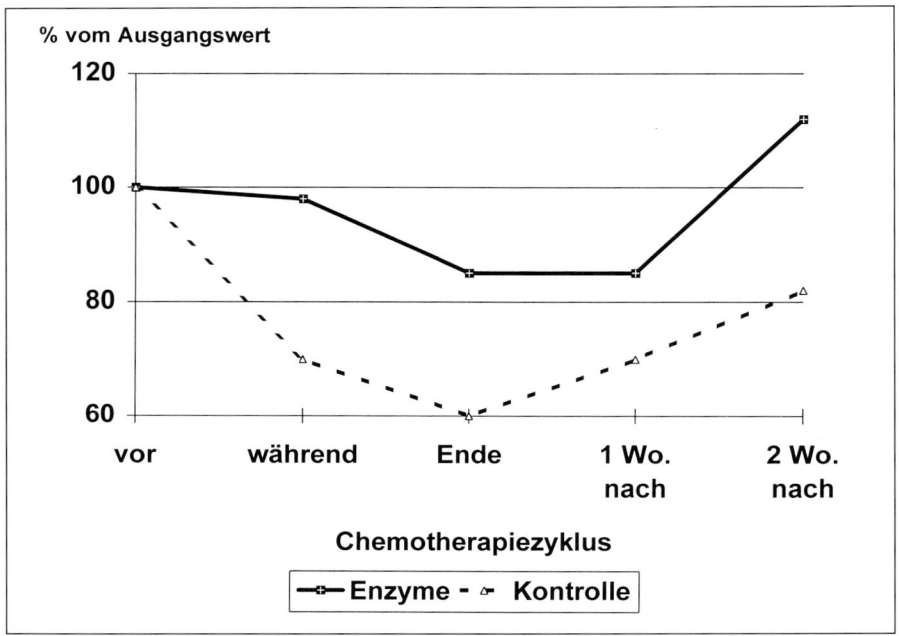

**Abb. 2: Durch Bleomycin induzierte Thrombozytopenie bei zusätzlich mit Wobe-Mugos®
behandelten Patienten und in der Kontrollgruppe ohne Enzyme.**

Die Pneumonitis wird durch endotheliale Läsionen, Ablagerung von Thrombozyten und die Produktion von Fibrin in den Lungenalveolen ausgelöst. Verschiedene Versuche, diese Nebenwirkungen zu reduzieren, waren durchweg ohne Erfolg. Dies gilt z. B. für die Verabreichung von N-Acetylcystein, Ambroxol oder antithrombotischen Substanzen.

Bei den in Homburg erhobenen Daten wurden als Untersuchungsparameter der Röntgen-Thorax, die Auskultation, die Lungenfunktion und die Laborwerte herangezogen. Es wurden 86 Patienten, die insgesamt 148 Zyklen Bleomycin erhielten, ausgewertet. Davon wurden 54 Patienten mit 105 Zyklen Bleomycin und Wobe-Mugos® (dreimal eine bis vier Tabletten täglich) behandelt. In der Kontrollgruppe erhielten 32 Patienten 43 Zyklen Bleomycin ohne zusätzliche Enzymgabe. In bezug auf die entsprechenden Patientendaten waren die Gruppen vergleichbar.

Die Bleomycindosis pro Zyklus war in der Enzymgruppe mit 105 mg statistisch signifikant höher als in der Kontrollgruppe mit 75 mg.

Bei keinem Patienten der Enzymgruppe waren Nebenwirkungen im Sinne der Pulmotoxizität zu verzeichnen. In der Kontrollgruppe traten sechs Fälle dieser schwerer Nebenwirkung auf, von denen drei letalen Ausgang nahmen (Abb. 1).

Auch die durch Bleomycin induzierte Thrombozytopenie konnte durch die Wobe-Mugos®-Gabe signifikant gebessert werden. Abb. 2 zeigt einen deutlichen Unterschied der Thrombozytenzahlen in den beiden Behandlungsgruppen vor, während und bei Ende des Chemo-therapiezyklus sowie ein und zwei Wochen danach.

Durch die begleitende Enzymtherapie mit täglich dreimal ein bis vier Tabletten Wobe-Mugos® konnten die Nebenwirkungen von Bleomycin, speziell die Pulmotoxizität und die Thrombozytopenie, signifikant verringert werden. Dies ermöglichte sogar eine Erhöhung der Bleomycindosis.

Literatur

1. **Schedler, M., Lind, A., Schätzle, W., Stauder, G.:** Adjuvant Therapy with Hydrolytic Enzymes in Oncology – a Hopeful Effort to Avoid Bleomycinum Induced Pneumotoxicity. J. Canc. Res. Clin. Oncol. 166 (1990) 697.

Diskussion

Bleomycin ist zytotoxisch und verursacht daher eine Thrombozytopenie. Wenn die durch Bleomycin verursachte Thrombozytopenie bei adjuvanter Enzymtherapie weniger ausgeprägt ist, so kann dies auch als Zeichen der klinischen Remission gewertet werden. Zumindest wurde dieses Phänomen im Rahmen einer anderen Studie zur adjuvanten Enzymtherapie bei Patienten mit multiplem Myelom so interpretiert [Diskussionsbeitrag: *A. Sakalová*].

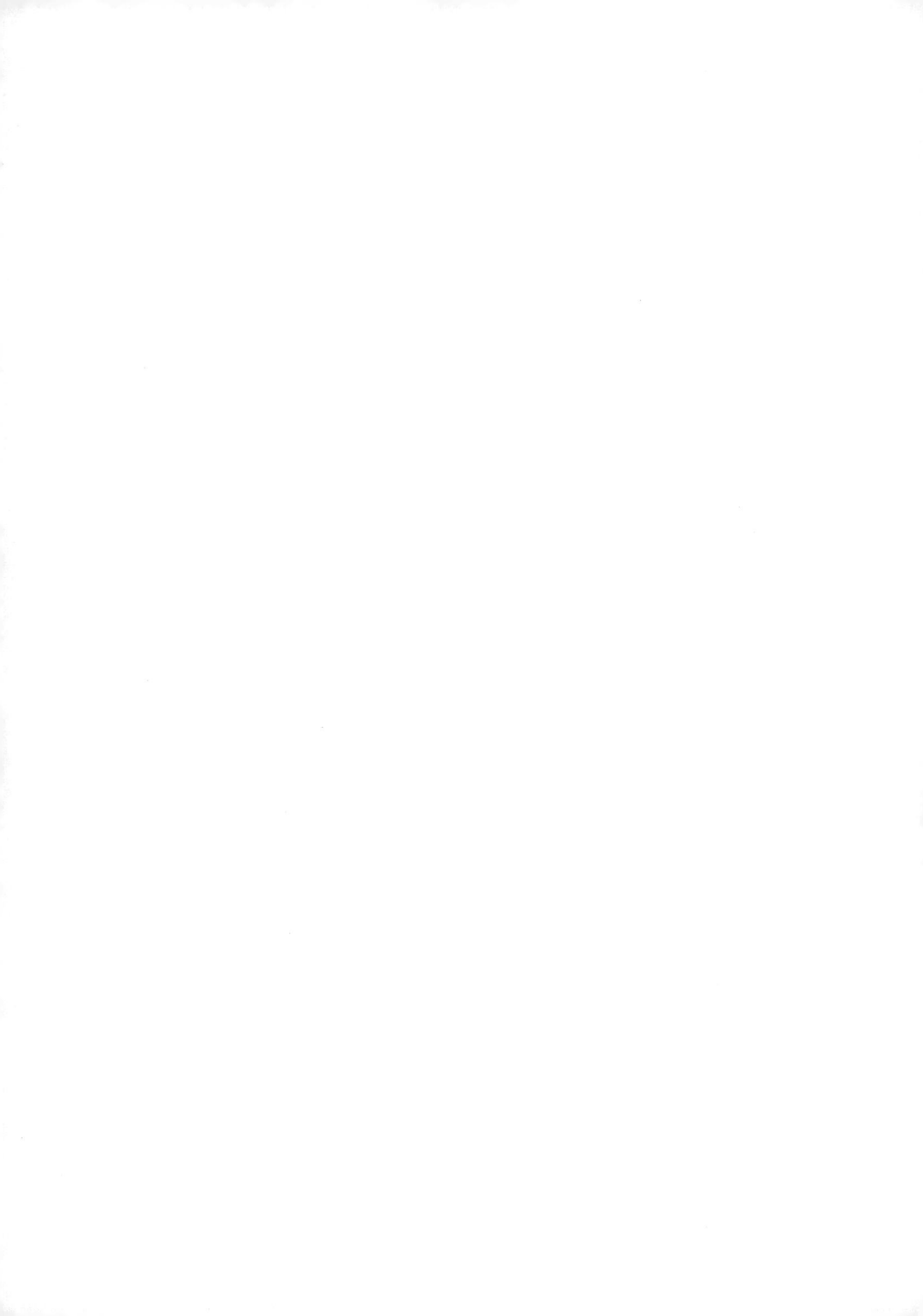

Infektiologie

Therapie der Lyme-Arthritis mit oralen Enzymen

R. Gasser

Die Lyme-Borreliose ist in ganz Europa und auch in Nordafrika beheimatet. Es handelt sich dabei um eine durch Zecken übertragene Spirochätose mit dem Erreger Borrelia burgdorferi.

Das Stadium I der Borreliose ist durch eine Vielzahl heterogener Symptome gekennzeichnet. Diese reichen vom Erythema chronicum migrans, der klassischen Primärläsion im Bereich des Zeckenbisses, über die Konjunktivitis, Pharyngitis, interstitielle Pneumonie, Myalgie/ Arthralgie, Enzephalopathie und den Meningismus bis hin zur Splenomegalie und Hepatitis, Orchitis und Hämaturie. Diese Symptome können einzeln oder zusammen auftreten, nicht selten im Sinne eines sogenannten „flu-like-syndrome", d. h. grippeähnlicher Symptome.

Die Symptomatik der Stadien II und III ist ebenso komplex wie im Stadium I, weshalb diese späteren Stadien zusammen betrachtet werden sollten. Sie umfaßt Erkrankungen des Sensoriums: In einer Literaturrecherche mit der Universitäts-Augenklinik in Graz haben wir über 30 verschiedene durch Borrelia burgdorferi hervorgerufene Augenerkrankungen gefunden. An neurologischen Symptomen zeigen sich Meningitiden, periphere Neuropathien, aufsteigende Lähmungen usw.

Für den Internisten sind die kardialen Manifestationen der Borreliose von der Myokarditis bis zur dilatativen Kardiomyopathie besonders interessant. Muskeln und Gelenke sind sehr häufig betroffen, vor allem im Sinne einer Arthritis. Das gab auch der Erkrankung ihren ursprünglichen Namen als klassische „Lyme-Arthritis". Dermatologisch bestehen diverse Manifestationen von sklerodermiformen Hautveränderungen bis zur Acrodermatitis chronica atrophicans. Zahlreiche andere seltene Manifestationen würden den Rahmen dieses Beitrages sprengen, weshalb sie hier nicht näher erwähnt werden.

Die Diagnosestellung ist bei der Lyme-Borreliose oft sehr schwer. Primär handelt es sich um eine klinische Diagnose mit klassischer Anamnese: Zeckenbiß, Erythema migrans, beginnende Gelenksbeschwerden und neurologische Symptome. Erhärtet wird die klinische Diagnose durch immunologische Untersuchungen, z. B. die Bestimmung von Antikörpern mittels ELISA oder Western-Blot, oder durch T-Zell-Stimulierung, wobei letztere in Österreich aber bisher nicht durchgeführt wird.

Im Rahmen der Differentialdiagnose müssen Erkrankungen, die ähnliche Symptome verursachen, wie z. B. die Lues anamnestisch bzw. serologisch ausgeschlossen werden. Die immunserologische Ausschlußdiagnose umfaßt den Virusstatus, die Luesserologie, die Hepatitismarker, die Rheumaserologie und antinukleäre Antikörper.

Allgemein gilt, daß das Frühstadium der Borreliose mit oralen Antibiotika sehr gut behandelt werden kann. Eine Therapieempfehlung wäre z. B. Penicillin hochdosiert per os. In späten Stadien kommen Penicillin-G hochdosiert i. v. (z. B. dreimal täglich zehn Millionen Einheiten über 14 Tage) oder Ceftriaxon hochdosiert i. v. (Rocephin®, ein Gramm täglich über 14 bis 18 Tage) zur Anwendung.

Insgesamt aber ist in späten Stadien das Ansprechen schlecht und die Rate der Therapieversager relativ hoch [1–6]. Das geht aus der Literatur wie auch aus einer kleinen eigenen Untersuchung hervor, bei der unabhängig von der Art des verwendeten Antibiotikums bei der späten Lyme-Borreliose zwischen 25% und 40% Therapieversager gefunden wurden. Bei diesen blieben nach der sogenannten Ausbehandlung Myalgien, Arthralgien und neurologische Symptome bestehen.

Bei diesen Restsymptomatiken sind adjuvante Therapieformen möglich. Diese umfassen einerseits die nicht-steroidalen Entzündungshemmer zur Schmerzbeseitigung und gegebenenfalls stimmungsaufhellende Medikamente, falls eine exogene Depression aufgrund jahrelanger Beschwerden auftritt. Kardiaka müssen bei entsprechenden Rhythmusstörungen oder sonstigen kardialen Manifestationen, vor allem der dilatativen Kardiomyopathie, eingesetzt werden. In der Frühphase nach einer antibiotischen Therapie können Abraumprozesse vor allem im Bereich der schlecht durchbluteten Anteile des Körpers wie der Gelenke therapeutisch unterstützt werden. Akupunktur und Physiotherapie spielen als adjuvante Maßnahmen ebenfalls eine wichtige Rolle.

An unserer Klinik sind wir vor einigen Jahren von einer Patientin darauf hingewiesen worden, daß lange bestehende Beschwerden nach einer Borreliose mit einem Polyenzympräparat behandelt werden können. Wir griffen diese Anregung auf und begannen ebenfalls, Wobenzym® in einer Dosierung von dreimal drei Tabletten pro Tag zu verabreichen. Nach einiger Zeit fiel auf, daß die mit Wobenzym® behandelten Patienten tatsächlich eine Besserung ihrer Beschwerden im Vergleich zu nicht mit Enzymen behandelten Patienten erfuhren.

Daraufhin führten wir eine retrospektive Untersuchung durch um festzustellen, wie die Patienten reagiert hatten. Diese ergab eine Verbesserung der Symptomatik oder Symptomfreiheit bei 70% der mit Wobenzym® behandelten Patienten gegenüber nur 15% der nicht mit Enzymen behandelten Patienten.

Es sei vermerkt, daß das Studiendesign offen vergleichend, nicht randomisiert, vor allem retrospektiv und nicht kontrolliert war. Es handelte sich um eine reine Pilotuntersuchung. Die Ergebnisse an mittlerweile 100 enzymbehandelten Patienten weisen aber darauf hin, daß die Polyenzymtherapie bei der späten Form der Borreliose, vor allem bei lange bestehenden Beschwerden, durchaus ihre Berechtigung haben kann. Zur Bestätigung sollten doppelblind geführte kontrollierte Studien durchgeführt werden.

Literatur

1. **Gasser, R., Dusleag, J.:** Oral treatment of late borreliosis with roxithromycin plus co-trimoxazole. Lancet ii (1990) 1189–1190.

2. **Gasser, R., Dusleag, J., Reisinger, E., Stauber, R., Feigl, B., Pongratz, S., Klein, W., Furian, C., Pieser, K.:** Reversal of dilated cardiomyopathy by ceftriaxone in Borrelia burgdorferi infection. Lancet i 339 (1992) 1174–1175.

3. **Gasser, R., Fruhwald, F., Dusleag, J., Klein, W., Reisinger, E.:** Early antimicrobial treatment of dilated cardiomyopathy associated with Borrelia burgdorferi. Lancet ii 340 (1992) 982.

4. **Gasser, R., Watzinger, N., Eber, B., Luha, O., Reisinger, E., Seinost, G., Klein, W.:** Coronary artery aneurysm in two patients with longstanding Lyme borreliosis. Lancet 344 (1994) 1300–1301.

5. **Gasser, R., Dusleag, J., Reisinger, E., Berglöff, Eber, B., Klein, W.:** Treatment of longstanding Lyme disease with ceftriaxone. Lancet 343 (1994) 1227.

6. **Gasser, R., Reisinger, E., Eber, B., Wendelin, I., Pokan, R., Seinost, G., Klein, W.:** Treatment of late Lyme borreliosis with cefoperazone and sulbactam. Lancet 345 (1995) 586–587.

7. **Sigal, L.:** Persisting complaints attributed to chronic Lyme disease: Possible mechanisms and implications for management. The American Journal of Medicine 96 (1994) 365–374.

Diskussion

Die Behandlung der akuten Borreliose mit Penicillin ist mit einem 95prozentigen Therapieerfolg sehr wirksam. Probleme gibt es bei der Behandlung der chronischen, über Jahre bestehenden Borreliose. Hier bestehen relativ gute Erfahrungen bei der Therapie mit **Roxitromycin** in Kombination mit einem anderen Antibiotikum. Dennoch liegt die Erfolgsrate nicht höher als 60% bis 70%. Die verbleibenden Symptome sind dann möglicherweise auf vorbestehende Gewebsläsionen zurückzuführen.

Die in dieser Studie aufgenommenen Patienten mit chronischer Borreliose wurden zunächst mit Antibiotika behandelt. Nur bei persistierenden Symptomen wurde die Enzymtherapie angeschlossen. Die **neurologischen Symptome** dieser Patienten umfaßten Parästhesien, Lähmungen, lange bestehenden Meningismus, Kopfschmerzen und das Sensorium betreffende Symptome wie Neuritis nervi optici bis hin zum Tinnitus.

Bei den neurologischen Manifestationen der Borreliose ist zwischen der zentralen Neuroborreliose, wo praktisch eine Meningitis oder eine Menigoenzephalitis besteht, und der peripheren Neuropathie, bei der eine Vaskulitis der zu den Nerven führenden Gefäße vorliegt, zu unterscheiden.

Vor etwa einem Jahr erschien im American Journal of Medicine ein Übersichtsartikel über die Spätform der Lyme Borreliose [7]. Dabei wurde die Persistenz der Beschwerden nach Elimination der Borrelien durch Antibiotika auf durch die primäre Infektion getriggerte **Immunmechanismen** zurückgeführt. Diese sind möglicherweise bedingt durch die molekulare Mimikry der Oberflächenantigene von Borrelien, die im Verlauf zunehmende Ähnlichkeit mit körpereigenen Antigenen bekommen.

Eigene immunologische Verlaufsuntersuchungen zur Bestimmung der Spiegel zirkulierender Immunkomplexe sind bisher nicht durchgeführt worden.

Therapie des Herpes zoster mit Enzymen

P. Billigmann

Das Krankheitsbild des Herpes zoster ist gekennzeichnet durch gruppiert auf gerötetem Grund stehende Bläschen, die äußerst schmerzhaft sind, seröse Flüssigkeit enthalten, nach einigen Tagen eitrig eintrüben, teilweise hämorrhagisch werden, nekrotisieren und möglicherweise unter Narbenbildung abheilen. Der Krankheitsverlauf ist auch ohne Therapie auf zwei bis vier Wochen limitiert. Besonders gefürchtet ist in diesem Zusammenhang die Postzosterneuralgie. Die Inzidenz dieser Erkrankung ist relativ hoch, weshalb natürlich auch die Therapie von nicht unerheblicher Bedeutung sein kann.

Die Ersterkrankung mit dem Varizella-Zoster-Virus ist die Windpockenerkrankung. Da das Virus in den dorsalen Nervenganglien persistiert, kommt es im Falle immunologischer Schieflagen häufig zu Reaktivierungen mit Ausbildung des Zosters.

Die Standardtherapie des Herpes zoster besteht in der oralen Gabe von Aciclovir in einer Dosierung von fünfmal 800 mg täglich. Dies ist eine sehr kostenintensive Therapie. Gerade in der Bundesrepublik Deutschland hat seit einigen Jahren der Rotstift das Zepter der medizinischen Versorgung übernommen, weshalb immer mehr Allgemeinmediziner nicht unerhebliche Skrupel haben, dem Zosterpatienten grundsätzlich eine Aciclovirtherapie angedeihen zu lassen. Obwohl die hemmende Wirkung auf die Replikation des Virus, die segmentale Schmerzempfindung und die segmentale Rötung in vielen klinischen Studien bewiesen wurde, hat Aciclovir augenscheinlich keinen Einfluß auf die Rezidivhäufigkeit und die Ausbildung von Postzosterneuralgien. Daher wird in der Literatur diskutiert, ob diese Therapie bei einer selbstlimitierten Erkrankung bei immunologisch gesunden Patienten überhaupt sinnvoll, wenn auch vergleichsweise nebenwirkungsarm ist [24].

So verwundert es nicht, daß einige Kollegen nach Alternativtherapien suchten. Zu ihnen gehört *Kleine* [15], der in einer Doppelblindstudie eine Enzymkombination gegen das Aciclovir prüfte und eine sehr gute Wirkung der Enzymtherapie beobachtete.

Diese Ergebnisse sollten noch einmal dokumentiert und um weitere Kriterien erweitert werden. An der vorliegenden Studie waren 21 Prüfzentren mit einem Gesamtpatientengut von 190 Patienten beteiligt. Am Aufnahmetag wurden die Ein- und Ausschlußkriterien geprüft, die Einverständniserklärung eingeholt und anthropometrische Daten und die Anamnese erhoben. Die Hauptkriterien des Herpes zoster wie seg-

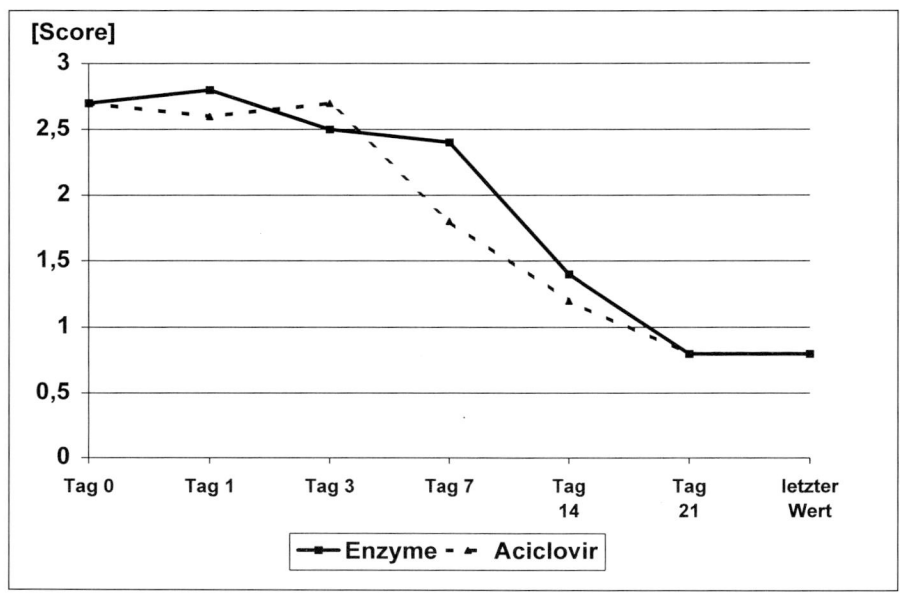

Abb. 1: Trendkurve des segmentalen Schmerzes bei der Behandlung des Herpes zoster mit Enzymen bzw. Aciclovir.

mentaler Schmerz und Rötung und die Nebenkriterien wie Bläschenbildung und Übergang zu eitrig-hämorrhagischen und nekrotisierenden Bläschen wie auch Begleiterkrankungen und eine eventuelle Begleittherapie wurden an allen Untersuchungstagen dokumentiert. Außer einer 0,5%igen Clioquinol-Schüttelmixtur war in der Regel keine andere Therapie gestattet. Die Beobachtungszeit betrug mindestens 14 Tage, gegebenenfalls auch 21 Tage, falls die klinische Symptomatik nach zwei Wochen noch nicht vollständig abgeklungen war. Selbstverständlich wurde an jedem Untersuchungstag die Verträglichkeit beurteilt.

Die Medikation bestand aus vier-mal täglich fünf Prüfkapseln über 14 Tage, die einer Menge von 15 Tabletten Wobe-Mugos® bzw. 4 g Aciclovir pro Tag entsprachen.

Abb. 1 zeigt die Trendkurve des segmentalen Schmerzes bei Behandlung mit Enzymen und Aciclovir. Dabei ergab die Aciclovirtherapie keinerlei Vorteil im Vergleich zur Enzymtherapie. Ab dem dritten Tag war ein steiler Abfall des segmentalen Schmerzes zu verzeichnen, der mittels eines Scores von null bis vier entsprechend einer schwach bis stark ausgeprägten Symptomatik beurteilt wurde. Bei der segmentalen Rötung zeigte sich ein ähnlicher Verlauf (Abb. 2). Auch hier gab es ab dem dritten Tag einen kontinuierlichen

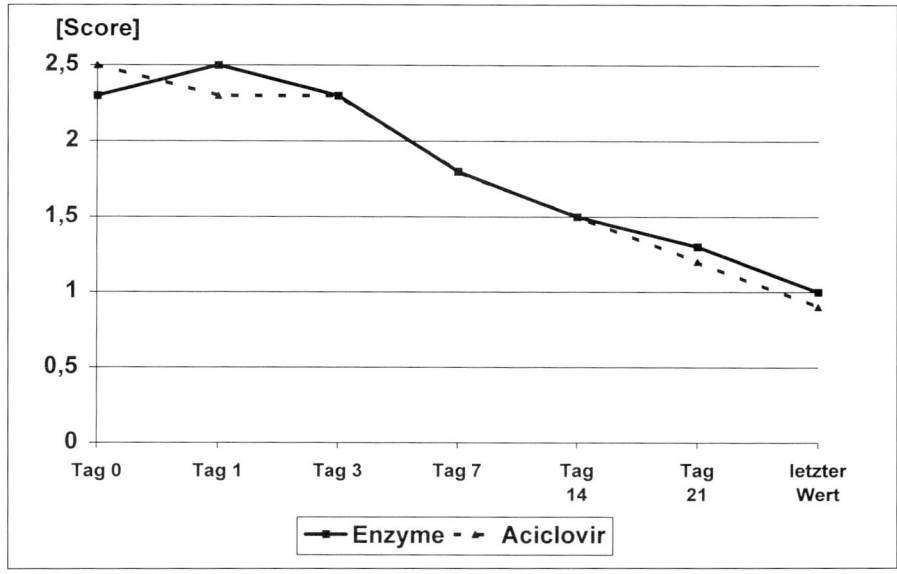

Abb. 2: Trendkurve der segmentalen Rötung bei der Behandlung des Herpes zoster mit Enzymen bzw. Aciclovir.

Rückgang. Trotz einer leichten Abweichung der Kurven am 14. Tag war die Nullhypothese erfüllt, i. e. die Enzymkombination entsprach in ihrer Wirkung auf die Rötung der Aciclovirbehandlung.

In der Enzymgruppe kam es in fünf Fällen zu Nebenwirkungen, die aber kein Absetzen der Therapie erforderlich machten und sich ausschließlich in leichten Diarrhoen und Unwohlsein äußerten. In der Aciclovirgruppe traten Nebenwirkungen bei 13 Patienten und damit signifikant häufiger als in der Enzymgruppe auf. In zwei Fällen mußte die Therapie aufgrund heftiger allergischer Reaktionen abgebrochen werden.

Zumal ich auch im Prüfungsausschuß einer kassenärztlichen Vereinigung tätig bin, sollten nach meinem Dafürhalten in diesem Zusammenhang Behandlungskosten nicht unerwähnt bleiben. Die Wirksamkeit der Therapie mit Enzymen ist der Behandlung mit Aciclovir nicht nur vergleichbar, sondern ebenbürtig. In der Bundesrepublik Deutschland entstehen bei der Therapie mit Aciclovir Kosten in Höhe von DM 850,– bei Verwendung des Originalpräparates und derweil immer noch DM 750,– bei Verwendung seiner Generika. Demgegenüber belaufen sich die Kosten für die Therapie mit Wobe-Mugos® in einer Dosierung von 15 Tabletten täglich auf rund

DM 550,–. Dies bedeutet eine Einsparung von 40% im Vergleich zur Behandlung mit dem Originalpräparat Zovirax®. In Österreich kostet die Zovirax®-Therapie über 14 Tage ÖS 4000,–, die Therapie mit Wobe-Mugos® aber nur ÖS 2500,–. Demnach liegen auch in Österreich die Kosten der Enzymtherapie bei gleicher Wirkung und geringeren Nebenwirkungen um 40% niedriger als die der Behandlung mit Aciclovir. Allerdings sollten in Österreich anders als in Deutschland aufgrund der unterschiedlichen Zusammensetzung der Enzympräparate zwei Klistiertabletten plus dreimal fünf Dragees pro Tag über eine Woche gefolgt von dreimal fünf Dragees über acht Wochen verabreicht werden.

Literatur

1. **Arvin, A. M., Pollard, R. B., Rasmussen, L. E., Merigan, T. C.:** Cellular and humoral immunity in the pathogenesis of recurrent herpes viral infections in patients with lymphoma. J. clin. Invest. 65 (1980) 869–878.

2. **Braun-Falco, O., Plewig, G., Wolff, H. H., Winkelmann, R. K.:** Dermatology. Springer, Berlin 1991.

3. **Brunell, P. A., Gershon, A. A., Uduman, S. A., Steinberg, S.:** Varicella-zoster immunoglobulins during varicella, latency and zoster. J. infect. Dis. 132 (1975) 49–54.

4. **Burke, B. L., Steele, R. W., Beard, O. W., Wood, J. S., Cain, T. D., Marmer, D. J.:** Immune responses to varicella-zoster in the aged. Arch. intern. Med. 142 (1982) 291–293.

5. **Croen, K. D.:** Latency and the consequences of reactivation of the varicella-zoster virus. In: Straus, S. E. (moderator): Varicella-zoster virus infections: biology, natural history, treatment, and prevention. Ann. intern. Med. 108 (1988) 226–229.

6. **Gilden, D. H., Vafai, A., Shtram, Y., Becker, Y., Devlin, M., Wellish, M.:** Varicella-zoster virus DNA in human sensory ganglia. Nature 306 (1983) 478–480.

7. **Gross, G. E., Schumann, J.:** Herpesvirus-Infektionen – Indikationen zur Chemotherapie in der Dermatovenerologie. Hautarzt 41 (1990) 591–601.

8. **Hakim, A. A., Dailey, J. P., Lesh, J. B.:** Mechanism of action of certain enzymes: mediators of anti-inflammatory effects of chymotrypsin, trypsin and pancreatic collagenase. In: Garattini, S., Dukes, M. N. G. (Eds.): International symposium on non-steroidal anti-inflammatory drugs. Excerpta Medica Foundation, Amsterdam 1965, S. 265–279 (International Congress Series; no 82.).

9. **Hope-Simpson, R. E.:** The nature of herpes zoster: a longterm study and a new hypothesis. Proc. Roy. Soc. Med. 58 (1965) 9–20.

10. **Huff, J. C.:** Oral Acyclovir therapy of acute herpes zoster: a multi-centre study. Res. clin. Forums. 9 (1987) 37–43.

11. **Huff, J. C.:** Acyclovir for Herpes Zoster. In: Baker, D. A. (Ed.): Acyclovir Therapy for Herpesvirus Infections. Marcel Dekker, New York 1990, S. 249–268.

12. **Huff, J. C., Bean, B., Balfour, H. H. Jr. et al.:** Therapy of herpes zoster with oral Acyclovir. Amer. J. Med. 85 (1988) (Suppl. 2A) 84–89.

13. **Hyman, R. W., Ecker, J. R., Tenser, R. B.:** Varicella-zoster virus RNA in human trigeminal ganglia. Lancet 1983/II: 814–816.

14. **Kleine, M.-W.:** Introduction to systemic enzyme therapy and results of experimental trials. In: Hermans, G. P. H., Mosterd, W. L. (Eds.): Sports, medicine and health. Proceedings of the XXIV World Congress

of Sports Medicine. Elsevier Science Publ., Amsterdam 1990, S. 1131–1133. (Excerpta Medica, International Congress Series; no 921.).

15. **Kleine, M.-W.:** Comparison between an oral hydrolytic enzyme combination and oral acyclovir in the treatment of acute zoster: a double-blind, controlled multicentre trial. J. Europ. Acad. Dermatol. Venerol. 2 (1993) 296–307.

16. **Kleine, M.-W., Hörterer, H., Dieter, R., Pabst, H.:** Therapie der lateralen Sprunggelenksdistorsion mit hydrolytischen Enzymen. Dtsch. Z. Sportmed. 41 (1990) 435–439.

17. **Kunze, R.:** Die Moleküle der Immunglobulin-Superfamilie – ein zentraler Angriffspunkt der Enzymtherapie. In: Zilch, M. J. (Hrsg.): Beiträge zum XII. Kumpfmühler Symposium 1991. Forum-Medizin, Gräfelfing 1992, S. 215–224.

18. **Margetts, G., Barber, K., Christie, R. B., Jones, W. E., Bowden, W. T.:** Changes in serum trypsin inhibitors induced by the administration of proteolytic enzyme tablets to surgical patients. Brit. J. clin. Pract. 26 (1972) 293–298.

19. **McKendrick, M. W., McGill, J. I., White, J. E., Wood, M. J.:** Oral Aciclovir in acute herpes zoster. Brit. med. J. 293 (1986) 1529–1532.

20. **McKendrick, M. W., McGill, J. I., White, J. E., Wood, M. J.:** Lack of effect of acyclovir on postherpetic neuralgia. Brit. med. J. 298 (1989) 431.

21. **Morton, P., Thomson, A. N.:** Oral Acyclovir in the treatment of herpes zoster in general practice. N. Z. med. J. 102 (1989) 93–95.

22. **Ragozzino, M. W., Melton L. J. III, Kurland, L. T., Chu, C. P., Perry, H. O.:** Population-based study of herpes zoster and its sequelae. Medicine (Baltimore) 61 (1982) 310–316.

23. **Rahn, H. D.:** Efficacy of hydrolytic enzymes in surgery. In: Hermans, G. P. H., Mosterd, W. L. (Eds.): Sports, medicine and health. Proceedings of the XXIV World Congress of Sports Medicine. Elsevier Science Publ., Amsterdam 1990, S. 1134–1136 (Excerpta Medica, International Congress Series: no 921).

24. **Sawyer, M. H.:** Treatment and prevention of varicella-zoster virus infections. In: Straus, S. E. (moderator): Varicella-zoster virus infections: biology, natural history, treatment, and prevention. Ann. intern. Med. 108 (1988) 229–234.

25. **Steffen, C., Menzel, E. J.:** Enzymabbau von Immunkomplexen. Z. Rheum. 42 (1983) 249–255.

26. **Steffen, C., Menzel, E. J.:** In-vivo-Abbau von Immunkomplexen in der Niere durch oral applizierte Enzyme. Wien. klin. Wschr. 99 (1987) 525–531.

27. **Straus, S. E., Reinhold, W., Smith, H. A. et al.:** Endonuclease analysis of viral DNA from varicella and subsequent zoster infections in the same patient. New Engl. J. Med. 311 (1984) 1362–1364.

Diskussion

Eine plazebokontrollierte Studie zum Vergleich des Verlaufes des Herpes zoster ohne Therapie bzw. bei Therapie mit Aciclovir oder Enzymen wird aus ethischen Gründen heute nicht mehr genehmigt, da man bei dieser Erkrankung davon ausgeht, daß sie therapiepflichtig ist. Als Auflage der Ethikkommission muß-

te in der vorliegenden Studie das Enzympräparat auch gegen das Originalpräparat des Aciclovir, i. e. das Zovirax®, getestet werden.

Voraussetzung für die Wirksamkeit der **Enzymtherapie** ist, daß die Therapie **innerhalb von drei Tagen nach Erkrankungsbeginn** eingeleitet sein muß. Dieser Bedingung wurde mit den Einschlußkriterien dieser Studie entsprochen, wonach die ersten Symptome nicht länger als 96 Stunden zurückliegen durften.

Hinsichtlich der Behandlung des **Herpes genitalis** mit Enzymen bestehen Erfahrungen aus der ärztlichen Praxis, die jedoch bisher nicht statistisch belegt sind. Auch hier wird Wobe-Mugos® eine gute Wirksamkeit bescheinigt. Als Dosierung der deutschen Darreichungsform werden anfänglich dreimal fünf Tabletten, später dreimal drei oder dreimal zwei Tabletten pro Tag verabreicht. Da der Enzymgehalt des in Österreich erhältlichen Präparates geringer ist, wird hier empfohlen, die Therapie mit Klistiertabletten zu beginnen und später mit Dragees fortzusetzen.

Wobe-Mugos® ist in Österreich für die Indikation des Herpes zoster noch nicht zugelassen, das Zulassungsverfahren ist jedoch bereits im Gange. Es kann daher u. U. Schwierigkeiten bei der Erstattung geben. Dennoch wird empfohlen, die Indikation ordnungsgemäß auf dem Rezept zu vermerken und gegebenenfalls vom Chefarzt abzeichnen zu lassen. Insbesondere im Hinblick auf die niedrigeren Kosten kann dann die Erstattung durchaus bewilligt werden.

Zur Zeit läuft an der Universität Graz eine kontrollierte Studie zur Wirksamkeit der österreichischen Darreichungsform von Wobe-Mugos® bei Herpes zoster. Die Ergebnisse werden hoffentlich dazu beitragen, daß das Medikament für diese Indikation zugelassen wird. In der BRD gibt es in dieser Hinsicht keine Probleme.

Phlebologie

Behandlung des postthrombotischen Syndroms mit hydrolytischen Enzymen

H.-D. Klimm

Dieser Beitrag behandelt die Frage, welchen Einfluß Enzyme auf Gefäßerkrankungen, speziell das postthrombotische Syndrom (PTS), haben. Dabei handelt es sich um ein Problemgebiet von großer praktischer Bedeutung.

Das postthrombotische Syndrom stellt einen Zustand nach Venenthrombose mit Defektheilung, z. B. durch den Verlust von Venenklappen, dar. Etwa 85% der an einer tiefen Beinvenenthrombose Erkrankten entwickeln ein posthrombotisches Syndrom unterschiedlicher Schweregrade. In der alten BRD leiden ca. eine Million Einwohner an einem postthrombotischen Syndrom, wobei von einer hohen Dunkelziffer auszugehen ist. Die Prävalenz wird auf ca. 5% bis 6% der Bevölkerung geschätzt. Damit stellt das postthrombotische Syndrom ein in der Praxis ungemein häufig auftretendes Problem dar, das mit hohen Folgekosten verbunden ist: In der Regel sind Patienten mit einem postthrombotischen Syndrom mehr als zwei Monate im Jahr behandlungspflichtig, und es ist durchschnittlich

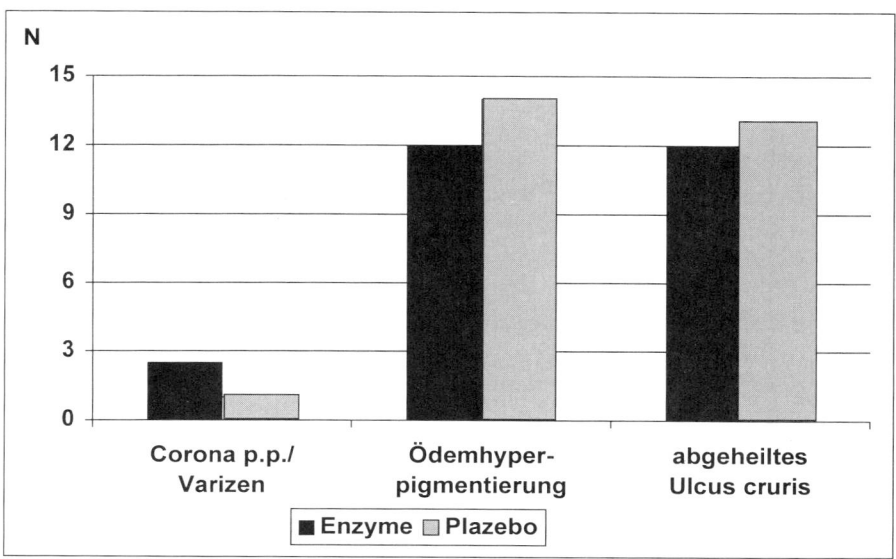

Abb. 1: Schweregrade des posthrombotischen Syndroms nach *Marshall*.

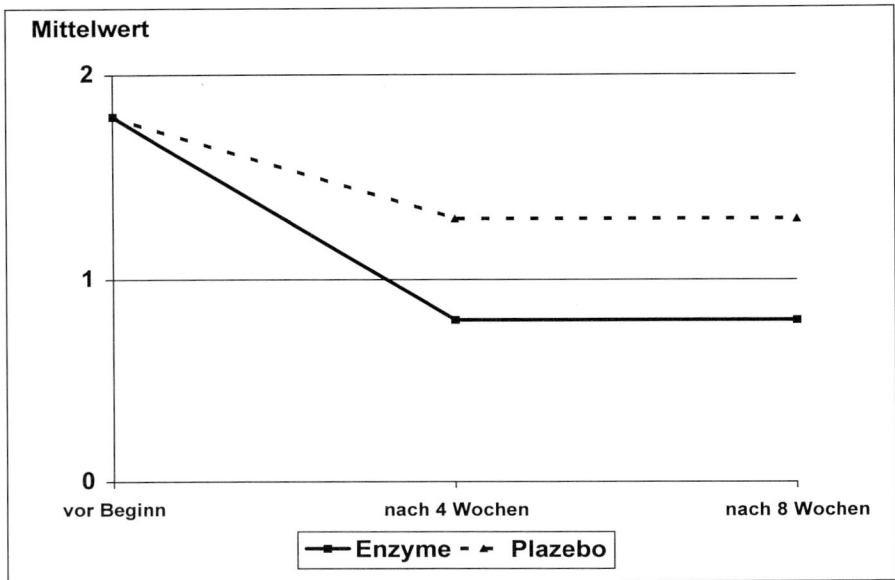

Abb. 2: Verlauf von Wadenkrämpfen unter Therapie mit Enzymen und Plazebo.

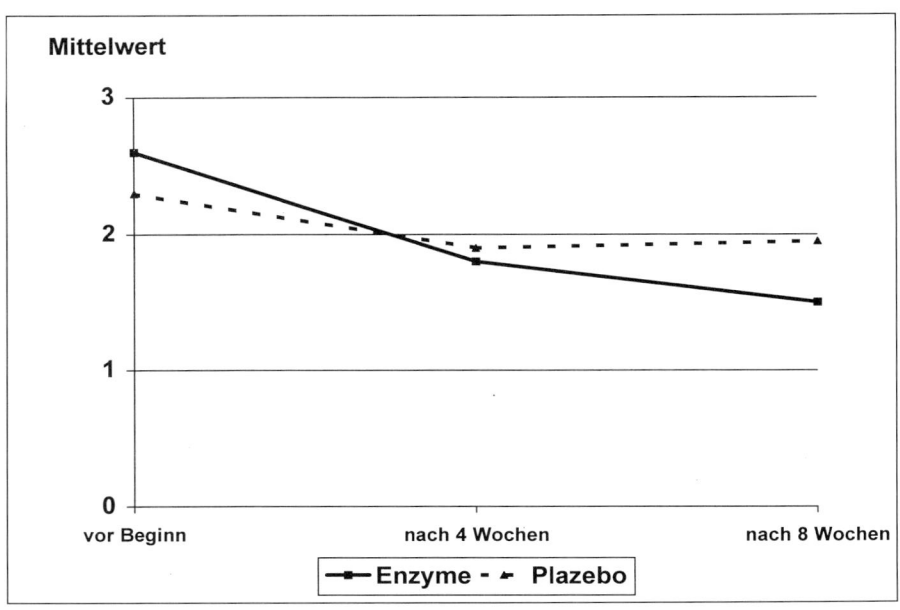

Abb. 3: Verlauf von Schweregefühlen unter Therapie mit Enzymen und Plazebo.

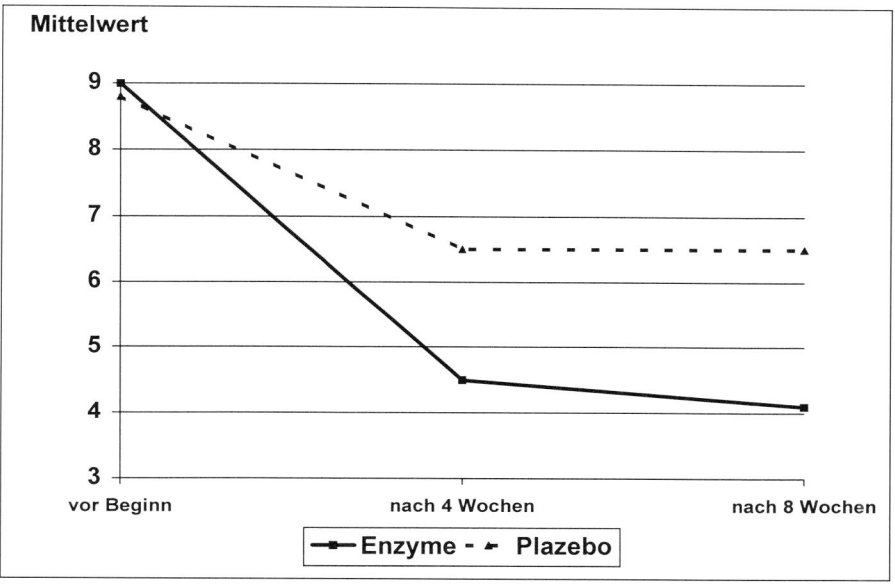

Abb. 4: Summenscore der durch das postthrombotische Syndrom verursachten Beschwerden unter Therapie mit Enzymen und Plazebo.

eine 7,5 Jahre frühere Berentung notwendig als in der Gesamtpopulation.

Das Stadium I, das sogenannte „postthrombotische Frühsyndrom" oder „Frühstadium", beginnt in der dritten bis vierten Woche nach dem Ereignis mit einer auffallend persistierenden Ödemneigung. Dieses Stadium wird zumeist richtig diagnostiziert. Das Stadium II oder „oligosymptomatische Intervallstadium" wird meist fehlgedeutet. Es tritt häufig nach einem jahrelangen beschwerdefreien Intervall auf und äußerst sich durch intermittierende Ödemneigung, Schweregefühle und Wadenkrämpfe. Dieser Symptomenkomplex ist aber auch mit vielen an-

deren Krankheitsbildern vereinbar.

Das Stadium III oder „posthrombotische Spätsyndrom" ist charakterisiert durch ein hartnäckiges Lymphödem (Knöchelgegend, Unter- evtl. auch Oberschenkel), Schweregefühle, Spannungsschmerzen, Sekundärvarizen bei Zerstörung der tiefen Venenklappen, Stauungsdermatose und Ulzera.

Die wichtigste Behandlungsmaßnahme beim postthrombotischen Syndrom ist bekanntlich die Kompression, die leider oft durch eine schlechte Compliance des Patienten in ihrer Wirksamkeit beeinträchtigt ist. Auch zu Krankengymnastik und physikalischen Maßnahmen sind Patienten langfristig sehr schwer zu motivieren. Was bleibt, ist die medikamentöse Therapie z. B. mit Marcumar®, Heparin, ASS oder Enzymen.

Zur Überprüfung der Wirksamkeit und Verträglichkeit von Wobenzym® bei der Therapie des postthrombotischen Syndroms wurde eine doppelblinde, multizentrische Studie durchgeführt. Die Fallzahl war auf 84 auswertbare Patienten kalkuliert worden. Aufgrund der strengen Ein- und Ausschlußkriterien konnten jedoch nur 60 Patienten, je 30 in der Verum- und in der Plazebogruppe, aufgenommen werden. Die Einschlußkriterien waren ein postthrombotisches Syndrom mit dafür typischen Beschwerden und ei-

ne chronisch venöse Insuffizienz Grad I bis III nach *Marshall.* Die Sprunggelenksflexion mußte möglich sein, um Lichtreflexionsrheographiemessungen technisch einwandfrei durchführen zu können. Ausschlußkriterien waren Schwangerschaft, Alter unter 18 und über 80 Jahre, bekannte Unverträglichkeit von Wobenzym®, primäres Lymphödem, periphere Ödeme anderer Genese außer nach postthrombotischem Syndrom, Einnahme von Diuretika, systemischen Kortikoiden, Antiphlogistika oder Thrombozytenaggregationshemmern, ein florides Ulcus cruris (Grad IV der venösen Insuffizienz nach *Marshall*) und eine arterielle Verschlußkrankheit.

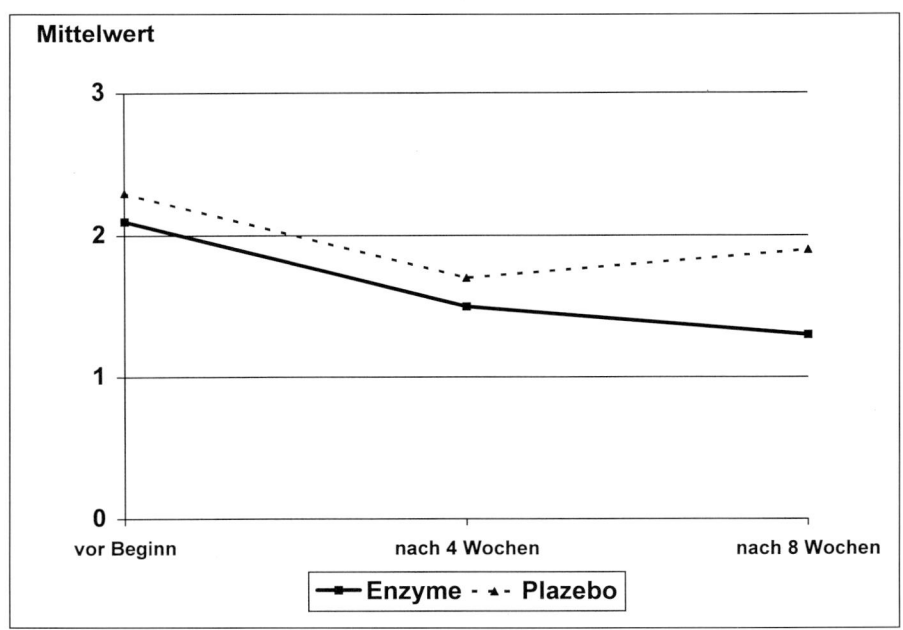

Abb. 5: Verlauf des Ödemes unter Therapie mit Enzymen und Plazebo.

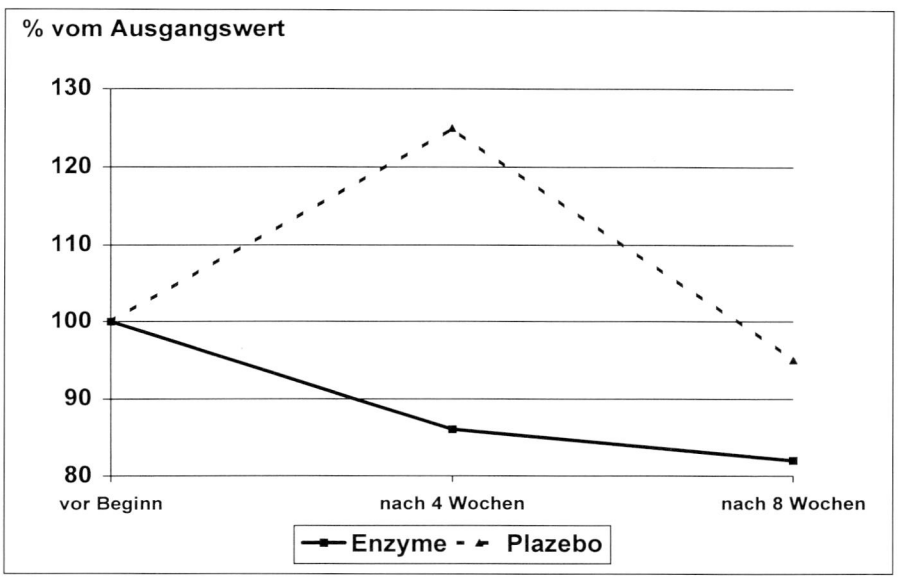

Abb. 6: Verlauf der Bewegungseinschränkung des Sprunggelenkes adjustiert auf den Ausgangswert (100%) unter Therapie mit Enzymen und Plazebo.

Neben eher allgemeinen Parametern wie Alter und Geschlecht, Feststellung der Lokalisation und des Schweregrades des postthrombotischen Syndroms, Fragen nach der beruflichen Tätigkeit und Sport, Therapiedauer und den üblichen Laborparametern, sollten die folgenden Parameter möglichst objektiv erhoben werden: Lichtreflexionsrheographie, Beinumfangsmessung, Beurteilung der Hauttrophik, Bewertung der subjektiven Empfindsamkeit, Effektivitätsbeurteilung durch den Patienten und den Arzt und Überprüfung der Compliance.

Hinsichtlich Alter und Geschlecht waren die beiden Studiengruppen vergleichbar. Bei der Ursache des postthrombotischen Syndroms dominierten in beiden Gruppen die Thrombosen der tiefen Beinvenen vor den Beckenvenenthrombosen. Als wichtigste Leitsymptome bestanden bei den Patienten beider Gruppen etwa zu gleichen Teilen eine Ödemneigung mit Hyperpigmentierung (Stadium II nach *Marshall)* oder ein ausgeheiltes Ulcus cruris (Stadium III nach *Marshall)* (Abb. 1).

Die Diagnose wurde bei den meisten Patienten klinisch und phlebographisch gestellt, so daß davon auszugehen ist, daß tatsächlich postthrombotische Syndrome vorlagen.

Das postthrombotische Syndrom ist eine chronische Krankheit, die einen Patienten lange Zeit belastet. In der Verum- wie auch in der Plazebogruppe betrug die maximale Krankheitsdauer bis zu 30 Jahren. Durchschnittlich bestand das postthrombotische Syndrom in beiden Gruppen seit mindestens sechs Jahren.

Bei den subjektiven Mißempfindungen, d. h. den Leitsymptomen Wadenkrämpfe und Schweregefühl, zeigten sich unter Therapie mit Enzymen Besserungen, die im Vergleich zur Plazebogruppe nur knapp das Signifikanzniveau verfehlten (Abb. 2 und 3). Faßt man alle Beschwerden in einem Summenscore zusammen, so zeigte sich im Verlauf

der Behandlung ein signifikanter Rückgang der Beschwerden in der Enzymgruppe im Vergleich zur Plazebogruppe (Abb. 4).

Wie bei den subjektiven Mißempfindungen kam es auch bei den objektiv meßbaren Parametern zu einer deutlichen Besserung unter der Enzymtherapie. Beim Ödem, einem weiteren Leitsymptom des postthrombotischen Syndroms, war die Abnahme in der Enzymgruppe im Vergleich zur Plazebogruppe im Verlauf der Therapie von acht Wochen signifikant (Abb. 5). Auch bei der Bewegungseinschränkung des Sprunggelenkes zeigten sich im Ver-

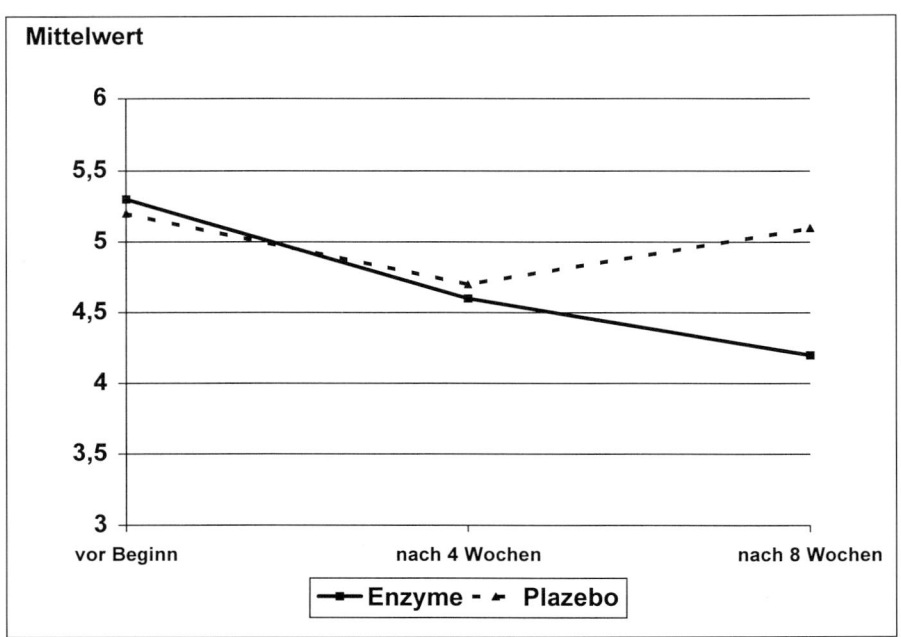

Abb. 7: Symptomscore des postthrombotischen Syndroms unter Therapie mit Enzymen und Plazebo.

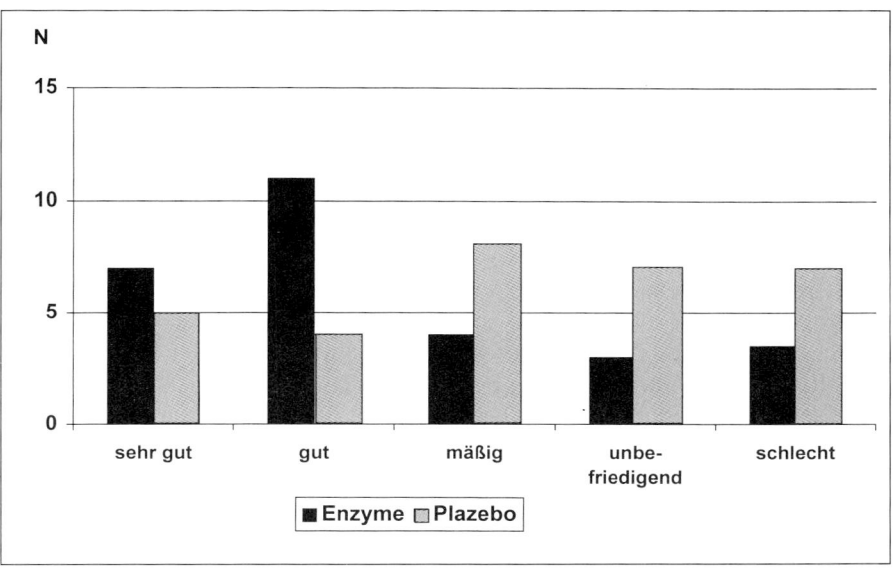

Abb. 8: Beurteilung der Wirksamkeit der Prüfpräparate durch den Patienten.

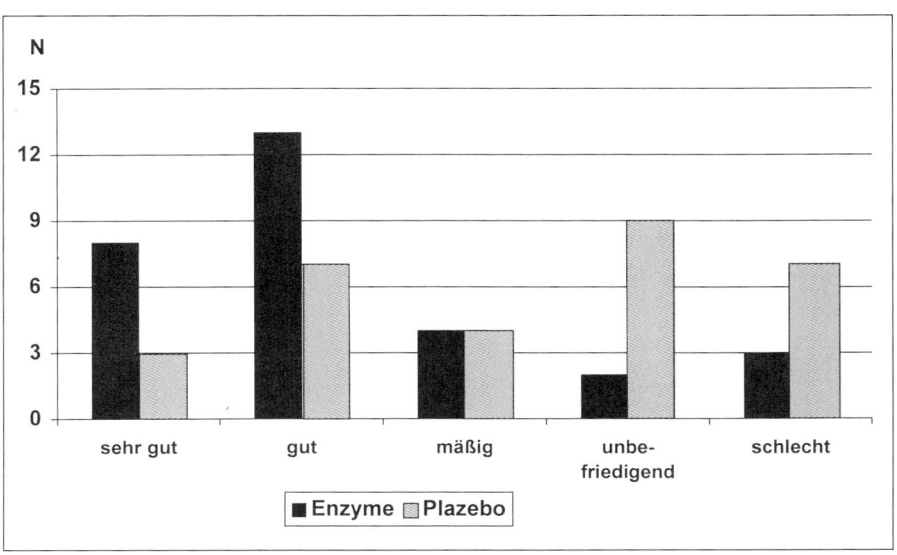

Abb. 9: Beurteilung der Wirksamkeit der Prüfpräparate durch den Arzt.

lauf klare Vorteile der Enzymtherapie gegenüber der Behandlung mit Plazebo (Abb. 6). Die Lichtreflexionsrheographie, eine Methode zur objektiven Messung der Wiederauffüllzeit der Venen, zeigte nach achtwöchiger Therapie keinen Unterschied zwischen der Verum- und der Plazebogruppe. Warum dies so ist, muß offen bleiben. Möglicherweise ist die Methode in diesem Zusammenhang nicht optimal, oder der Beobachtungszeitraum war viel zu kurz. Bei einer teilweise seit 30 Jahren bestehenden Erkrankung dürfte eine achtwöchige Behandlung kaum ausreichen, um den Erfolg abschließend beurteilen zu können. Chronische Erkrankungen erfordern eine chronische Therapie und eine Langzeitkontrolle. In dieser Hinsicht sollten die Untersuchungen fortgesetzt werden. Auch beim Summenscore der Symptome waren deutliche Vorteile der Verum- im Vergleich zur Plazebogruppe zu verzeichnen (Abb. 7).

Nebenwirkungen traten sehr selten, i. e. bei drei Patienten in der Verum- und bei zwei in der Plazebogruppe, auf. Damit kann die Ver-

träglichkeit als sehr gut bezeichnet werden.

Wie beurteilte der Patient die Wirksamkeit des Prüfpräparates? Dies ist ein sehr wichtiges Kriterium für die weitere Verschreibung. Auch hier zeigten sich klare und signifikante Vorteile in der Enzymgruppe im Vergleich zur Plazebogruppe (Abb. 8).

Diese Einschätzung spiegelt sich auch im Urteil des betreuenden Hausarztes wider. In mehr als zwei Drittel der Fälle wurde dem Enzympräparat eine sehr gute oder gute Wirksamkeit bescheinigt, bei dem Plazebopräparat traf dies nur in einem Drittel der Fälle zu (Abb. 9).

Diese Ergebnisse erlauben die folgenden Schlußfolgerungen: Enzyme sind zur Behandlung des postthrombotischen Syndroms angezeigt, sie sind wirksam und sehr gut verträglich.

Ob die Enzymtherapie im Vergleich zu anderen Behandlungsmethoden effektiver und kostengünstiger ist, bedarf weiterer kontrollierter und vor allen Dingen langfristiger Studien.

Enzymtherapie bei der akuten Thrombophlebitis und beim Ulcus cruris

Dagmar Berg

Nachdem in den vorangegangenen Beiträgen der wissenschaftliche Nachweis der Wirksamkeit der Enzymtherapie geführt wurde, ist dieser Beitrag dem praktischen Einsatz von Enzymen in der Phlebologie unter besonderer Berücksichtigung des Ulcus cruris gewidmet.

Die Behandlung des Ulcus cruris stellt in der Praxis auch heute noch hohe Anforderungen an den behandelnden Arzt. Allein die Tatsache, daß in Deutschland ein Ulkus vor seiner Abheilung durchschnittlich 36 Monate offen ist, unterstreicht die Problematik seiner Behandlung und kann eine Vorstellung des unheimlichen Leidensdruckes, unter dem diese Patienten stehen, vermitteln. Unter diesem Gesichtspunkt erscheint jeder Versuch, eine Verbesserung der Abheilung der Ulzera zu erreichen, gerechtfertigt.

Zunächst sollen kurz die Grundsätze der Behandlung des Ulcus cruris aufgezeigt und anschließend auf den zusätzlichen Einsatz von Enzymen bei dieser Behandlung eingegangen werden.

Der erste Grundsatz bei der Therapie des Ulcus cruris ist natürlich die Kompression, um die venöse Hämodynamik zu verbessern. Dazu gehört auch, daß der Patient mit dem Kompressionsverband gehen muß.

Der zweite Grundsatz ist, keine antibiotikahaltigen Salben auf ein Ulkus aufzutragen, da dies nur zu Allergisierungen führt und jede weitere Therapie für den nachfolgenden Spezialisten erschwert.

Die stationäre Behandlung des Ulcus cruris ist nur bei ausgedehnten, jahrelang bestehenden Ulzerationen erforderlich. Ansonsten gehört die Therapie in die Hand des niedergelassenen Kollegen. Unser Behandlungskonzept sieht vor, daß der Patient regelmäßig sein Bein reinigt, indem er kalte Fußbäder macht und die Ulzera mit der kalten Brause abgießt. Er trocknet dann das Bein mit einem frisch gewaschenen Handtuch ab, um so die Nekrosen auch mechanisch abzureiben. Es wird dann eine antiseptische Lösung mit einem Tupfer aufgetragen, seien es nun abhängig von der Allergisierung Rivanol®, Farbstofflösungen oder Mercurochrom®. Danach wird eine Schaumstoffplatte aufgelegt, die möglichst auch die sich sehr häufig oberhalb des Ulkus befindende insuffiziente Perforansvene, die Cockettsche Vene, komprimieren sollte. Als sehr sinnvoll hat sich auch die zusätzliche intermittierende Kompression erwiesen, weil es dadurch zu einem guten Ausschwemmen des venösen Ödems kommt, was die Abheilung des Ulkus überhaupt erst ermöglicht. Auch bei konsequenter Behandlung dauert es mitunter sehr lange, bis ein Ulkus vollständig abheilt.

Wichtig ist dann die anschließende Nachbetreuung, denn wenn ein Patient sich nach Entlassung aus der Behandlung nicht an grundlegende Verhaltensmaßregeln hält und weder die Varizen noch die Perforansvenen saniert werden, ist es nur eine Frage der Zeit, bis das Ulkus rezidiviert.

Welche Möglichkeiten bietet die Enzymtherapie in diesem Behandlungskonzept? Angesicht des Wirkspektrums von Enzymen ist es eigentlich zu erwarten, daß gerade bei der Ulkusbehandlung der Einsatz der Enzymtherapie sehr sinnvoll ist (Abb. 1).

Durch die fibrinolytische Wirkung werden die Fibrinmanschetten um die Endstrombahn gespalten, was eine bessere Durchblutung zur Folge hat. Der Sauerstoffmangel im Gewebe wird reduziert. Dadurch kommt es zur Schmerzlinderung. Gerade dieser Aspekt, die Schmerzlinderung, ist meines Erachtens der wichtigste Punkt beim Einsatz von Enzymen in der Therapie des Ulcus cruris.

Die antiödematöse Wirkung wird durch den proteolytischen Effekt erklärt und bewirkt das Ausschwemmen der Ödeme, dadurch eine bessere Durchblutung in den Mikrogefäßen und eine Verminderung des Sauerstoffmangels.

Die antiphlogistische Wirkung führt zu einem Abklingen der Entzündungs- und Umgebungsreaktion im Ulkusbereich. Auch dies vermindert die Schmerzhaftigkeit der Ulzerationen mit dem zusätzlichen Effekt, daß der Patient mit weniger Schmerzen besser Laufen kann, womit wiederum die Sauerstoffversorgung der Gewebe verbessert wird. Es kommt sozusagen zu einem positiven Kreiseffekt.

Der Detritusabbau ermöglicht, daß Nekrosen schneller und leichter abgebaut werden, was natürlich wiederum eine Schmerzlinderung bedingt.

Die immunkomplexspaltende Wirkung ist gerade bei jahrzehntelang bestehenden Ulzera äußerst wichtig. Hier ist die Therapie oft frustran, da Immunkomplexe im Bereich der Ulzerationen entstanden sind, die eine Heilung von vornherein unmöglich machen. Aus diesem Grund versucht man heute, aus Patientenblut Wachstumsfaktoren zu gewinnen, die direkt aufgetragen Erfolge zeigen können. Die immunkomplexspaltende Wirkung von Enzymen weist somit den Weg in die Zukunft der Behandlung von Ulzerationen.

Auch die Makrophagenaktivierung und die Freisetzung von Zytokinen bewirken, daß Nekrosen sehr viel leichter abgebaut werden können, und begünstigen so die klinische Besserung.

Die Wirkungen von systemischen Enzymen bei Venenerkrankungen bestehen also vornehmlich in der an-

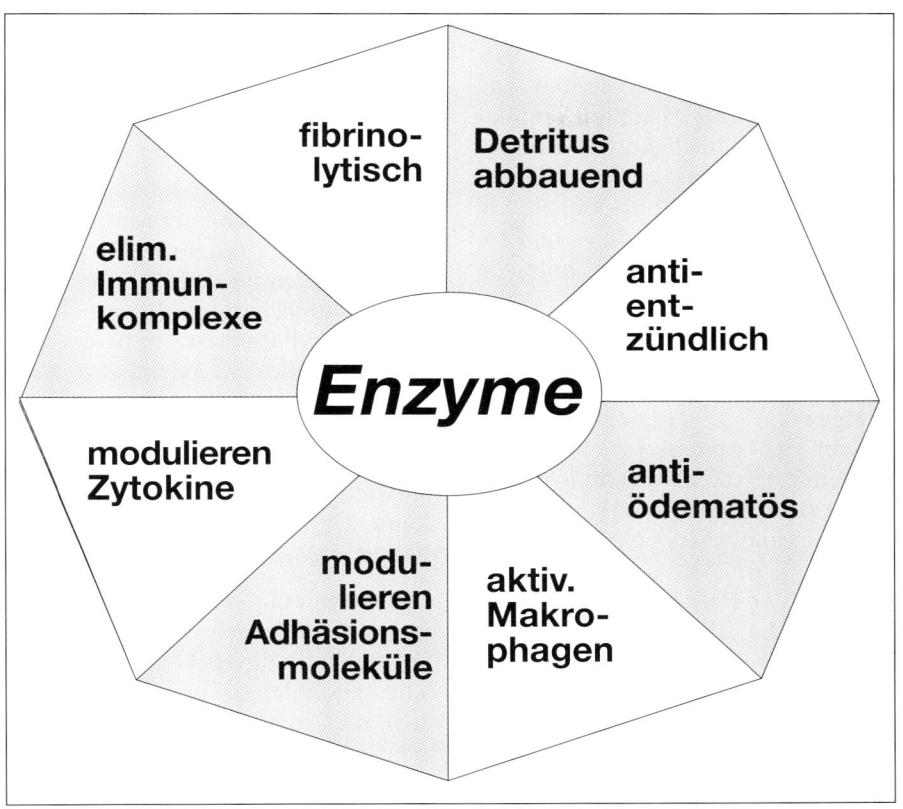

Abb. 1: Wirkungen der Enzymtherapie.

tiödematösen Wirkung, der gesteigerten Proteolyse und der verbesserte Lymphkinetik (Tabelle 1).

1. Antiödematös	bei venösen Stauungen bei entzündlichen Ödemen Thrombophlebitis, Ulkus Hypodermitis
2. Gesteigerte Proteolyse	Ulkus postoperative Hämatome CVI II bis III
3. Verbesserte Lymphkinetik	Eiweißmanschette um die Endstrombahn wird abgebaut dadurch Lymphtransport und Sauerstoffversorgung verbessert

Tabelle 1: Wirkungen der Enzymtherapie bei Venenerkrankungen.

Der antiödematöse Effekt von Enzymen bei venösen Stauungen ist sicher schwer nachzuweisen. Zu einer Einschätzung gelangt man am ehesten, wenn die Patienten über weniger Schmerzen klagen. Dasselbe gilt für entzündliche Ödeme.

Sehr wichtig ist der Einsatz von Enzymen bei der oberflächlichen Thrombophlebitis. Je früher man bei diesem Krankheitsbild ein Enzympräparat verabreicht, desto besser und schneller kann der Patient geheilt werden. Wartet man ab, bis sich eine massive Thrombose der oberflächlichen Venen ausgebildet hat, wird auch diese Therapie immer schwieriger. Glücklicherweise begibt sich der Patient mit einer oberflächlichen Thrombophlebitis sehr früh in ärztliche Behandlung, da er den roten Streifen sieht und Schmerzen hat. Man sollte nicht zögern, zusätzlich zur Lokaltherapie sofort eine hochdosierte systemische Enzymtherapie einzuleiten. Hier ist das Phlogenzym® zu empfehlen, das in diesem Fall weitaus besser als das Wobenzym® die Entzündung zu kupieren vermag und unter Umständen eine Thrombektomie überflüssig macht.

Neben der Behandlung des Ulcus cruris ist die adjuvante systemische Enzymtherapie auch bei der Hypodermitis sehr wichtig. Hierbei handelt es sich um Entzündungen im Unterhautgewebe, die oft sehr schmerzhaft sind, den Patienten jahrelang quälen, und eigentlich nie adäquat behandelt werden.

Bei ausreichender Kompression kann der Einsatz von Enzymen bei der Hypodermitis Wunder wirken. Auch wenn dies hier nicht mit harten Meßdaten nachgewiesen werden

kann, so ist es in unserer täglichen Praxis schon häufig beobachtet worden.

Ein weiterer wichtiger Einsatzbereich von Enzymen besteht in der Behandlung postoperativer Hämatome, die sehr schmerzhaft sind und sich durch die zusätzliche Enzymtherapie deutlich bessern. Die postoperative Mobilisierung wird erleichtert, weil die Patienten weniger Beschwerden haben. Wichtig ist auch die verbesserte Lymphkinetik durch Spaltung der Eiweißmanschette um die Endstrombahn, die unter Umständen regelrecht eingemauert sein kann. Damit wird eine verbesserte Sauerstoffversorgung erreicht.

Zusammenfassend bewirkt die adjuvante systemische Enzymtherapie zur Behandlung des Ulcus cruris, der Thrombophlebitis und ihrer Folgezustände, daß Patienten schneller schmerzfrei werden, besser laufen können und damit eine verbesserte Versorgung der Gewebe. Es bleibt die Hoffnung, daß durch rechtzeitige und adäquate Behandlung schwere phlebologische Krankheitsbilder, die in der heutigen Praxis noch alltäglich sind, in der Zukunft eine Seltenheit darstellen.

Diskussion

Die **Ekzembildung** bei Ulcus cruris ist fast immer durch die externe Therapie bedingt. Daher kann bei ausschließlich systemischer Enzymtherapie diese Form der Ekzembildung vollständig vermieden werden. Übrig bleibt die Hypodermitis, die häufig als Ekzem fehldiagnostiziert wird. Aber auch diese bessert sich unter Enzymtherapie hauptsächlich durch den Rückgang von Schwellungen.

Die differenzierte Therapie des Ulcus cruris umfaßt ein weites Spektrum von Maßnahmen, u. a. auch plastisch-chirurgische Eingriffe mit autologem „Mesh-Graft". Im Gegensatz zur Enzymtherapie sind diese jedoch für den niedergelassenen Arzt häufig nicht durchführbar.

Gynäkologie

Behandlung des Lymphödems mit Enzymen (1)

M. Wald

Jeder mit der onkologischen Chirurgie der Mamma befaßte weiß, wie mühselig für den Arzt und deprimierend für die Patientin die Therapie des Lymphödems ist, welches als Folge der Basistherapie entstehen kann. Es handelt sich um ein sekundäres Lymphödem, das durch die Blockade der Lymphbahnen und -knoten durch den Tumor, den chirurgischen Eingriff, die radiogene Schädigung oder entzündlich bedingt sein kann.

Bei sekundärem Lymphödem unterscheidet man vier zeitlich aufeinanderfolgende Stadien:

I: Plötzliche Schwellung als Folge eines banalen Traumas.

II: Abendliche diskrete Durchtränkung des dorsalen Oberarmes.

III: Steifes, blasses, schwer komprimierbares Ödem, Beweglichkeitseinschränkung der Finger.

IV: Elephantiasis.

Die Stadien I und II sind durch die Behandlung mit proteolytischen Enzymen bei guten Langzeitergebnissen therapeutisch am besten beeinflußbar.

Pathophysiologisch kommt es beim sekundären Lymphöden als Folge der Lymphostase zu einer Schädigung der Klappen und des Endothels der Lymphgefäße mit einer Steigerung der Permeabilität. Der Lymphstrom verlangsamt sich, und es bilden sich lymphatische Stopfen. Die ödematöse Durchtränkung des Gewebes geht mit einem Verlust an Eiweißen aus den Gefäßen einschließlich des Fibrins einher. Dadurch kommt es zu einer Vermehrung von Entzündungszellen und Fibroblasten und zu einer konsekutiven Zunahme der kollagenen Fasern mit Induration und Sklerosierung. Diese Vorgänge verstärken sich gegenseitig, so daß in diesem Zusammenhang von einem Circulus vitiosus gesprochen werden kann (Abb. 1).

Die Behandlung des Lymphödems ist zweigleisig. Die Maßnahmen im Rahmen der physikalischen Therapie umfassen die Fixierung der Armlage, die Kompressionstherapie und natürlich die manuale Lymphdrainage oder spezielle Gymnastik. Medikamentös kann mit Hilfe von Venotonika und Diuretika versucht werden, das Lymphödem zu beeinflussen. Inbesondere der Gebrauch von Diuretika ist aber problematisch. Chirurgische Eingriffe zur Beseitigung des Lymphödems werden heute nur in Ausnahmefällen durchgeführt.

Die medikamentöse Behandlung des sekundären Lymphödems stellt einen kausalen Therapieansatz dar. Proteasen greifen an mehreren Stellen in den Circulus vitiosus ein. Der Abbau von Detritus bewirkt einen

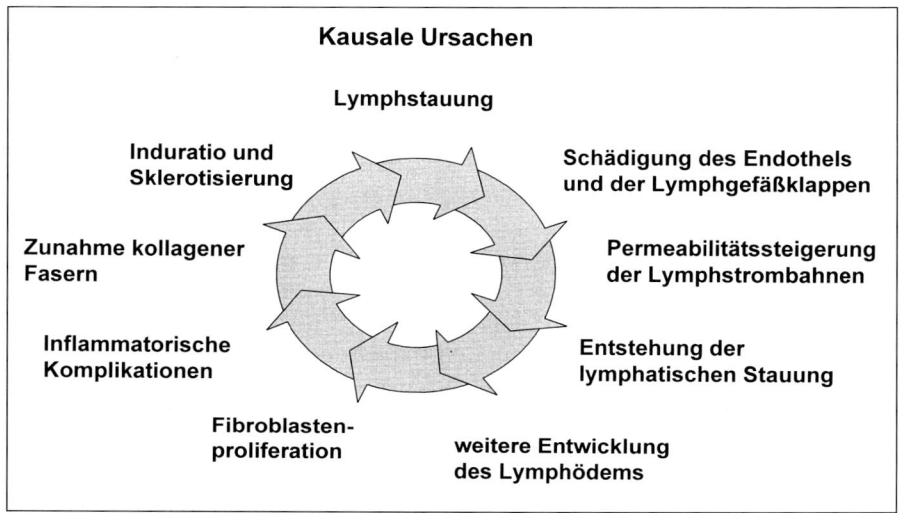

Abb. 1: Pathophysiologie des sekundären Lymphödems.

verbesserten Durchfluß der Lymphe. Durch den Abbau der extravasal gelegenen hochmolekularen Stoffe einschließlich des Fibrins erniedrigt sich die Aktivität der Fibroblasten, was die Neubildung kollagener Fasern hemmt. Zugleich kommt es zur Resorption vorher onkotisch gebundener Flüssigkeit. All diese Vorgänge verbessern die Mikrozirkulation. Durch Beeinflussung der zellulären und humoralen Komponenten des Immunsystems wird die Zahl akuter Entzündungskomplikationen verringert und der Übergang in einen chronischen Entzündungszustand verhindert.

Angesichts der Pathophysiologie des sekundären Lymphödems und der pharmakologischen Wirkung der Proteasen, sollten Enzyme schon

vorbeugend verabreicht werden, um den Eintritt in den Teufelskreis von vornherein zu verhindern.

Im Rahmen einer klinischen Studie wurde der Einfluß der Proteasen auf das sekundäre Lymphödem des homolateralen Oberarms bei 40 Patientinnen nach Mastektomie untersucht. Allen 40 Patientinnen wurde das Enzymkombinationspräparat Wobenzym® in einer Dosierung von dreimal sieben Dragees pro Tag verabreicht. Nach vier Wochen wurde die Dosis auf dreimal fünf Dragees über weitere acht Wochen reduziert.

Schon während der ersten 14 Tage kam es bei 28 Frauen, d. h. bei 70% der Patientinnen, zu einer subjektiven wie auch zu einer objektiven Besserung. Objektiv nahm das

Ödem der Finger, des Unter- und Oberarmes ab. Am Unterarm betrug die Abnahme des Umfanges durchschnittlich zwei Zentimeter. Der Rückgang des Lymphödems erfolgte immer von der Peripherie her und führte zu einer deutlichen Steigerung der Beweglichkeit der Finger, was von den Patientinnen sehr positiv aufgenommen wurde. Eine Patientin mit langjähriger Elephantiasis konnte sogar wieder Klavier spielen. Bei 12 Frauen, d. h. bei 30% der Patientinnen, kam es zu keiner Verbesserung.

Nebenwirkungen in Form von Magenbeschwerden und Meteorismus traten in zwei Fällen auf. In den Fällen, in denen es nach einigen Monaten zu einem Rezidiv kam, konnte mit dem ursprünglichen Therapieschema eine erneute Besserung erzielt werden.

Dieselbe Therapie wenden wir auch beim sekundären Lymphödem anderer Lokalisation, z. B. des Gesichtes, des Perineums oder der unteren Extremitäten, an. Auch in diesen Fällen entspricht die Erfolgsrate den oben angegebenen Ergebnissen.

Das optimale Vorgehen besteht in der prophylaktischen Verabreichung von Wobenzym® im Anschluß an die Operation. Durch Gabe von Wobenzym® über zwei Jahre nach der Brustoperation kann das Auftreten eines Lymphödems im Vergleich zu nicht emzymbehandelten Patientinnen um 80% gemindert werden.

Man könnte die Ansicht vertreten, daß angesichts der Malignität von Tumorerkrankungen das sekundäre Lymphödem als Therapiefolge in Kauf genommen werden muß. Eines ist aber sicher: Gerade im Falle einer primär erfolgreichen Therapie der Tumorerkrankung hindert das sekundäre Lymphödem die Patientin häufig daran, ein normales Leben zu führen, was immer mit einem tiefen psychischen Trauma verbunden ist. Daher sollte dieser Komplikation angemessene Aufmerksamkeit gewidmet und die adäquate Therapie rechtzeitig eingeleitet werden.

In dieser Hinsicht hat sich Wobenzym® als kausale Therapie eindeutig bewährt, sowohl im Hinblick auf die Wirksamkeit als auch auf die Sicherheit und die Kosten der Behandlung.

Diskussion

In der Mammachirurgie kommt der prophylaktischen, **präoperativen Gabe von Enzymen** zur Vermeidung des Lymphödems große Bedeutung zu. Bei unbefriedigenden Ergebnissen sollte an die Möglichkeit der Dosiserhöhung auf das fünf- bis zehnfache der Ausgangsdosis gedacht werden, da nach der Erfahrung *Prof. Wrbas* so oft eine bessere Wirkung zu verzeichnen ist.

Behandlung des Lymphödems mit Enzymen (2)

Marta Korpan

Lymphabflußstörungen sind bei allen mammaoperierten Patientinnen nachweisbar und persistieren subklinisch über viele Jahre. Durch kleinste exo- und endogene Störungen können sie zu einem gravierenden Leiden für jede betroffene Patientin werden. Schmerzhafte Lymphödeme beeinträchtigen die Lebensqualität stark. Die chronische Schwellung des Armes und des Handrückens ist die unangenehmste Langzeitkomplikation mammaoperierter Patientinnen.

Armlymphödeme sind relativ häufige Komplikationen nach Brustoperationen. Folgt man den Angaben der Literatur, so tritt dieses Krankheitsbild bei 7% bis 63% aller brustkrebsoperierten Patientinnen auf [1, 2, 5].

Das Lymphödem wird in der Regel konservativ mittels der „komplexen physikalischen Entstauungstherapie" behandelt [4, 6].

Der Abtransport der lymphpflichtigen Substanzen erfolgt einerseits über das Lymphsystem und andererseits durch die intrazelluläre Plasmaproteinbewältigung. Hier sind die proteolytischen Enzyme von großer Bedeutung. Sie werden beim Lymphödem sowohl lokal als auch systemisch angewendet [7, 8].

In einer randomisierten, prospektiven, kontrollierten klinischen Studie wurde die Wirksamkeit und Verträglichkeit von Wobenzym® mit der der Diuretikatherapie beim Lymphödem nach Brustoperation verglichen.

Einschlußkriterien waren ein operiertes, histologisch nachgewiesenes Mammakarzinom, ein klinisch gesichertes Armlymphödem und ein Alter zwischen 18 und 80 Jahren. Ausschlußkriterien waren Schwangerschaft, bekannte Unverträglichkeit von Enzymen, Nonne-Meige-Milroy-Syndrom und venöse Stauungen.

In die Studie wurden 55 mammaoperierte Patientinnen mit histologisch nachgewiesenem Mammakarzinom, mit oder ohne Metastasierung in die regionalen Lymphknoten, aufgenommen. Die Patientinnen wurden nach einer Randomisierungsliste in zwei Gruppen unterteilt, wobei allerdings die Patientinnen, die bei Klinikaufnahme bereits mit Diuretika therapiert wurden, der Diuretikagruppe zugewiesen wurden. Hinsichtlich des Körpergewichts, der Körpergröße, der Anzahl der entfernten und davon histologisch positiven Lymphknoten sowie des Karzinomstadiums bestand zwischen beiden Gruppen kein signifikanter Unterschied.

Die Therapiedauer betrug sieben Wochen. In der ersten Woche wurden in der Enzymgruppe dreimal zehn, von der zweiten bis zur siebenten Woche einmal acht Dragees Wobenzym® täglich verabreicht. Die Patientinnen wurden vor der Therapie, am Ende der ersten und der vierten Woche und nach Abschluß der Therapie untersucht.

Die folgenden Zielparameter wurden geprüft. Das Armvolumen wurde volumetrisch mit einem opto-elektronischen Meßverfahren gemessen, der Umfang des Armes mit einem Meßband. Die Ödemkonsistenz wurde mittels Hautfaltendicke bestimmt. Das Vorhandensein von Schmerzen und die Verträglichkeit des Medikamentes wurden subjektiv beurteilt.

Jede Patientin erhielt als Basistherapie einen vor Behandlung neu angepaßten Kompressionsstrumpf. Gruppengymnastik wurde einmal wöchentlich für jeweils eine Stunde verordnet. Die Patientinnen erhielten sowohl apparative als auch manuelle Lymphdrainagen – bei der manuellen Lymphdrainage wurde die Extremitätenwurzel abdrainiert.

Die statistische Auswertung der Ergebnisse war deskriptiv. Die Auswertungsstrategie war explorativ und die Analyse basierte auf dem Intention-to-treat-Prinzip.

In den Wobenzym®-Gruppe wurde eine viel höhere Volumenreduktion als in der Diuretikagruppe erzielt (Abb. 1). Auch am gesunden Arm wurde in der Wobenzym®-Gruppe eine deutlich höhere Volumenreduktion festgestellt als in derDiuretikagruppe.

Außerdem wurde am kranken wie auch am gesunden Arm in der Wobenzym®-Gruppe eine höhere Umfangsverringerung als in der Diuretikagruppe beobachtet (Abb. 2).

Analog war auch die Hautfaltendickereduktion in der Wobenzym®-Gruppe im Vergleich zur Diuretikagruppe sowohl am erkrankten als auch am gesunden Arm wesentlich stärker ausgeprägt (Abb. 3).

Klinisch bedeutend war die Schmerzreduktion, die in der Wobenzym®-Gruppe signifikant besser ausfiel als in der Diuretikagruppe (Abb. 4).

Die Verträglichkeit von Wobenzym® wurde von den Patientinnen nach der Therapie als sehr gut und gut bewertet, die der Diuretika als gut.

Diese Ergebnisse zeigen einen niedrigeren Ödemreduktionseffekt durch Diuretika als durch Enzyme. Wie bereits 1973 von *Földi* festgestellt wurde, sind Diuretika aus pathophysiologischen Gründen zur Behandlung des Lymphödems nicht angezeigt, werden aber dennoch in der Praxis sehr häufig verordnet [3].

Mit Wobenzym® kann beim Armlymphödem nach Brustkrebsoperation im Vergleich zur Diuretikatherapie eine signifikant bessere Ödemrückbildung erzielt werden. Damit ist Wobenzym® für die adjuvante Therapie in der komplexen physikalischen Entstauungstherapie beim Lymphödem nach Mammakarzinom geeignet.

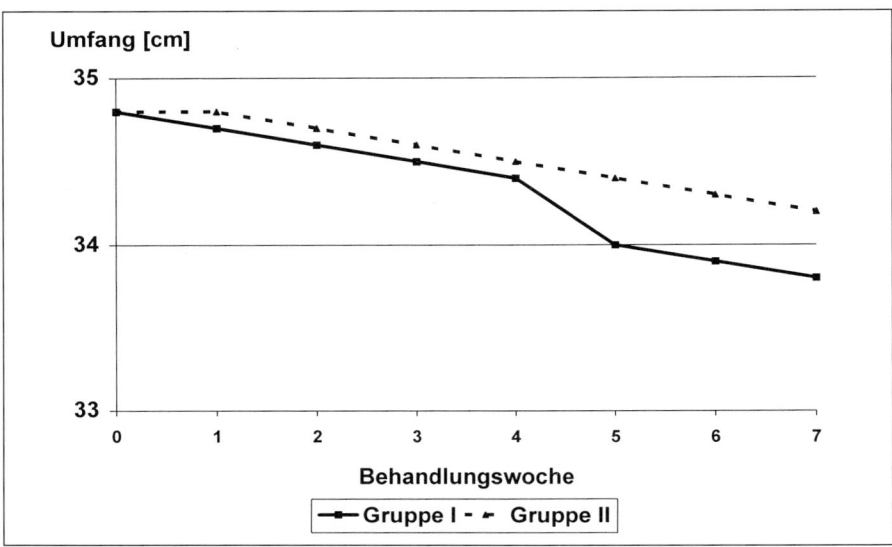

Abb. 1: Volumenreduktion des erkrankten Armes bei Therapie des Armlymphödems mit Wobenzym® (Gruppe I) bzw. Diuretika (Gruppe II).

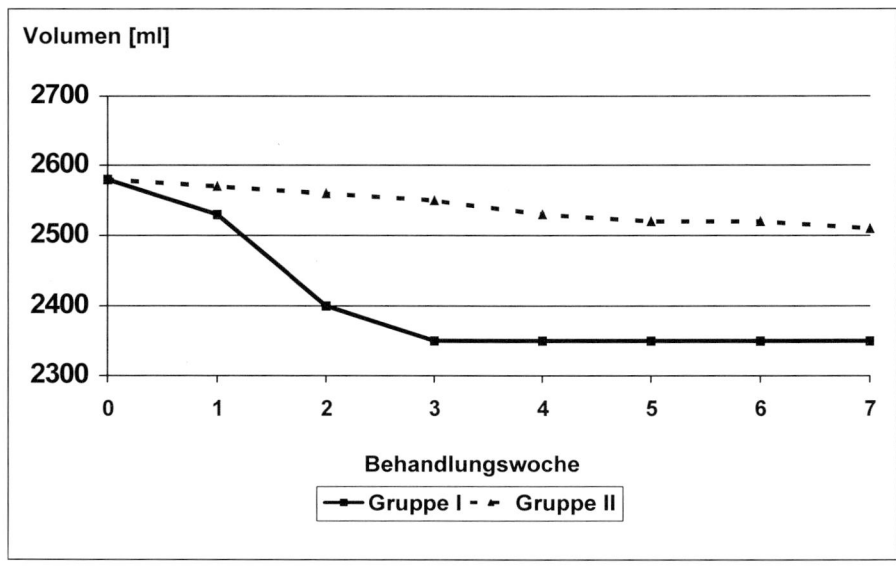

Abb. 2: Umfangsreduktion des erkrankten Armes bei Therapie des Armlymphödems mit Wobenzym® (Gruppe I) bzw. Diuretika (Gruppe II).

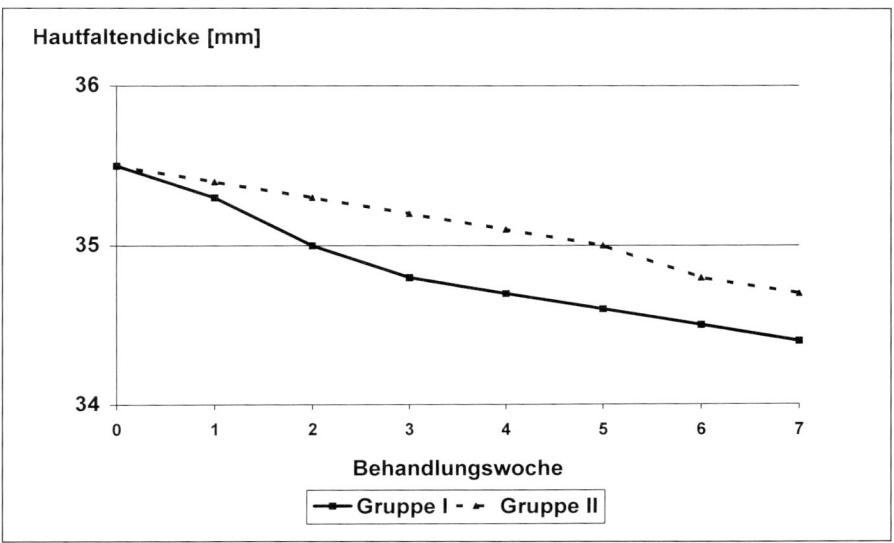

Abb. 3: Hautfaltendickereduktion des erkrankten Armes bei Therapie des Armlymph-ödems mit Wobenzym® (Gruppe I) bzw. Diuretika (Gruppe II).

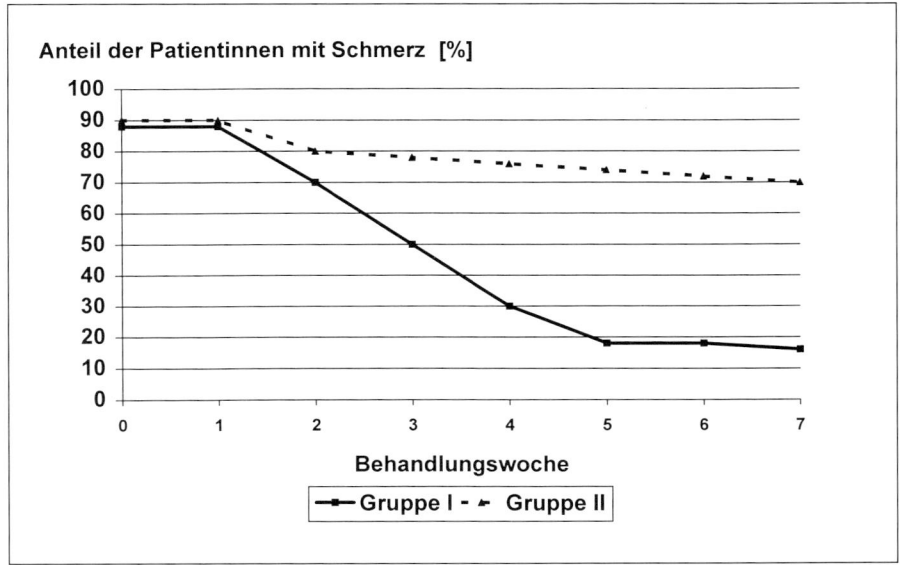

Abb. 4: Schmerzreduktion des erkrankten Armes bei Therapie des Armlymphödems mit Wobenzym® (Gruppe I) bzw. Diuretika (Gruppe II).

Literatur

1. **DeLisa, J. A., Miller, R. M., Melnick, R. R. et al.:** Rehabilitation of the cancer patient. In: De Vita, V. T. Jr., Hellmann, S., Rosenberg, S. A. (Hrsg.): Cancer principles and practice of oncology, 2. Aufl., S. 2165, Lippincott, Philadelphia.

2. **Engel, K.:** Zur Problematik des Lymphödems des Armes beim Mammakarzinom. In: H.-G. Meerpohl, A. Pfleiderer, Chr. Z. Profous. S. 82.

3. **Földi, M.:** Sind Diuretika für die Behandlung eines Lymphödems (und anderer lokalisierter Ödeme) geeignet? Herz/Kreisl. 5 (1973) 429–434.

4. **Földi, E., Földi, M.:** Komplexe physikalische Entstauungstherapie des chronischen Gliedmaßenlymphödems. Physika-lische Therapie 5 (1987) 16–27.

5. **Korpan, M. I., Fialka, V.:** Enzymtherapie beim Lymphödem nach Brustoperation. Curriculum Oncologicum 4 (1994) 110–114.

6. **Korpan, M. I., Fialka, V.:** Komplexe physikalische Rehabilitation beim Lymphödem nach Brustoperation. Arzt und Praxis 49 (1995) 540–547.

7. **Scheef, W., Pischnamazadeh, M.:** Proteolytische Enzyme als einfache und sichere Methode zur Verhütung des Lymphödems nach Ablatio mammae. Med. Welt 35 (1984) 1032–1033.

8. **Wrba, H.:** Krebstherapie mit proteolytischen Enzymen. In: Wrba, H. (Hrsg.): Kombinierte Tumortherapie. Hippokrates Verlag, Stuttgart 1992 (Sonderdruck).

Diskussion

Früher war das Lymphödem die klassische Folge der *Rotter-Halsted*-Operation. Heute wird nicht mehr so radikal operiert, wobei aber dennoch eine bestimmte Anzahl von Lymphknoten entfernt und die Axilla bis zum Level I, II oder III ausgeräumt werden muß. Durch diese Operationstechnik hat sich die Ausprägung des Lymphödems reduziert. Dennoch sind Lymphödeme nach jeder Brustoperation nachweisbar und persistieren subklinisch über mehrere Jahre. Durch verschiedene endogene und exogene Faktoren kann es zu einem klinisch sichtbaren Leiden kommen.

Obwohl **Diuretika beim Lymphödem** nach Mammaoperation aus pathophysiologischen Gründen nicht indiziert sind, werden sie in der Praxis immer noch sehr häufig in dieser Indikation verordnet. Um ihre mangelnde Wirksamkeit noch einmal zu unterstreichen, wurden in der vorliegenden Studie die Patientinnen, die vor Klinikaufnahme bereits mit Diuretika therapiert wurden, der Diuretikagruppe zugewiesen. Dabei wurde die Diuretikagabe jedoch nicht einfach fortgesetzt, sondern für zwei Wochen unterbrochen und dann gleichzeitig mit der komplexen physikalischen Therapie wiederaufgenommen.

Enzyme sind zur Behandlung des Lymphödems nach Mammaoperation, aber auch zur Behandlung des Lymphödems jeder anderen Genese geeignet.

Enzymtherapie der fibrozystischen Mastopathie

J. Adámek

In diesem Beitrag wird über erste praktische Erfahrungen auf dem Gebiet der Systemischen Enzymtherapie der fibrozystischen Mastopathie in der Tschechischen Republik berichtet.

Die Angaben beziehen sich auf ein Krankengut von 54 Patientinnen. Im Unterschied zu der Mehrheit ausländischer Studien haben wir uns auf das Stadium I der fibrozystischen Mastopathie konzentriert, das durch mikrozystische Veränderungen und eine ausgeprägte Mastodynie charakterisiert ist. In die offene Studie wurden Patientinnen mit einem Durchschnittsalter von 32 Jahren aufgrund der Befunde der klinischen Untersuchung, der Ultraschalluntersuchung und – in einigen Fällen – der Mammographie und Zytologie aufgenommen. Die Mammographie wurde bei Frauen im Alter über 30 Jahre durchgeführt.

Allen Patientinnen wurde ein Mischpräparat hydrolytischer Enzyme, i. e. Wobenzym®, in einer Dosierung von dreimal täglich sieben Dragees in Kombination mit dreimal täglich einer Kapsel (100 mg) Vitamin E von der ersten bis zur dritten Woche verabreicht. Von der vierten bis zur neunten Woche wurde die Enzymdosis unter Beibehaltung der Vitamin E-Medikation auf dreimal täglich fünf Dragees reduziert. Im Verlauf der Studie wurde auf ein Dosierungsschema von zweimal täglich 10 Dragees übergegangen, was für die Patientinnen angenehmer war. Die Studie wurde an ambulanten Patientinnen durchgeführt, wobei der Therapiebeginn immer in die gleiche Zyklusphase fiel, um die Auswertung der subjektiven Beschwerden zu erleichtern. Alle Patientinnen wurden vor Studienbeginn sorgfältig über Wirkungen und Nebenwirkungen des Präparates informiert, um das Verständnis für die im Vergleich zu anderen Therapieformen ungewöhnlich hohe Anzahl einzunehmender Dragees zu fördern. Daher kann bei den beobachteten Ergebnissen ein Plazeboeffekt nicht ausgeschlossen werden, zumal es sich auch nicht um eine Doppelblindstudie handelte.

Schon nach den ersten zwei Behandlungswochen konnte eine Verringerung der Beschwerden festgestellt werden. Das Endergebnis kann folgendermaßen zusammengefaßt werden: Verbesserungen wurden bei insgesamt 41 von 54 Patientinnen (76%) beobachtet. Bei 30 Patientinnen (56%) waren diese sehr eindrucksvoll und bestanden im Ausbleiben oder einer deutlichen Verringerung von Palpationsschmerzen und der Schwellung der Brustdrüsen. Eine teilweise Besserung der Beschwerden fand sich bei 11 Patientinnen (20%). In dieser Gruppe verringerten sich die subjektiven Beschwerden, der Palpationsbefund blieb jedoch unverändert.

Was aber das Ergebnis des Ultraschalls sowie der Mammographie betrifft, so hat sich auch bei den Patientinnen mit eindrucksvoller Verbesserung des klinischen Befundes und der subjektiven Beschwerden nur wenig geändert.

Bei 13 Patientinnen (24%) bewirkte die systemische Enzymtherapie keine faßbare Besserung. Bei drei dieser Patientinnen mußte eine Knotenextirpation durchgeführt werden. Zwei brachen die Therapie ab.

Nebenwirkungen traten bei sechs Patientinnen in Form von Diarrhoe (dreimal), Meteorismus (zweimal) und Bauchschmerzen (einmal) auf.

In vielen Fällen kam es nach einigen Monaten zu einem Rezidiv der Beschwerden. Durch eine Wiederholung der Therapie mit Wobenzym® und Vitamin E in derselben Dosierung konnte eine erneute Besserung herbeigeführt werden.

Wenn auch die Systemische Enzymtherapie der fibrozystischen Mastopathie eher eine symptomatische Behandlung darstellt, so sind doch ihre klinischen Ergebnisse denen der kausalen hormonellen Therapie vergleichbar. Dabei geht die Enzymtherapie allerdings mit einem Minimum an Nebenwirkungen einher. Die Systemische Enzymtherapie mit Wobenzym® eignet sich als adjuvante Medikation im Rahmen anderer Behandlungsverfahren.

Diskussion

Nach Ansicht *Prof. Wrbas* ist es bei jungen Frauen, die einen kleinen Knoten in der Brust festgestellt haben und sehr beunruhigt sind, durchaus angezeigt, vor eingreifenden diagnostischen und therapeutischen Maßnahmen über zwei bis drei Wochen probatorisch mit Enzymen zu behandeln. Im allgemeinen sei der Knoten nach 14 Tagen verschwunden. Sei dies nicht der Fall, könnten weiterführende Maßnahmen immer noch rechtzeitig ergriffen werden. Den Patientinnen bliebe so eine oft schwere psychische Belastung erspart.

An dem Grundsatz, daß jeder Knoten solange karzinomverdächtig ist, bis das Gegenteil erwiesen ist, soll mit diesem Vorgehen aber nicht gerüttelt werden.

186

Enzymtherapie bei der Mastopathie und bei der Adnexitis

Edith Rammer

Die Enzymtherapie der chronischen Adnexitis und der Mastopathie wurde in randomisierten, doppelblinden Parallelgruppenstudien untersucht. Dabei wurde die Wirksamkeit und Verträglichkeit des Enzymkombinationspräparates Wobenzym® mit der Wirksamkeit und Verträglichkeit der Standardtherapeutika Diclofenac und Lynestrenol verglichen.

Adnexitis

Die akute Adnexitis entsteht durch Keimaszension aus dem unteren Genitaltrakt und ist gekennzeichnet durch Druckschmerz, peritoneale Reizerscheinungen und Fieber. Ihre Therapie umfaßt Antibiotika, Antiphlogistika und Spasmolytika.

Bei der chronischen Adnexitis dagegen ist zusätzlich die Stimulierung des körpereigenen Immunabwehrsystems notwendig. Er ist seit langem bekannt, daß die Enzymbehandlung die körpereigene Abwehr gegen Infektionserreger sowohl durch Makrophagen- als auch durch Leukozytenaktivierung steigert. Es lag daher nahe, die Gabe von hydrolytischen Enzymen, i.e. Wobenzym®, mit dem Standardtherapeutikum Diclofenac hinsichtlich der Wirksamkeit und Verträglichkeit bei der Behandlung der chronischen Adnexitis zu vergleichen.

Es erfolgte eine computergestützte randomisierte Zuteilung der Patientinnen zu den Behandlungsgruppen. Das Doppelblinddesign wurde durch die Double-Dummy-Methode erreicht. Die Patientinnen bekamen über jeweils drei Wochen täglich dreimal fünf „Enzymdragées" und zwei „Antiphlogistikumkapseln", wobei in der Enzymgruppe die Enzymdragees das Verum- und die Antiphlogistikumkapseln das Plazebopräparat enthielten. In der Diclofenacgruppe war dies umgekehrt. Die Einnahme anderer Medikamente oder eine andere simultane Therapie wurden dokumentiert. Der Einsatz anderer nicht-steroidaler Antirheumatika oder Antibiotika war nicht gestattet.

Kontrolluntersuchungen wurden zu Beginn der Behandlung, nach zwei Wochen und nach Beendigung der Therapie nach drei Wochen durchgeführt. Wirksamkeit und Verträglichkeit wurden sowohl vom Arzt als auch von der Patientin beurteilt.

Die beiden Gruppen von 18 Patientinnen in der Enzym- und 22 in der Diclofenacgruppe waren in bezug auf Alter, Größe, Gewicht, Bewegungs- und Druckschmerz, Abwehrspannung, Miktions- und Stuhlbeschwerden vergleichbar.

Die Beurteilung der Wirksamkeit sowohl seitens des Arztes als auch der Patientinnen war in beiden Gruppen in etwa gleich gut. In der Enzymgruppe traten keine Nebenwirkungen auf. In der Diclofenacgruppe wurden in drei Fällen mittelschwere Nebenwirkungen wie Magenschmerzen, Übelkeit und Lidödem beobachtet.

In beiden Gruppen waren nach Therapieende die Laborwerte, insbesondere die Blutwerte und die Leukozytenzahl, und die klinischen Befunde wie Bewegungsschmerz, Druckschmerz und Abwehrspannung vergleichbar.

Somit konnte in dieser Studie die gute Wirksamkeit und ausgezeichnete Verträglichkeit von Wobenzym® nachgewiesen werden. Bei gleich guter Wirksamkeit, aber besserer Verträglichkeit kann die Enzymtherapie besonders im Hinblick auf die Vermeidung von Nebenwirkungen bei der Behandlung der chronischen Adnexitis als Alternative zum Diclofenac angesehen werden.

Mastopathie

In gleicher Weise wurde eine ebenfalls randomisierte, doppelblinde Parallelgruppenstudie zur Prüfung der Wirksamkeit von Wobenzym® im Vergleich zum Lynestrenol bei der Therapie der Mastopathie durchgeführt.

Neun Patientinnen wurden in die Enzym- und zehn in die Lynestrenolgruppe aufgenommen. In bezug auf Alter, Größe, Gewicht, Berührungsempfindlichkeit, Spannungsgefühl, Spontan- und Druckschmerz waren die Gruppen vergleichbar.

Die Rahmenbedingungen der Durchführung dieser Studie entsprachen im wesentlichen denen der zuvor beschriebenen Studie.

Die Patientinnen bekamen in der ersten Woche täglich dreimal sieben „Enzymdragees" und zwei „Hormonkapseln". Ab der zweiten bis zur dritten und ab der fünften bis zur siebenten Woche wurden dreimal vier „Enzymdragees" und zwei „Hormonkapseln" täglich verabreicht. Damit dauerte die Therapie jeweils vom vierten bis zum 25. Zyklustag. In der Enzymgruppe enthielten die „Enzymdragees" das Verumpräparat und die „Hormonkapseln" Plazebo, in der Lynestrenolgruppe enthielten die Kapseln mit 5 mg Lynestrenol das Verumpräparat und die Dragees Plazebo.

Die zu Beginn der Therapie, nach einem Monat und bei Abschluß der Therapie nach zwei Monaten durchgeführten Kontrolluntersuchungen zeigten in beiden Gruppen vergleichbare prozentuale Verbesserungen der Blutsenkungsgeschwindigkeit. Auch hinsichtlich der Verminderung der Leukozytenzahl waren die Präparate in beiden Gruppen ungefähr gleich wirksam.

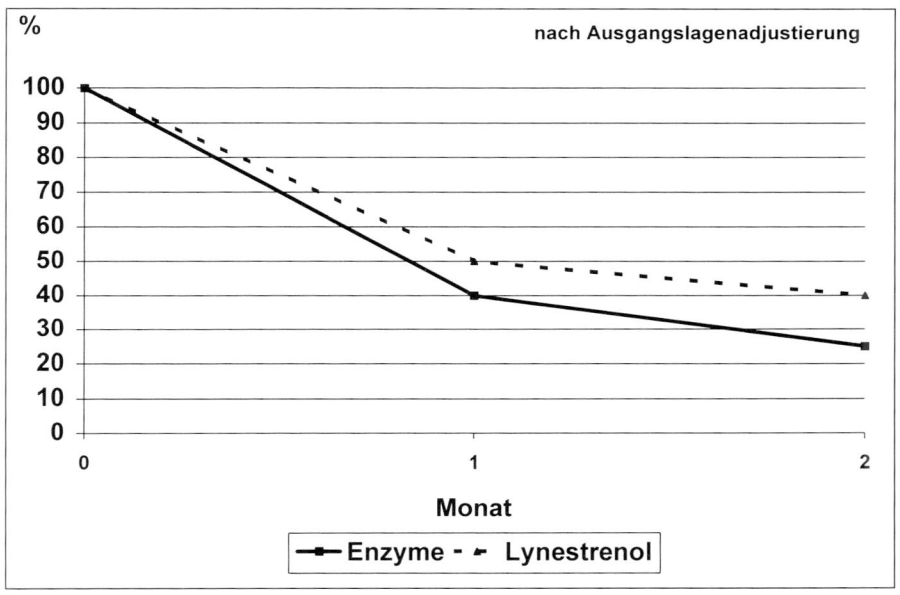

Abb. 1: Prozentualer Rückgang der Zysten in bezug auf den Ausgangswert bei Therapie der Mastopathie mit Wobenzym® bzw. Lynestrenol.

Die Anzahl der Zysten jedoch war in der Enzymgruppe deutlich auf 25% des Ausgangswertes gegenüber 40% in der Lynestrenolgruppe zurückgegangen (Abb. 1).

Auch der Durchmesser der größten Zyste nahm in der Enzymgruppe auf 9,5% des Ausgangswertes stärker ab als in der Lynestrenolgruppe, in der eine Verkleinerung auf nur etwa 47% des Ausgangswertes zu beobachten war (Abb. 2).

Die Berührungsempfindlichkeit nahm hingegen in der Lynestrenolgruppe auf 20% des Ausgangswertes stärker ab als in der Enzymgruppe (30% des Ausgangswertes; Abb. 3). Auch bei Spannungsgefühlen, Spon-

tan- und Druckschmerzen waren die Ergebnisse ähnlich wie bei der Berührungsempfindlichkeit etwas besser bei der Gabe von Lynestrenol als bei der Behandlung mit Enzymen.

Bei der Anzahl der Knoten wiederum zeigte sich in der Enzymgruppe eine deutlichere Verminderung auf 11% des Ausgangswertes verglichen mit 26,7% in der Lynestrenolgruppe (Abb. 4). Signifikant bessere Ergebnisse waren in der Enzymgruppe bei Verhärtungen zu verzeichnen. Nach Ende der Therapie waren hier keine Verhärtungen mehr tastbar, während in der Lynestrenolgruppe noch 20% der Knoten tastbar waren (Abb. 5).

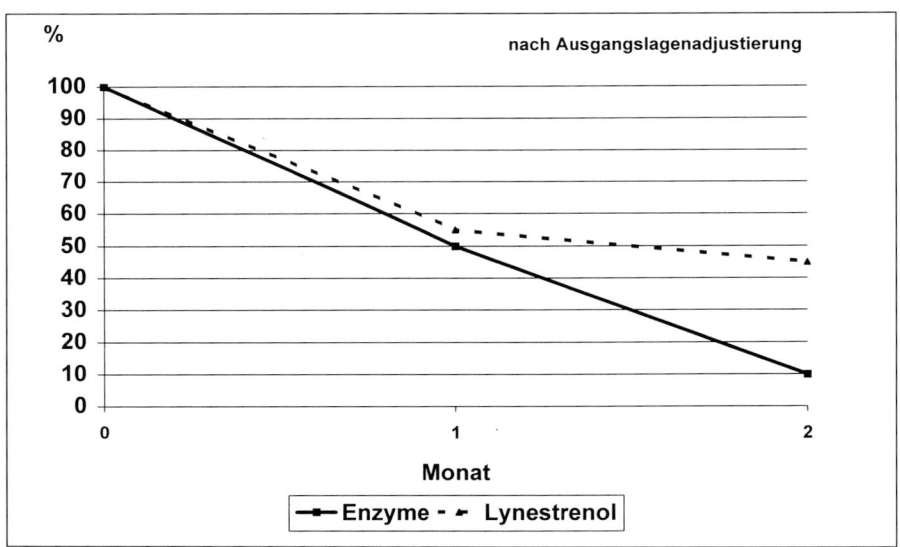

Abb. 2: Prozentuale Verkleinerung des Durchmessers der größten Zyste in bezug auf den Ausgangswert bei Therapie der Mastopathie mit Wobenzym® bzw. Lynestrenol.

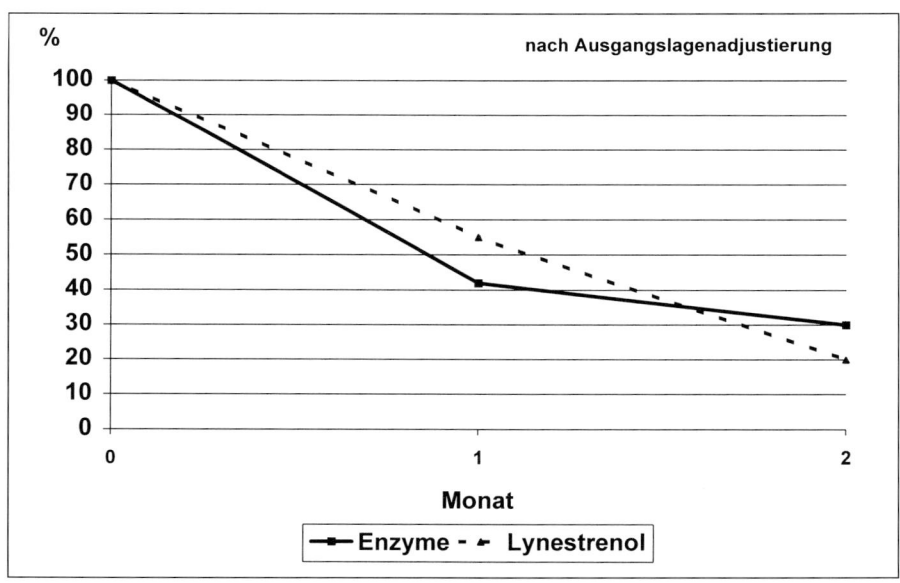

Abb. 3: Prozentualer Rückgang der Berührungsempfindlichkeit in bezug auf den Ausgangswert bei Therapie der Mastopathie mit Wobenzym® bzw. Lynestrenol.

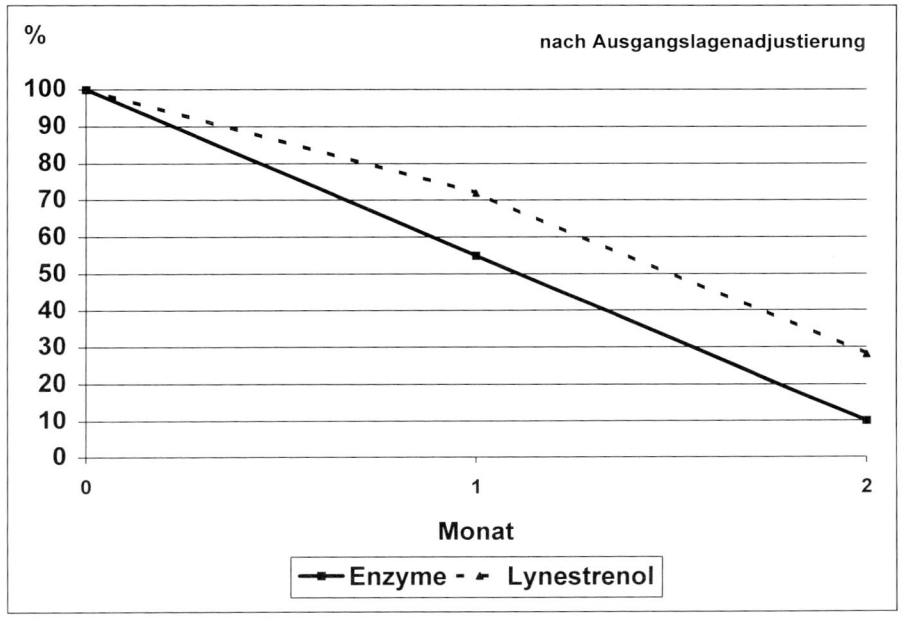

Abb. 4: Prozentuale Verminderung der Anzahl der Knoten in bezug auf den Ausgangs-wert bei Therapie der Mastopathie mit Wobenzym® bzw. Lynestrenol.

Zusammenfassend bestanden in der Wirksamkeit der Medikamente aber keine signifikanten Unterschiede.

Wie bei der Therapie der Adnexitis war auch bei der Therapie der Mastopathie die Beurteilung der Wirksamkeit der Prüfpräparate durch Arzt und Patientinnen etwa gleich gut.

Die Verträglichkeit war in beiden Gruppen sehr gut. Es traten keine wesentlichen unerwünschten Arzneimittelnebenwirkungen auf.

In beiden Gruppen wurde durch die Behandlung in jeweils neun Fällen eine Besserung oder Heilung er-

zielt. In der Lynestrenolgruppe lagen in einem Fall keine Angaben vor.

Die Studie ergab somit, daß bei der Behandlung der Mastopathie mit Enzymen bzw. Lynestrenol hinsichtlich der Wirksamkeit und Verträglichkeit keine statistisch signifikanten Unterschiede bestehen, und daß das Enzymkombinationspräparat Wobenzym® auch in diesem Fall als Therapeutikum geeignet ist.

Zusammenfassend geht aus den Ergebnissen unserer randomisierten doppelblinden Parallelgruppenstudien hervor, daß das Enzymkombina-

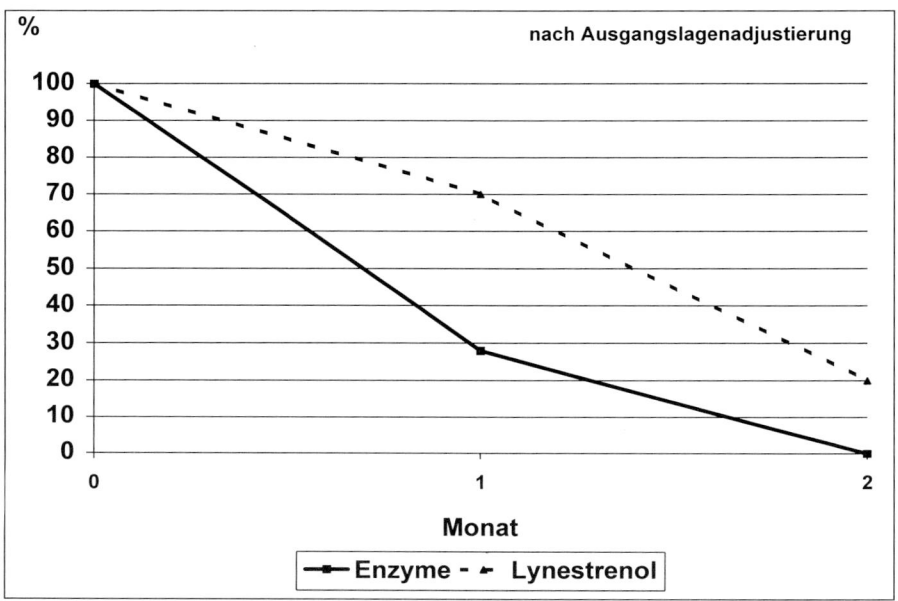

Abb. 5: Prozentualer Rückgang der Verhärtungen in bezug auf den Ausgangswert bei Therapie der Mastopathie mit Wobenzym® bzw. Lynestrenol.

tionspräparat Wobenzym® aufgrund seiner Wirksamkeit und ausgezeichneten Verträglichkeit zur Behandlung der chronischen Adnexitis und der Mastopathie vorzüglich geeignet ist, und die Enzymtherapie eine Alternative zu den Standardtherapeutika darstellt.

Diskussion

Wobenzym® ist zur Behandlung der **prämenstruellen Mastopathie** sehr gut geeignet. Hier ist eine deutliche Symptomverbesserung zu verzeichnen.

In die vorliegende Studie zur **chronischen Adnexitis** wurden Patientinnen aufgenommen, die wiederholt Schmerzen hatten und auf eine Antibiotikatherapie nicht ansprachen. Nach Abschluß der dreiwöchigen Enzymtherapie wurde eine deutliche Besserung der Schmerzen und der Entzündungsparameter beobachtet. Dieses Ergebnis ist um so bedeutender, als die chronische Adnexitis früher lange Zeit mit Steroiden behandelt wurde, ohne daß bei massiven Nebenwirkungen ein großer therapeutischer Erfolg zu verzeichnen gewesen wäre.

Zur Behandlung der **akuten Adnexitis** mit Antibiotika und zusätzlicher Enzymtherapie bestehen ebenfalls positive klinische Erfahrungen.

Schwellungsreduktion durch Enzyme bei der Episiotomie

L. N. Baumgartner

Das breite Wirkungsspektrum der Enzyme mit Indikationen in allen Fachdisziplinen ist seit langem bekannt. In klinisch etwas „hemdsärmeliger Weise" haben wir uns der häufigsten Operation im Fach der Gynäkologie und Geburtshilfe, der Episiotomie, zugewandt.

Die betroffenen Patientinnen sind ja nicht im eigentlichen Sinne krank, leiden jedoch in dieser an sich sehr erfreulichen Periode des frühen Wochenbetts oft sehr stark unter den typischen Auswirkungen einer genähten Wunde, zumal in der bekannten Lokalisation.

Um den jungen Müttern erquicklichere Bedingungen zu verschaffen, haben wir folgende Doppelblindstudie aufgelegt: Insgesamt wurden 55

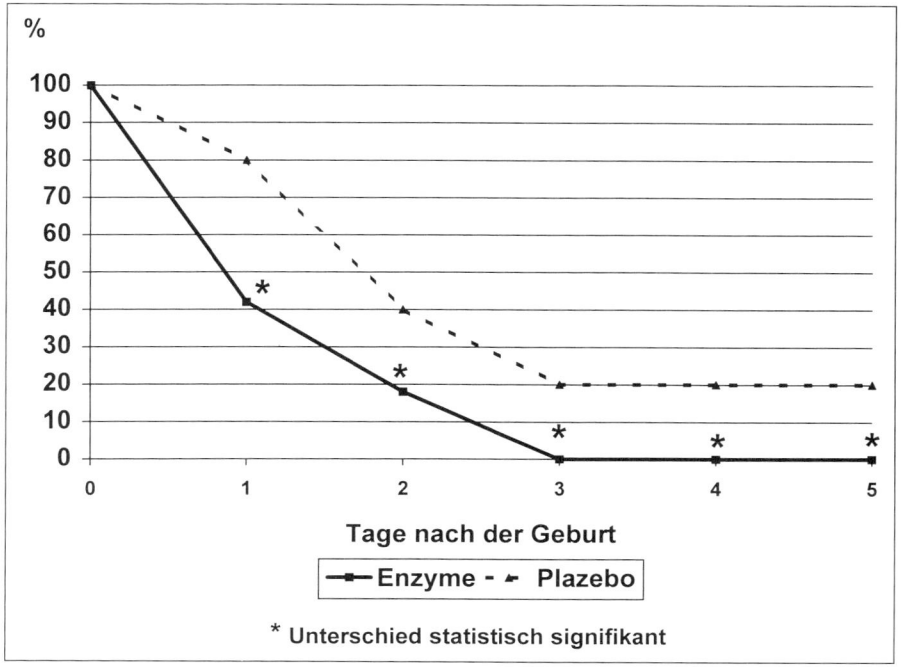

Abb. 1: Verlauf der Schmerzen in Ruhe nach Episiotomie unter Therapie mit Enzymen bzw. Plazebo.

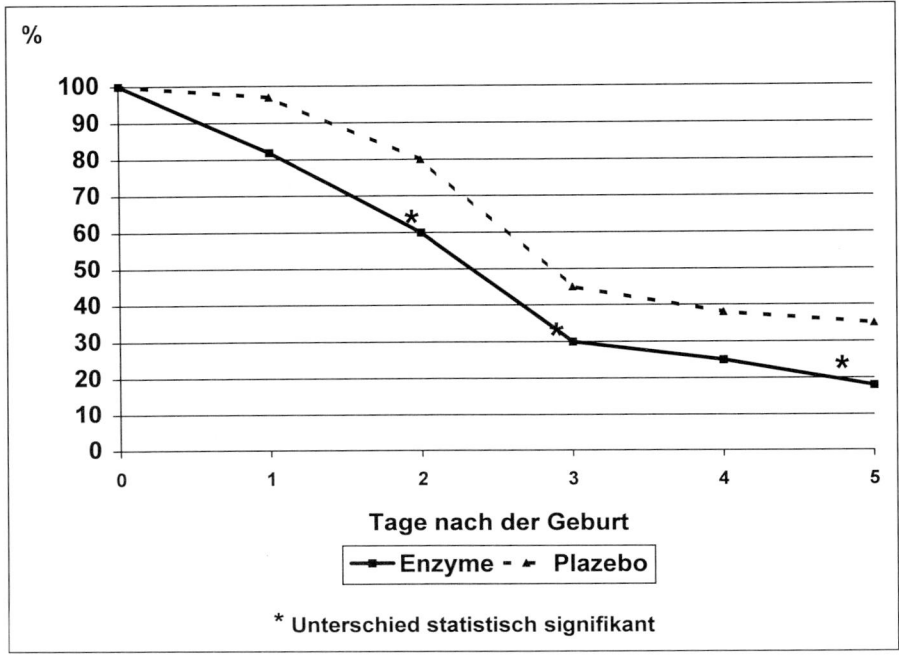

Abb. 2: Verlauf der Schmerzen im Sitzen nach Episiotomie unter Therapie mit Enzymen bzw. Plazebo.

Patientinnen rekrutiert, deren Austreibungsperiode mit einer Episiotomie einherging. Dabei war nur eine mediolaterale Schnittführung zugelassen. Ausschlußkriterium war das Auftreten von anderen Verletzungen in Vagina oder Damm bei der Geburt.

Von diesen Patientinnen erhielten 28 das Präparat Phlogenzym® und 27 Plazebo in einer Dosierung von dreimal täglich zwei Dragees über insgesamt fünf Tage beginnend zwei Stunden postpartal.

Hinsichtlich der Patientendaten waren beide Gruppen vergleichbar.

Dies gilt auch für die Länge der Episiotomie (durchschnittlich fünf Zentimeter) und die Geburtsdauer. Letztere war mit durchschnittlich gut sechs Stunden in beiden Gruppen kurz, was dafür spricht, daß nur unkomplizierte Verläufe beobachtet wurden, die vor allem nicht mit einer vaginal-operativen Entbindung beendet werden mußten.

Als entscheidendes Kriterium für die Wirksamkeit der Enzymtherapie bei der Episiotomie wurde der Schmerz gewählt. Die Patientin konnte über einen Score ihr Schmerzempfinden ausdrücken.

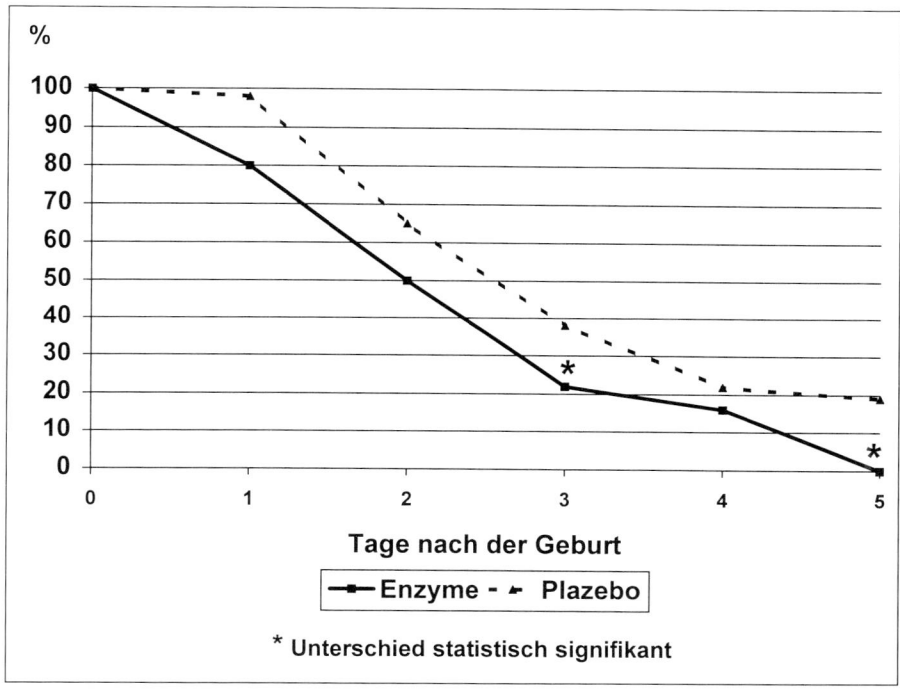

Abb. 3: Summen-Score der Untersuchungsparameter Ödem, Erythem, Hämatom und Schmerzen nach Episiotomie unter Therapie mit Enzymen bzw. Plazebo.

Ruheschmerzen gingen bei enzymbehandelten Patientinnen signifikant schneller zurück als bei plazebobehandelten Patientinnen (Abb.1). Zum Teil war der Prozentsatz der unter Schmerzen leidenden Patientinnen in der Enzymgruppe nur halb so hoch wie in der Plazebogruppe.

Aufgrund der banalen Tatsache, daß die Patientin im Sitzen mechanischen Druck auf ihre Wunde ausübt, sind die Schmerzen im Sitzen stärker als in Ruhe. Aber auch hier gab es einen deutlichen Unterschied zugunsten der Enzymgruppe (Abb. 2). Bei übermäßigen Schmerzen konnte auf die Gabe von Analgetika selbstverständlich nicht verzichtet werden. Nicht-steroidale Antiphlogistika waren jedoch nicht zugelassen, statt dessen wurde bei Bedarf Paracetamol verabreicht.

Die abschließende Beurteilung wurde gemeinsam mit der Patientin vorgenommen: Aus dem Schmerz-Score der Patientin und der ärztlichen Beurteilung von Ödem, Erythem und Hämatom wurde ein Summen-Score errechnet, der wiederum einen signifikanten Unterschied zugunsten der Enzymgruppe zeigte (Abb. 3).

Die Beobachtungszeit über fünf Tage ergibt sich daraus, daß die Mütter in der Regel am vierten oder fünften Tag nach der Entbindung aus der stationären Behandlung entlassen werden. Anschließend ließen sich verständlicherweise keine weiteren Untersuchungstermine vereinbaren.

Die Verträglichkeit der Prüfpräparate war sehr gut. Es wurden keine unerwünschten Nebenwirkungen beobachtet.

Damit stellt die systemische Enzymtherapie ein hervorragendes Mittel zur Linderung postpartaler Schmerzen nach Episiotomie dar, was auf der Reduktion von Schwellungen auf dem Boden der bekannten Wirkmechanismen beruht.

Einsatz hydrolytischer Enzyme bei der Endometriose, zur Adhäsionsprophylaxe und beim habituellen Abort

F.-W. Dittmar

Sowohl die Endometriose als auch die Adhäsionsbildung bei mehrfach voroperiertem Bauch und der habituelle Abort sind Aspekte der Gynäkologie, die mit einer Störung der Immunantwort im Zusammenhang stehen.

Bereits in den sechziger Jahren wurde an der Universitäts-Frauenklinik in München unter der Leitung meines Lehrers *Richard Fikentscher* eine Methode zur Behandlung der Eileitersterilität entwickelt, i. e. die Hydropertubation. Sie besteht auch heute noch in der Applikation eines Kortisonpräparates, eines Antibiotikums, einer Flüssigkeitsergänzung sowie von α-Chymotrypsin. Das war mit der Beginn des Einsatzes von Enzymen in der Gynäkologie.

Das Spektrum der gynäkologischen Indikationen der Enzymtherapie wurde nachfolgend erweitert um die Salpingitis, die Pelveoperitonitis (pelvic inflammatory disease), die Mastopathie einschließlich der Mastodynie, die Endometriosis genitalis externa sowie die Indikationen im Rahmen der operativen und onkologischen Gynäkologie und der Geburtshilfe.

Endometriosis genitalis externa

Bei der Endometriosis genitalis externa handelt es sich um versprengte Gebärmutterschleimhaut, die sich nicht mehr in der Gebärmutter, sondern außerhalb, z. B. im kleinen Becken, befindet und zyklusabhängig schwerste Beschwerden verursacht. Zu den Symptomen und Zeichen der Endometriose gehören die Dysmenorrhoe, die Dyspareunie, die Sterilität, Zwischenblutungen, Unterleibsschmerzen, Kreuz- und Bauchschmerzen, Dysurie und schließlich auch Schmerzen bei der Defäkation.

Im Ovarialbereich lokalisiert, führt die Endometriosis genitalis externa zu einer chronischen Entzündung. Diese hat eine gestörte Ovarialfunktion zur Folge. Lokal kommt es zur Aktivierung von Makrophagen und zur Produktion von Tumornekrosefaktor und Interleukin. Bei den Endomorphinen ist ein Anstieg und bei den Gonadotropinen und den Releasing-Hormonen ein Absinken zu verzeichnen. Ein großer Teil der Patientinnen mit Endometriose kommt mit einer gewissen reproduktiven Erwartung in die gynäkologische Praxis.

Die Endometriose wird nach der Lokalisation, dem Schweregrad und dem Aktivitätszustand eingeteilt. Dabei sind zum einen der makroskopische Aspekt im Rahmen einer Pelviskopie oder Laparopelviskopie

Tabelle 1: Schema der Endometriosebehandlung bei jungen Frauen mit Beschwerden.

	Stadium I	Stadium II	Stadium III	Stadium IV
Primär	Pelviskopische Sanierung Enzyme	Suppression	Suppression	Suppression
Sekundär		Kontroll-pelviskopie Adhäsiolyse Koagulation Enzyme		Konservative Operation Mikrochirurgie Enzyme

und zum anderen der mikroskopische Aspekt mit Differenzierungsgrad und endokriner Modulation von Bedeutung. Ein neuer Schwerpunkt liegt auf biochemischen Vorgängen, die sich in Rezeptorkonzentrationen ausdrücken. Hierbei spielen mit größter Wahrscheinlichkeit auch die Adhäsionsmoleküle eine nicht unbedeutende Rolle.

Hinsichtlich der Pathogenese der Endometriose werden genetische, endokrine, mechanische, hauptsächlich aber immunologische Faktoren diskutiert. Die Erkrankung führt zur Metaplasie als Ausdruck einer Störung der Immunregulation, die vor allem das Antikörper- und Komplementsystem betrifft. Es kommt dann zu einer Endometrioseaussiedlung, d. h. einem Gebärmutterschleimhautimplantat vor allem im Bereich des kleinen Beckens, der Lymphbahnen und der Blutgefäße. Klinisch bedeutende Lokalisationen sind außerdem die Adnexe und der Tubenverlauf, wo eine intramurale Endometriose möglicherweise zu einer Verklebung der Zilien und ei-

nem Verschluß des Eileiters und somit zur Sterilität führen kann.

Es gibt verschiedene Schemata zur Endometriosebehandlung, von denen eines in Tabelle 1 aufgeführt ist. Das Stadium I ist gekennzeichnet durch kleine Plaques unter 5 mm, das Stadium II durch Plaques über 5 mm, im Stadium III ist das umgebende Gewebe mit einbezogen, und im Stadium IV liegt ein ausgedehnter Befall beispielsweise auch des Darmes vor. Die Diagnostik basiert in erster Linie auf der Pelviskopie.

Die Sanierung erfolgt in den Stadien I und II durch Koagulation der einzelnen Endometrioseherde. Bei der Therapie der Erkrankung bezieht sich die Suppression zunächst auf das Ovar. Die Diskussion um lokale oder zentrale Suppression würde jedoch den Rahmen dieses Beitrages sprengen. Ein halbes Jahr nach Therapieabschluß sollte eine erneute Kontrollpelviskopie durchgeführt werden, um eventuelle Adhäsionen zu lösen oder einzelne verbliebene Herde zu koagulieren. Ist es zum Tubenverschluß im Bereich der Fimbrien gekommen, sollte jetzt die Fimbriolyse durchgeführt werden.

Im Rahmen dieses Therapieplanes werden Enzyme über längere Zeiträume eingesetzt. Positive Erfahrungen bestehen mit Wobenzym® in einer Dosierung von dreimal zehn Dragees über acht Tage und einer anschließenden Dauertherapie mit dreimal zwei Dragees pro Tag über sechs Monate.

Adhäsionsprophylaxe

Die Bedeutung der Enzymtherapie in der operativen Gynäkologie liegt schwerpunktmäßig nicht beim Ersteingriff, sondern bei wiederholten Eingriffen und insbesondere bei Eingriffen, die gezielt laparo- oder pelviskopisch zur Adhäsiolyse durchgeführt werden.

Auch die Pathogenese intraperitonealer Adhäsionen ist eng verknüpft mit Störungen der Immunregulation, vor allem der Komplementkaskade. Es kommt zu entzündlichen Exsudaten, die wiederum zu einer Fibrinausscheidung mit Veränderungen am endothelialen System und nachfolgender Adhäsionsbildung führen.

Um dieser Entwicklung vorzubeugen, werden bei der Laparotomie und auch bei der Pelviskopie schon präoperativ Enzyme verabreicht. Die Enzymtherapie kann unmittelbar postoperativ problemlos mit der Heparintherapie im Sinne der Thromboseprophylaxe kombiniert werden. Die Anfangsdosis muß hoch

sein, anschließend sollte für längere Zeit eine Erhaltungsdosis gegeben werden. Es bestehen Erfahrungen mit der Gabe von Enzymen über die Dauer eines Jahres, ohne daß Nebenwirkungen zu verzeichnen gewesen wären.

Habitueller Abort

Der letzte Abschnitt dieses Beitrages befaßt sich mit der Frage, inwieweit auch die Neigung zum habituellen Abort immunologisch bedingt und damit durch Enzyme beeinflußbar ist.

Der habituelle Abort ist definiert als das Auftreten von drei oder mehr spontanen Fehlgeburten. Er wird unterteilt in den habituellen Frühabort bis zum Ende der zwölften Schwangerschaftswoche und den habituellen Spätabort nach Ausbildung der Plazenta ab der zwölften Woche.

Bei den Ursachen des habituellen Abortes kann es sich natürlich um eine Störung der Eianlage, d. h. ein Abortivei, handeln. Es können eine Fehlbildung des Embryos oder degenerative Erscheinungen am Trophoblasten vorliegen. Auch pathologische Veränderungen und Anomalien des Uterus, Falschlagen, z. B. ein retroflektierter Uterus, und funktionelle Veränderungen, wie ein schlecht eingestellter Diabetes mellitus, kommen als Ursache in Frage.

Genauso sind aber auch immunologische Abortursachen im Sinne einer gestörten Immuntoleranz möglich. Der physiologische Ablauf der Wanderung der konjugierten Eizelle mit Ankunft im Endometrium nach sechs bis sieben Tagen ist aufgehoben. Es kommt zu einer unkontrollierten Immunreaktion gegen die Eizelle mit konsekutivem habituellen Abort und Infertilität.

Die therapeutische Strategie sieht zunächst einmal Schonung vor. Die Hormongabe gibt Anlaß zur Diskussion. In Frage kommen Östrogen und Progesteron. Enzyme werden in hoher Dosierung verabreicht.

In einer unlängst angelaufenen Studie soll die Wirkung von Phlogenzym® geprüft werden. Dies ist insofern interessant, als das Phlogenzym® zusätzlich Rutin enthält. Es wird angenommen, daß es bei einer Störung im Bereich des Trophoblasten zu Mikroblutungen kommt. Dann könnte durch Rutin eine gefäßabdichtende Wirkung erzielt werden.

Multiple Sklerose

Ergebnisse einer Pilotstudie zur Verabreichung eines oralen Enzympräparates bei multipler Sklerose

U. Baumhackl

Die Ätiologie der multiplen Sklerose ist unbekannt, unser Wissen zur Pathogenese lückenhaft. Man nimmt an, daß es sich um eine Autoimmunerkrankung mit genetischen und exogenen Determinanten handelt. Trotz Unkenntnis der Ätiologie und somit des Fehlens einer kausalen Therapie sind in den vergangenen Jahren wesentliche Fortschritte in der Therapie der Erkrankung erzielt worden. Es ist gelungen, die Lebenserwartung von Patienten mit multipler Sklerose annähernd auf das Niveau der übrigen Bevölkerung anzuheben. Vor allem ist aber die Lebensqualität wesentlich besser geworden.

Bei der Durchführung von Therapiestudien zur multiplen Sklerose ist es schwierig, den Therapieeffekt zu bewerten, da die Krankheit sehr unterschiedliche Verläufe nehmen kann (Abb. 1): Sie kann über Jahrzehnte ausgesprochen gutartig mit Schüben in Abständen von mehreren Jahren und nur ganz geringen Restsymptomen verlaufen. Sie kann auch in Schüben, aber mit zunehmenden residualen Defiziten und zunehmender Behinderung ablaufen. Häufig zieht sie nach einigen initialen Schüben eine chronisch progrediente Verschlechterung der neurologischen Symptomatik nach sich. Möglich ist auch der Verlauf mit einem initialen Schub, einem anschließenden, jahrelangen freien Intervall und schließlich dem Übergang in eine sekundär chronische Progression. Gelegentlich kommt es zu einem primär chronisch progredienten Verlauf.

Eine österreichische Ärztin, Frau *Dr. Neuhofer*, begann vor über 20 Jahren, sich in ihrer Praxis mit der Enzymtherapie zur Behandlung der multiplen Sklerose auseinanderzusetzen. Sie konnte damals natürlich keine klinischen Studien, wie sie heute gefordert werden, durchführen. Aber in der Betreuung von Hunderten von Patienten mit multipler Sklerose hat sie über Jahrzehnte einen wertvollen Erfahrungsschatz sammeln können. Ihre klinischen Eindrücke fanden im Rahmen internationaler Konferenzen und Kongresse immer wieder Beachtung (z. B. [2]). Natürlich hält das anekdotische Sammeln von Erfahrungen den Anforderungen an eine wissenschaftliche Studie nicht stand. Aber es bietet eine wichtige Grundlage, weil beobachtet wurde, daß durch Enzympräparate vermutlich eine günstige Beeinflussung der multiplen Sklerose möglich ist.

Einen weiteren wichtigen Schritt stellen die von *Steffen* und *Menzel* [3] beobachteten Wirkungen der Enzyme, z. B. auf den Abbau von Im-

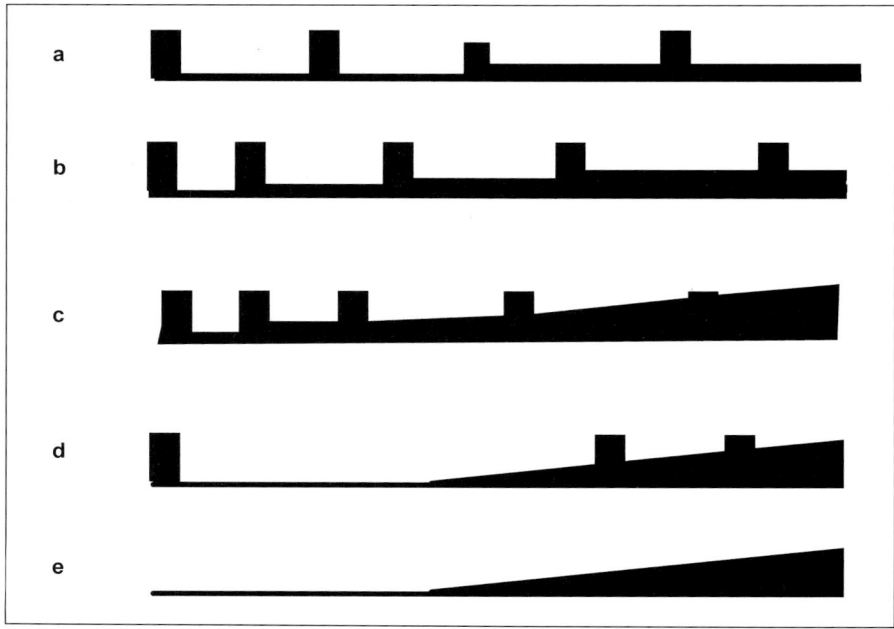

Abb. 1: Schematische Darstellung möglicher Verlaufsformen der multiplen Sklerose.

munkomplexen, dar. Nun ist die multiple Sklerose keine Immunkomplexkrankheit. Dennoch gaben die Erkenntnisse zum Abbau von Immunkomplexen in der Niere durch oral applizierte Enzyme [4] Anstoß, sich der Enzymbehandlung von Autoimmunkrankheiten zuzuwenden.

Heumann und *Vischer* [1] konnten zeigen, daß der α-2-Makroglobulin/Trypsinkomplex Endothelzellen bzw. ihre Adhäsionsmoleküle beeinflußt.

Die Vorstellungen darüber, wie Enzyme möglicherweise in die Pathogenese der multiplen Sklerose eingreifen, sind nicht mehr rein spekulativ. In der Induktionsphase, in der aktivierte T-Lymphozyten durch den Körper patrouillieren, die Blut-Hirn-Schranke passieren und Kontakt mit dem zentralen Nervensystem aufnehmen können, findet eine Aktivierung enzephalitischer T-Zellen statt. In vitro konnte gezeigt werden, daß Trypsin und Papain eine solche T-Zell-Aktivierung zu bremsen vermögen [1]. In der Entzündungsphase, in der es zur Freisetzung von Mediatoren kommt, kann Trypsin die Adhäsion an Endothelzellen vermindern. Papain spaltet und reduziert zirkulierende Immunkomplexe, wobei die Relevanz dieses Effektes für die multiple Sklerose noch nicht bekannt ist.

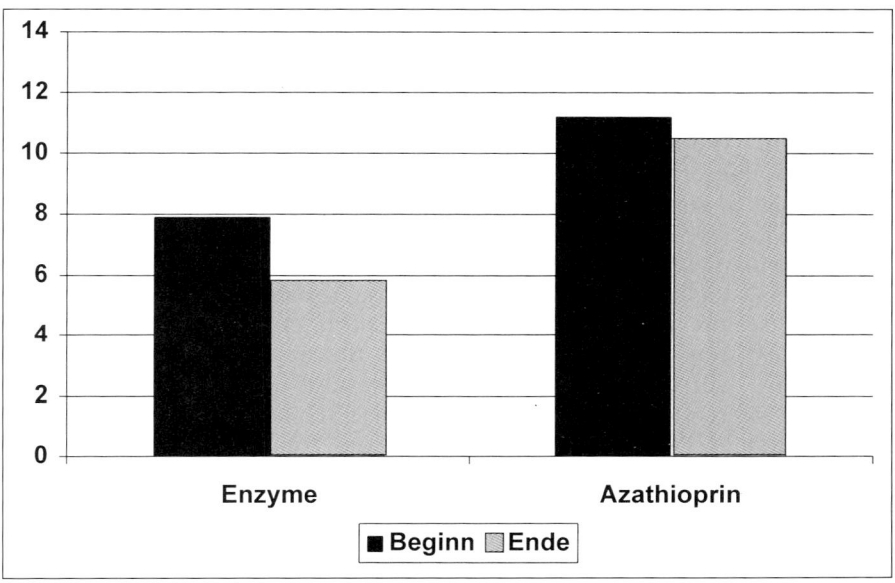

Abb. 2: Beurteilung des funktionellen Systems vor und nach Therapie der multiplen Sklerose mit Enzymen bzw. Azathioprin.

Vor dem Hintergrund der jahrzehntelangen Erfahrung einer praktischen Ärztin mit dem Einsatz der Enzymtherapie bei Patienten mit multipler Sklerose und den Ergebnissen der klinischen, aber vor allem der experimentellen Forschung wurde vor sechs Jahren eine Pilotstudie zur Behandlung der multiplen Sklerose mit Enzymen aufgelegt. Ein Ausschlußkriterium war die immunsuppressive Vorbehandlung. Diese Bedingung basiert auf der Erfahrung Frau *Dr. Neuhofers*, die festgestellt hatte, daß immunsuppressiv vorbehandelte Patienten auf die Enzymtherapie „weniger gut ansprachen" als nicht immunsuppressiv vorbehandelte Patienten.

Ziel der Pilotstudie war die Prüfung der Durchführbarkeit der Enzymtherapie und letztlich das Erlangen einer Orientierung zur Wirksamkeit und Verträglichkeit dieser Medikation.

Es wurden ausschließlich Patienten mit schubförmigem, nicht chronisch progredientem Verlauf der multiplen Sklerose aufgenommen. Voraussetzung für den Einschluß war die exakte Diagnose, d. h. anamnestisch mindestens zwei Erkrankungsschübe und ein eindeutiger klinisch-neurologischer Befund mit einem Liquorsyndrom mit Nachweis oligoklonaler Banden oder mit typischen Herden in den entsprechenden bildgebenden Verfahren (MRT,

CT). Andere neurologische Erkrankungen mußten ausgeschlossen sein.

Es wurden 61 Patienten rekrutiert und über zwei Jahre beobachtet. Die Therapie bestand initial und im Erkrankungsschub in der Gabe von dreimal täglich zehn Dragees Wobenzym® über 14 Tage und einer anschließenden Dauermedikation mit dreimal täglich drei Dragees über die gesamte Beobachtungszeit von zwei Jahren. Diese Patienten wurden mit einer Gruppe von Patienten, die während dieser Studie das damalige Standardmedikament Azathioprin in einer Dosierung von 2,5 mg/kg KG zur Schubprophylaxe erhielten, verglichen. Der Vergleich in einer offenen Studie war beabsichtigt. Trat während der Behandlungsperiode ein Erkrankungsschub auf, so durfte zusätzlich Methylprednisolon als Infusion in einer Standarddosierung von 1 g pro Tag über fünf Tage verabreicht werden.

Im Verlauf der Studie stellte sich bei manchen Patienten der Eindruck ein, mit dreimal drei Dragees als Dauertherapie nicht immer ausreichend therapiert zu sein. Sie tendierten selbst zu einer Dosis von dreimal fünf bis dreimal acht Dragees täglich, die sehr gut vertragen wurde und der subjektiven Einschätzung der Patienten entsprach. Für die Studie waren aber nur dreimal drei Dragees täglich vorgesehen.

Symptomatische Therapiemaßnahmen waren nach Bedarf erlaubt.

Azathioprin, das Standardmedikament zur Zeit der Durchführung dieser Studie, dessen Wirksamkeit mit der Enzymtherapie verglichen wurde, ist bei wiederholten Schüben in einer Dosierung von 2,5 mg/kg Körpergewicht pro Tag indiziert. An Kontraindikationen sind bei der Behandlung mit Azathioprin, Gravidität, Stillzeit, Leber- und Nierenschädigungen zu beachten. Nebenwirkungen sind nicht selten und bestehen in gastrointestinalen Störungen, Störungen der Hämatopoese, Cholestase und Hepatitis. Bei den Langzeitrisiken ist die Mutagenität und das Auslösen von Neoplasmen nicht auszuschließen. Die Wirksamkeit des Azathioprins wurde zur Zeit der Studie mit einer 30 bis 40prozentigen vorübergehenden Herabsetzung der Schubfrequenz angenommen.

Von den geprüften Parametern zur Verlaufsbeurteilung werden im folgenden nur einige wenige aufgeführt. Das funktionelle System wurde in einem Summenscore aus acht den neurologischen Status betreffenden Symptomen zusammengefaßt. Hier zeigte sich sowohl bei der Behandlung mit Enzymen als auch mit Azathioprin eine Stabilisierung über den Beobachtungszeitraum (Abb. 2).

Bei der Kurtzke-Skala, die den Grad der Behinderung durch einen Punktwert in 20 verschiedenen Abstufungen erfassen soll, zeigte sich ebenfalls kein wesentlicher Unterschied zwischen enzym- und azathioprinbehandelten Patienten. Möglicherweise bestand ein leichter Vor-

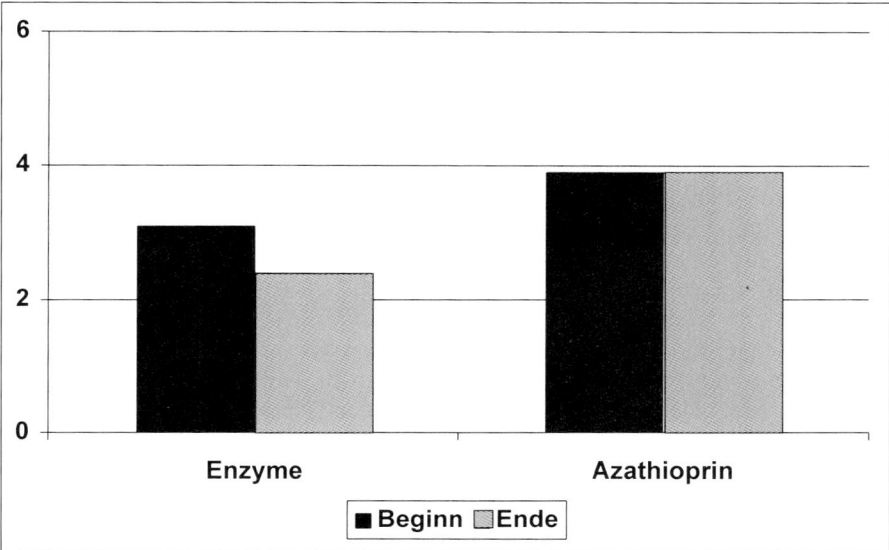

Abb. 3: Kurtzke-Skala zur Beurteilung der Behinderung vor und nach Therapie der multiplen Sklerose mit Enzymen bzw. Azathioprin.

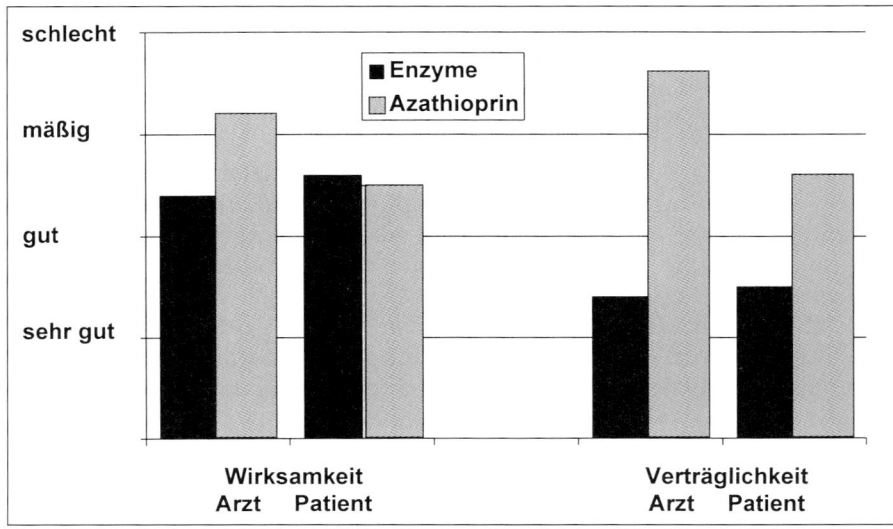

Abb. 4: Beurteilung der Wirksamkeit und Verträglichkeit von Enzymen bzw. Azathioprin durch den Arzt und den Patienten.

teil zugunsten der Enzymgruppe, was bei einer offenen Studie natürlich mit Vorsicht zu interpretieren ist (Abb. 3).

Die Kehrseite der Medaille bestand in der sozio-ökonomischen Situation der Patienten. Trotz einer Stabilisierung der Befindlichkeit nach zwei Jahren haben sich die Patienten beider Gruppen sozioökonomisch leider verschlechtert. Dies ist eine Tatsache, mit der der Arzt bei der Behandlung von Patienten mit multipler Sklerose täglich konfrontiert wird. Diese Patienten sind immer noch sehr benachteiligt.

Interessant war bei dieser offenen Studie die Beurteilung der Wirksamkeit und Verträglichkeit durch den Arzt und den Patienten (Abb. 4). Der Arzt bewertete die Wirksamkeit der Enzymtherapie besser (gut) als die der Azathioprintherapie (mäßig). Bei den Patienten fiel das Urteil für beide Präparate annähernd gleich aus. Die Verträglichkeit des Medikamentes war in der Enzymgruppe jedoch wesentlich besser (sehr gut bis gut im Arzt- und Patientenurteil) als in der Azathiopringruppe (mäßig im Patienten- und schlecht im Arzturteil).

Mit allem Vorbehalt bei einer offenen Studie könnte man aus diesen Ergebnissen schließen, daß bei glei-cher oder sogar etwas besserer Wirkung der Enzymtherapie sicher eine wesentlich bessere Verträglichkeit zu erwarten ist.

Diese Ergebnisse wurden 1992 unter dem Titel „First Trends of a Multicenter Pilot Study" beim achten „Congress of the European Committee for Treatment and Research in MS" in Barcelona vorgestellt.

Dies hat dazu geführt, daß jetzt eine groß angelegte europäische Studie zur Wirksamkeit der Enzymtherapie bei der multiplen Sklerose unter dem Akronym ESEMS durchgeführt wird. Es handelt sich dabei um eine multizentrische Studie in vielen Ländern Europas, die prospektiv, doppelblind, plazebokontrolliert und randomisiert angelegt ist.

Ziel dieser Studie ist es, die Wirksamkeit der Enzymtherapie zu bewerten: Gelingt es, und wenn ja, in welchem Ausmaß, die Progression gegenüber Plazebo zu bremsen, eine Verbesserung neurologischer Symptome zu erzielen und die täglichen Aktivitäten zu erhöhen? Ein bedeutender Punkt wird auch die Sicherheit der Enzymtherapie sein. Die Ergebnisse dieser Studie werden hoffentlich bald vorliegen. Mit Sicherheit werden sie interessant und aufschlußreich sein.

Literatur

1. **Heumann, D., Vischer, T. L.:** Immunomodulation by α-2-macroglobulin and α-2-macroglobulin-proteinase complexes: the effect in the human T lymphocyte response. Eur. J. Immunol. 18 (1988) 755–760.
2. **Neuhofer, C., van Schaik, W., Stauder, G., Pollinger, W.:** Pathogenic immune complexes in MS: Their elimination by hydrolytic encymes. International Multiple Sclerosis Conference, Rome, Sept. 14–17, 1988, Monduzzi Editore.
3. **Steffen, C., Menzel, J.:** Enzymabbau von Immunkomplexen, Zeitschr. f. Rheumatologie 42 (1983) 249–255.
4. **Steffen, C., Menzel, J.:** In vivo Abbau von Immunkomplexen in der Niere durch oral applizierte Enzyme. Wien. Klin. Wschr. 99 (1987).

Diskussion

Die vorliegende Studie bezieht sich ausschließlich auf die schubförmige Verlaufsform der multiplen Sklerose. Zur Beeinflussung der sekundär chronischen Verlaufsform unter Enzymtherapie gibt es nur wenige Beobachtungen. Auf molekularer Ebene ist besonders hier, wo eine etablierte entzündliche T-Zell-Antwort mit einer Heraufregulation der Rezeptormoleküle vorliegt, eine gute Wirksamkeit zu erwarten. Allein der therapeutisch bisher schwer zu beeinflussende Verlauf von Autoimmunkrankheiten läßt einen Versuch in dieser Richtung sinnvoll erscheinen. Daher sollte eine klinische Studie zur Wirksamkeit der **Enzymtherapie bei chronisch progredienten Verlauf** der multiplen Sklerose rasch in Angriff genommen werden.

In Prag wurde kürzlich eine Studie nach einem Beobachtungszeitraum von zwei Jahren abgeschlossen, bei der Patienten mit multipler Sklerose hydrolytische Enzyme bzw. Kortikoide verabreicht wurden. Dabei war bei 70% der Patienten, insbesondere denjenigen mit schubförmigem Verlauf bzw. zu Beginn eines sekundär progredienten Stadiums, ein Therapieerfolg zu verzeichnen. Dieser bestand in einer niedrigeren Inzidenz von interkurrenten Infekten, in einem längeren Intervall zwischen weniger starken Schüben und in einer Abnahme oder dem gänzlichen Verschwinden der für die multiple Sklerose typischen Müdigkeit. Selbstverständlich sind diese Ergebnisse mit Vorbehalt zu interpretieren, da es sich um eine offene Studie handelte.

Bei der Behandlung der multiplen Sklerose wird angestrebt, einen **selektiven Effekt** mit möglichst wenig genereller Immunsuppression zu erzielen. Daher müssen immunmodulierende Maßnahmen gesucht werden. Man will ja nicht, daß der Patient an einer Tuberkulose oder einem Tumor stirbt, weil die Immunabwehr im ganzen geschwächt wurde. Normalerweise befinden sich Enzyme in den Blutgefäßen. Den extravasalen Raum können sie nur erreichen, wenn durch einen entzündlichen Focus die Blut-Hirn-Schranke gestört ist, und es zur Exsudation der Serumproteine kommt. Dann wirkt das Enzym ausschließlich am Zielort und nicht in der Peripherie, ohne die Abwehrbereit-schaft gegenüber Infektionen herab-zusetzen.

So haben Enzyme, obwohl sie auf den ersten Blick nicht spezifisch erscheinen, doch einen zielorientierten Einsatzmodus.

Beeinflussung der autoimmunen T-Zell-Antwort durch hydrolytische Enzyme

P. V. Lehmann

Wir kennen die Ätiologie der multiplen Sklerose nicht genau. Es besteht jedoch kein Zweifel daran, daß die Erkrankung T-Zell-vermittelt und autoimmuner Natur ist. Der Hauptverdächtige unter den potentiellen Angriffszielen der Autoimmunantwort ist das basische Myelinprotein (myelin basic protein, MBP), ein Antigen der Myelinscheide. T-Zellen, die dieses Antigen erkennen, verursachen im Gehirn entzündliche Reaktionen. Beim Menschen wird diese Autoimmunantwort wahrscheinlich durch ein kreuzreaktives Virus ausgelöst. Es gibt ein Tiermodell, das für das Verständnis des der multiplen Sklerose zugrundeliegenden Pathomechanismus sehr aufschlußreich ist. In diesem Tiermodell wird durch Immunisierung künstlich die Autoimmunantwort induziert. Daraus resultiert ein von der multiplen Sklerose kaum zu unterscheidendes Krankheitsbild. Das Tiermodell birgt den Vorteil, daß die vielen klinischen Variablen der Erkrankung beim Menschen entfallen.

Vor Darlegung der eigenen Forschungsergebnisse und der außergewöhnlichen Vorteile der Enzymtherapie sollen kurz die Höhepunkte der Forschung der letzten zehn Jahre erläutert werden.

Autoantigenspezifische T-Zellen erkennen das von der Myelinscheide stammende Antigen nie direkt, sondern brauchen immer eine antigenpräsentierende Zelle. Die Erkennung des Antigens erfolgt auf einem HLA-Molekül, das als Antigenpräsentationsmolekül fungiert. Dies erregt die T-Zelle. Als Zeichen ihrer Erregung beginnt die T-Zelle, laut zu „schreien", indem sie Lymphokine freisetzt. Das wichtigste Lymphokin ist in diesem Zusammenhang das Interferon-γ, das den Hilferuf zur Aktivierung der Makrophagen darstellt. Normalerweise passiert dies immer dann, wenn z. B. T-Zellen ein Virus erkennen. Die T-Zelle ruft um Hilfe, und der Hilferuf aktiviert das Fußvolk, die Makrophagen. T-Zellen sind Gentlemen: Sie erkennen, erteilen Befehle, führen die Arbeit jedoch nicht selbst aus. Die Makrophagen beginnen dann, soviel sie nur können abzugrasen, ohne recht zu wissen, was sie angreifen. Sie greifen einfach alles in ihrer Umgebung an. So greifen sie auch das Axon an und verursachen eine Demyelinisierung. Die Folge davon sind eine Abnahme der Nervenleitfähigkeit und Lähmungserscheinungen.

Ein Höhepunkt der vor zehn Jahren begonnenen Forschung war die Entdeckung, daß man MBP-spezifische (autoreaktive) T-Zellen aufgrund von Oberflächenmarkern erkennen kann. Im Körper haben wir

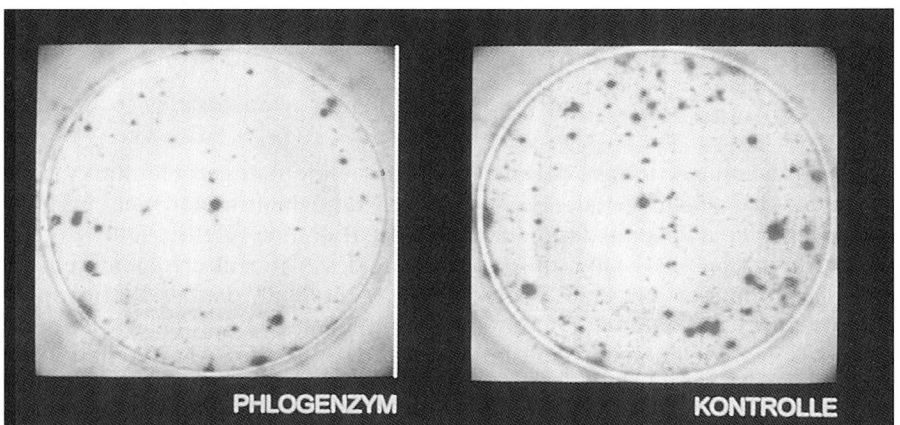

Abb. 1: Häufigkeit der MBP-spezifischen T-Zellen im Interferon-γ ELISA Spot Assay bei einem mit Phlogenzym® behandelten Tier und einem unbehandelten Kontrolltier. Repräsentative Daten werden gezeigt (s. Abb. 2).

10^{12} T-Zellen. Das sind so viele, wie es Sterne in unserer Milchstraße gibt. Jede einzelne dieser Zellen hat eine andere Spezifität. Die eine erkennt HIV, also das AIDS-Virus, eine andere erkennt das basische Myelinprotein, MBP. Aus diesem weiten Spektrum von T-Zellen, deren Spezifität klonal verteilt ist, können wir allerdings nur sehr wenige Zellen identifizieren, weil ihre Frequenz so niedrig ist.

Das Aufregende an dieser Entdeckung war, daß man solche autoreaktiven T-Zellen erkennen und gezielt abschießen kann. Das ist ungefähr so, als wenn die menschenfressenden Tiger als kleine Gruppe unter allen Tigern einen schwarzen Punkt auf dem Ohr hätten. Die Folge wäre, daß man gezielt jeden menschenfressenden Tiger abschießen könnte. Das wäre ökologisch und

politisch korrekt. Der Gesamtbestand an Tigern wäre nicht gefährdet, die Menschen wären aber dennoch geschützt.

Diesem Traum hing man etwa ein Jahrzehnt lang an. Jetzt müssen wir uns langsam von ihm trennen, woran ich nicht ganz unschuldig bin. Es hat sich nämlich herausgestellt, daß die ersten Tiger ein schwarzes Ohr haben, aber die Nachricht verbreitet sich sehr schnell und es tauchen immer mehr Tiger auf, die lernen, daß Menschen eine leichte Beute sind. Dann nützt es nichts mehr, die ersten Tiger mit dem schwarzen Punkt am Ohr abzuschießen.

Wie beeinflußt aber nun die Phlogenzym®-Therapie diese MBP-reaktiven, d. h. autoreaktiven T-Zellen? Man muß sich vergegenwärtigen, daß diese T-Zellen sehr selten sind. Solange das Tier nicht erkrankt ist

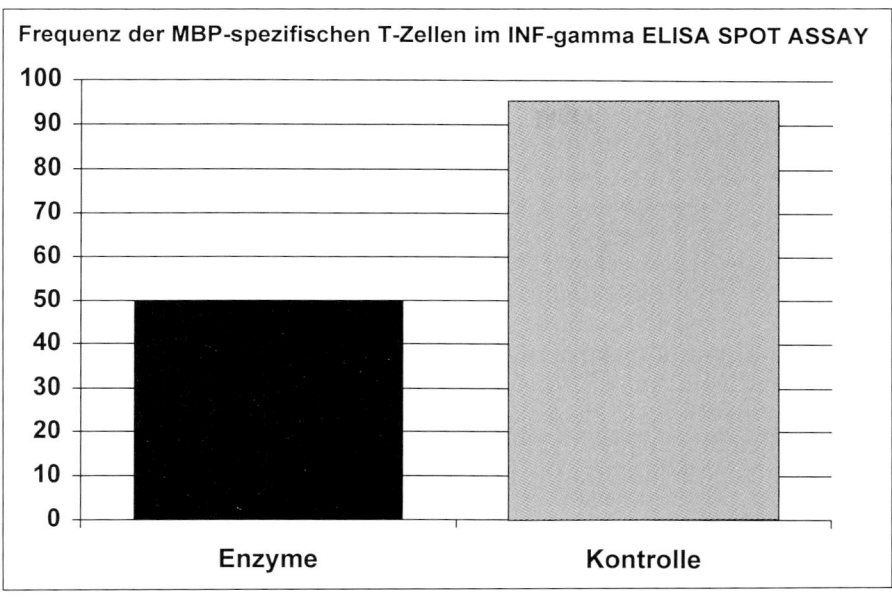

Abb. 2: **Statistische Auswertung der Häufigkeit MBP-spezifischer Zellen bei mit Phlogenzym**® **behandelten Tieren und unbehandelten Kontrolltieren.**

oder immunisiert wurde, liegt ihre Frequenz unter eins in einer Million T-Zellen, was unterhalb der Nachweisgrenze ist. Nach der Immunisierung steigt die Anzahl dieser T-Zellen an, was in der Natur der Immunantwort liegt. Im Interferon-γ ELISA Spot Assay konnten wir nachweisen, daß Phlogenzym® in vivo die Anti-MBP-T-Zell-Antwort autoreaktiver T-Zellen hemmt (Abb. 1).

Jeder Punkt des in Abb. 1 dargestellten Spot Assays entspricht einer MBP-spezifischen T-Zelle unter einer Million T-Zellen, die wir ausgesät haben. Bei dem unbehandelten Tier fanden sich 102 MBP-spezifische Zellen pro einer Million T-Zellen. Bei dem mit Phlogenzym® be-

handelten Tier waren es nur etwa halb soviel, i. e. 42 bei diesem Einzeltier. Auch die statistische Auswertung dieser Daten zeigte, daß bei unbehandelten Kontrolltieren etwa doppelt so viele autoreaktive T-Zellen erfaßbar waren als bei enzymbehandelten Tieren (Abb. 2).

Ein anderer Test zur Bestimmung der Häufigkeit der autoreaktiven T-Zellen mittels Thymidininkorporation, d. h. der antigenspezifischen Zellteilungsrate, zeigte ebenfalls bei unbehandelten Tieren eine viel größere Häufigkeit autoreaktiver T-Zellen als bei enzymbehandelten Tieren.

Der Titel dieses Beitrages kündigt an, daß über den molekularen Mechanismus der Beeinflussung der autoimmunen T-Zell-Antwort durch hydrolytische Enzyme referiert wird.

Wenn die T-Zelle ein Antigen erkennt, verwendet sie zwei Molekülkategorien. Zum einen handelt es sich um den T-Zell-Rezeptor. Dieser wird durch die Phlogenzym®-Behandlung nicht beeinträchtigt. Dann gibt es aber noch eine Reihe von Molekülen, die zweite Kategorie, die bei der Festlegung der Aktivierungsschwelle eine Rolle spielen. Von den von uns untersuchten 21 dieser Moleküle werden drei in ihrer Funktion beeinträchtigt. Alle drei sind Adhä-

sionsmoleküle, die die Aktivierungsschwelle regulieren. Es handelt sich um CD44, CD4 und um B7.

Enzyme setzen nicht insgesamt die Reaktionsbereitschaft von T-Zellen herab, sondern modifizieren sie, d. h. sie führen zu einer Verschiebung der Dosis-Wirkungs-Kurve. In Abb. 3 stellt die obere Linie die T-Zell-Antwort auf das Antigen bei einem Kontrolltier dar, die untere Linie zeigt die Antwort bei einem enzymbehandelten Tier. Diese Daten belegen, daß die Reaktionsbereitschaft durch Enzyme nicht immunsuppressiv unterdrückt wird, sondern daß nur die

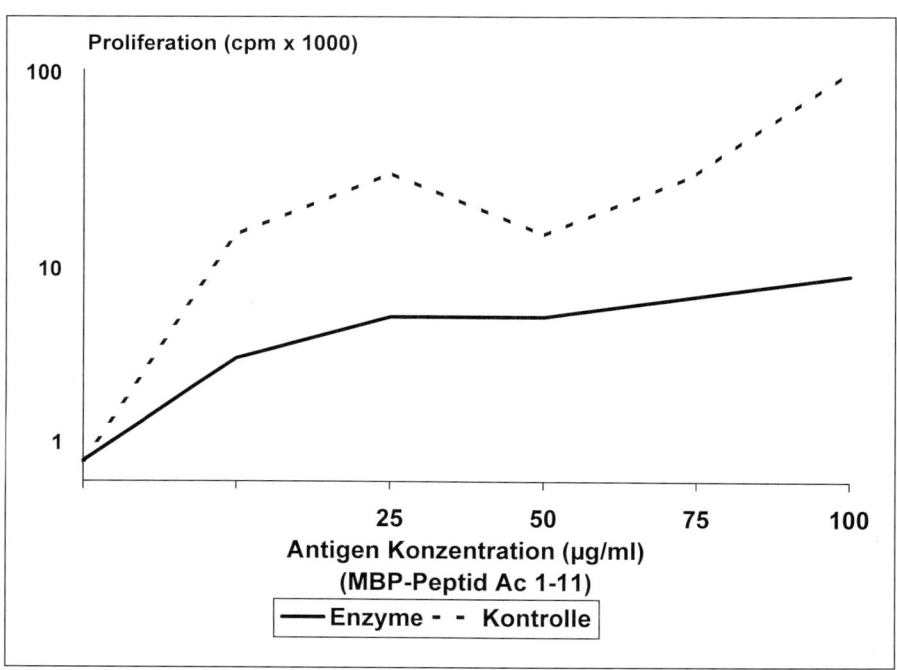

Abb. 3: Antwortbereitschaft autoreaktiver T-Zellen auf Antigen bei enzymbehandelten Tieren und unbehandelten Kontrolltieren.

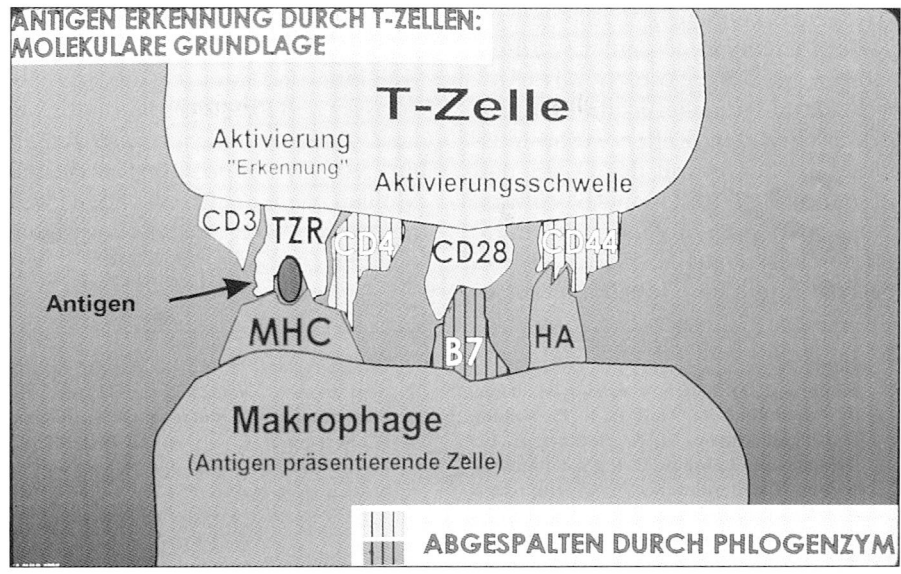

Abb. 4: Molekulare Grundlagen der Antigenerkennung durch T-Zellen.

Aktivierungsschwelle verschoben wird. Dieser Unterschied ist von großer Bedeutung.

In Nature habe ich in zwei Veröffentlichungen [1, 2] gezeigt, daß Autoimmunität durch die erhöhte Antwortbereitschaft der T-Zellen bedingt ist. Am Zielorgan der multiplen Sklerose, dem zentralen Nervensystem, erfolgt eine Reaktion, die über die Heraufregulation von Adhäsionsmolekülen lawinenartige Wirkung hat. Phlogenzym® bewirkt in diesem Zusammenhang eine Herabsetzung der Antwortbereitschaft der T-Zellen. Bei einem unbehandelten Tier führt die Antigenpräsentation bei hoher Antwortbereitschaft der T-Zellen dazu, daß sie Antigen im zentralen Nervensystem erkennen. Werden aber die Adhäsionsmoleküle durch Enzyme abgespalten und so die Antwortbereitschaft der T-Zellen herabgesetzt, wird an der Stelle des Antigens ein spezifischer Effekt erzielt.

Die Antwort wird durch Enzyme also herabreguliert. Es erfolgt keine generalisierte Immunsuppression. Jede der heute üblichen Therapien beeinträchtigt T-Zellen generell und damit auch die Fähigkeit des Patienten, einen Virus oder Tumore zu bekämpfen. Deshalb sind sie mit ernsten Nebenwirkungen belastet. Durch die Modulation von Aktivierungsschwellen ist hoffentlich ein interessanter Effekt zu erzielen.

Für die multiple Sklerose bedeutet das, daß wenn T-Zellen im Gehirn

Antigen erkennen, sich die initiale T-Zell-Antwort ereignet. Interferon-γ wird freigesetzt. Als Antwort darauf regulieren die antigenpräsentierenden Zellen Adhäsionsmoleküle herauf mit der Folge, daß immer mehr T-Zellen in das Entzündungsgeschehen involviert werden. Dieser lawinenartige Effekt ist also bedingt durch eine lokale Heraufregulation von Adhäsionsmolekülen. Phlogenzym® senkt die Zahl dieser Moleküle und dadurch die Aktivierungsschwelle für T-Zellen. Obwohl die T-Zellen möglicherweise weiterhin „vor Ort" sind, können sie das Antigen nicht mehr erkennen, weil die notwendigen Aktivierungssignale fehlen (Abb. 4).

Literatur

1. **Kaufmann, D. L., Clare-Salzler, M., Tián, J., Forsthuber, T., Ting, G. S. P., Robinson, P., Atkinson, M. A., Sercarz, E. E., Tobin, A. J., Lehman, P. V.:** Spontaneous loss of T-cell tolerance to gluglutamate decarboxylase in murine insulin-dependent diabetes. Nature 366 (1993) 69–72.

2. **Lehmann, P. V., Forsthuber, T., Müller, A., Sercarz, E. E.:** Spreading of T-cell autoimmunity to cryptic determinants of an autoantigen. Nature 358 (1992) 155–157.

Diskussion

Drei wichtige Rezeptoren, CD4, CD44 und B7, beeinflussen synergistisch die Aktivierungsschwelle der T-Lymphzyten. Durch die Enzymbehandlung werden diese Moleküle gespalten, was zur Anhebung der Aktivierungsschwelle führt. Bei niedriger Enzymdosis wird z. B. nur CD44, bei höherer Dosis auch B7 abgespalten, ·was einen synergistischen Effekt erzeugt. Demnach besteht eine **Dosisabhängigkeit** der Herabregulierung der Rezeptoren und folglich der Anhebung der Aktivierungsschwelle der Lymphozyten.

Mit zunehmender Progression der multiplen Sklerose wird die Aktivierungsschwelle immer weiter herabgesetzt: Je mehr autoaggressive T-Zellen im Gehirn agieren, desto stärker ist die entzündliche Läsion und desto mehr Adhäsionsmoleküle müssen abgespalten werden, um einen klinischen Effekt zu erzielen. So erklärt sich, daß die **erforderliche Enzymdosis unterschiedlich** sein kann.

Eine wissenschaftliche Begründung für die Beobachtung, daß **immunsuppressiv vorbehandelte Patienten** auf die Enzymtherapie weniger gut ansprechen, gibt es bisher nicht. Man kann spekulieren, daß unter Einwirkung von Immunsuppressiva T-Zell-Klone selektiert werden, die eine hohe Antigenaffinität aufweisen. Folglich würden diese Klone nur auf extrem hohe Enzymdosen ansprechen.

Die Messung der CD4-Zellen im Patientenblut mittels herkömmlicher FACS-Analyse ist nicht geeignet, die verschwindend wenigen autoantigenspezifischen T-Zellen in dem „milchstraßengroßen" Pool von T-Zellen ausfindig zu machen. Daher war es bis vor kurzem fast unmöglich, Aussagen über T-Zellen mit einer bestimmten Spezifität zu machen. Mit den neuen Techniken, wie dem in Abb. 1 dargestellten Interferon-γ ELISA Spot Assay, ist es möglich geworden, einzelne Zellen unter Millionen zu identifizieren. Damit kann im Labor der Therapieerfolg als Grundlage für die **individuelle Behandlung** mit der optimalen Enzymdosis kontrolliert werden.

Theoretisch kann die Enzymtherapie mit der **Interferon-β-Therapie** kombiniert werden, ein synergistischer Effekt ist vorstellbar. Jedoch können bei einer Kombinationstherapie die Resultate wissenschaftlich kaum richtig bewertet werden, zumal nicht bekannt ist, wie Interferon-β wirkt. Die in frühen Krankheitsstadien beobachteten Effekte der Substanz bestehen in einer Verminderung der Schubhäufigkeit, einer Hemmung des Interferon-γ und einer Induktion des Interleukin-10, was aber noch kein zusammenhängendes Bild ergibt.

Rheumatologie

Einsatz hydrolytischer Enzyme bei der chronischen Polyarthritis

K. Miehlke

Man nimmt an, daß am Anfang der chronischen Polyarthritis irgendeine Noxe steht. Diese kann ein Trauma, eine bakterielle oder virale Infektion o. ä. sein, wodurch eine Entzündung ausgelöst wird. Zunächst handelt es sich um eine unspezifische Entzündung mit einer Synovialitis, i. e. einer Entzündung der Gelenkschleimhaut. Dann entsteht an eben dieser Stelle etwas eigenartiges, das wir bisher noch nicht erklären können. Es kommt zur Umwandlung körpereigenen Gewebes in vom Körper als fremd empfundenes Gewebe. Es entsteht also ein Autoantigen. Möglicherweise spielen hierbei Virenfragmente eine Rolle. Danach kommen die CD4-Helferzellen ins Spiel. Es folgt eine Antikörperbildung gegen die als fremd empfundenen Autoantigene, und es entstehen Antigen-Antikörperkomplexe.

IgM- und IgE-Rheumafaktoren reagieren auf diese Antigen-Antikörperkomplexe so, als wären diese wiederum ein Antigen. Es entstehen schließlich überschwere Immunkomplexe, weshalb die chronische Polyarthritis auch als Immunkomplexkrankheit bezeichnet wird.

Diese überschweren Immunkomplexe sollten eigentlich von den Abwehrkräften des Körpers erkannt und ausgeschleust werden. Bei der chronischen Polyarthritis oder rheumatoiden Arthritis ist wahrscheinlich die Immunkomplexclearance herabgesetzt, so daß unser eigener Abwehrmechanismus es nicht mehr schafft, diese überschießenden, überschweren Immunkomplexe auszuschleusen. Sie werden aber als Fremdkörper erkannt. Makrophagen beginnen sie unter Freisetzung von autolytischen, lysosomalen Enzymen und toxischen Sauerstoffradikalen zu phagozytieren. Dies führt zu einer Verstärkung der entzündlichen Reaktion in der Gelenkschleimhaut mit Entgleisung des Chondrozytenstoffwechsels, konsekutiver Schädigung des Knorpels und letztendlicher Destruktion des subchondralen Knochens.

Dieses Geschehen spielt sich vor dem Hintergrund einer genetischen Prädisposition ab. In den letzten Monaten haben sich Entwicklungen abgezeichnet, die das Bild dieser Autoimmunkrankheit in einem ganz neuen Licht erscheinen lassen. Plötzlich fällt es uns wie Schuppen von den Augen, warum und wie Enzymgemische zur Therapie dieses Krankheitsgeschehens einsetzbar sind. Die nachfolgend erläuterten, fast revolutionären Entdeckungen werden es eventuell möglich machen, in Zukunft prophylaktisch tätig zu werden. Jedenfalls sieht es heute so aus, daß unser bisher geltendes Therapiekonzept zur Behandlung der chronischen Polyarthritis ins Wanken gerät, und wir uns völlig neu besinnen müssen und neue Strategien entwickeln müssen.

Eigentlich ist es dem klinisch tätigen Rheumatologen schon immer aufgefallen, daß es offenbar mindestens zwei Arten von rheumatoider Polyarthritis gibt: Bei einem großen Teil der Erkrankten wirken offenbar die bekannten Basistherapien, i e. die Goldtherapie, die Chloroquintherapie, das D-Penicillamin etc. Es wird zwar letztendlich keine Heilung erzielt, jedoch kann des Krankheitsgeschehen mit diesen Maßnahmen recht gut stabilisiert werden. Daneben gibt es eine andere Gruppe von Erkrankten, die meistens Rheumaknoten als Zeichen eines schweren erosiven Verlaufes oder Vaskulitiden, z. T. mit Organbeteiligung, aufweisen. In diesen Fällen helfen die bekannten Basistherapeutika nicht. Diese Krankheitsform ist unaufhaltsam progredient und führt zu schwersten Zerstörungen. Als Internisten müssen wir zugeben, daß Orthopäden die einzigen sind, die den betroffenen Patienten mit stark destruierten Gelenken durch Operationen bis zum Gelenkersatz durch Prothesen weiterhelfen können.

Dieses Phänomen der höchst unterschiedlichen Verläufe konnte bislang nicht erklärt werden, und es war zu Beginn der Erkrankung nicht möglich, eine Aussage über ihren Verlauf zu machen. Sicher ist seit langem bekannt, daß eine familiäre Häufung, also eine genetische Prädisposition vorliegt. Aber genaueres wußten wir nicht.

Die bisherige und auch heute noch weithin verfolgte Strategie bei der Therapie der chronischen Polyarthritis ist, eine Verbesserung der Lebensqualität durch Schmerzlinderung, Verbesserung der Beweglichkeit und Erhalt der Gelenkfunktion zu erreichen. Dazu wird neben allgemeinen Maßnahmen (Diät, Beseitigung von chronischen Entzündungsherden, seelische Führung, berufliche Betreuung, schulische Betreuung bei Kindern) die symptomatisch-medikamentöse Therapie ergänzt durch die physikalische Therapie, die Basistherapie und die operative Therapie im Endstadium angewandt.

Welche Medikamente umfaßt die Basistherapie? Wir haben uns an eine Art Stufenplan gewöhnt, bei dem zunächst möglichst wenig eingreifende, d h. mit wenig Nebenwirkungen behaftete Basistherapeutika, etwa das Chloroquin, dann das Sulfasalazin und schließlich das orale Gold zum Einsatz kommen. Die nächste Stufe ist das intramuskulär zu gebende Gold. D-Penicillamin und die Immunsuppressiva sind stark in den Organismus eingreifende Substanzen. Zum wichtigsten Vertreter dieser Medikamentengruppe ist wohl das einmal wöchentlich zu verabreichende Methotrexat geworden.

222

Die Basistherapeutika wirken um so besser, je früher im Verlauf der Erkrankung sie eingesetzt werden. Dies ist ein wichtiger Nachteil, denn die Patienten kommen erst relativ spät in die Klinik. Aber auch in der Praxis wird die chronische Polyarthritis oft viel zu spät erkannt, da sie ja schleichend beginnt und somit oft in der Frühphase nicht diagnostiziert und behandelt werden kann. Schließlich ist bis zum Wirkungseintritt eine lange Anwendung notwendig. Wenn dann ein Effekt sichtbar geworden ist, hält er im allgemeinen aber sehr lange an.

Der wichtigste Nachteil der Basistherapeutika, wie sie bisher eingesetzt wurden, besteht in einem kalkulierten Risiko. Das heißt, die Fähigkeit dieser Substanzen, in den immunpathogenetischen Mechanismus der chronischen Polyarthritis einzugreifen, ist gekoppelt mit der Inkaufnahme von erheblichen, gelegentlich sogar letalen Nebenwirkungen. Daher wird schon seit längerem versucht, dieses Risiko mit dem gleichzeitigen oder alternativen Einsatz von Enzymgemischen zu vermindern. Die symptomatisch-medikamentöse Therapie besteht in der Verabreichung der sogenannten nicht-steroidalen Antirheumatika, von denen in Deutschland etwa 60 zugelassen sind. Ihnen allen gemein ist die Tatsache, daß sie die Prostaglandinsynthetase hemmen. Prostaglandine, jene schnell flüchtigen Gewebshormone, verursachen lokal eine Schwellung, Überwärmung, Rötung und Entzündung und damit Bewegungseinschränkung, vor allem aber Schmerz. Mit der Unterdrückung ihrer Synthese wird am rheumatischen Gelenk das Therapieziel erreicht.

Unglücklicherweise haben aber die Prostaglandine an anderer Stelle unseres Organismus höchst nützliche Funktionen: So ist zu erklären, daß durch ihre Unterdrückung die Schleimhautbarriere des Magens wegfallen und es zum Ulcus ventriculi kommen kann. Weil die Prostaglandinsynthetasehemmer Analgetika sind, geschieht dies ohne jeden Warnschmerz, was die Sache so gefährlich macht. Prostaglandine steuern die renale Natriumexkretion. Wird Natrium zurückgehalten, kommt es zu Ödemen. Kein Arzt ist davor gefeit, bei einem älteren Patienten mit Ödemen gelegentlich irrtümlich eine Herzinsuffizienz anzunehmen und dann eine kardiale Therapie einzuleiten, wo in Wirklichkeit die Ödeme durch das gleichzeitig eingenommene Indometacin oder Piroxicam verursacht werden. Prostaglandinsynthetasehemmer können Gerinnnungsstörungen verursachen. Im Gehirn steuern sie die Mikrozirkulation. Unterdrücken wir sie, kann dies zu Kopfschmerz, Schwindel, Schlafstörungen, Merkschwäche, depressiven Verstimmungen und Bluthochdruck führen. Dies sind Symptome, die gerade beim älteren Patienten schnell als altersbedingt abgetan werden. In Wirklichkeit könnten sie z. B. durch das gleichzeitig eingenommene Diclofenac verursacht sein. Die Bronchioli werden durch Prostaglandine weit gestellt gehalten. Die Folge der Prostaglandinsynthetasehemmung kann u. U. eine Engstellung der Bronchioli und damit ein lebensbedrohliches Asthma sein.

Diese Nebenwirkungen limitieren die symptomatische Therapie mit nicht-steroidalen Antirheumatika. Für ihren Einsatz gilt der gleiche Grundsatz wie für den Einsatz von Kortison als Dauertherapie: „So viel wie nötig, so wenig wie möglich." Alternativen müssen gesucht werden. Daß wir sie mit den Enzymgemischen bereits gefunden haben, soll im folgenden erläutert werden. Das ideale nicht-steroidale Antirheumatikum sollte die folgenden Bedingungen erfüllen:

- stark antiinflammatorische Wirkung,
- kurze Plasmaeliminationshalbwertzeit,
- geringe Plasmaproteinbindung,
- hohe Konzentration im entzündeten Gewebe,
- große therapeutische Breite,
- schwache Prostaglandinsynthesehemmung
- ausgewogene renale und biliäre Elimination,
- geringes Infektionsrisiko,
- volle Bioverfügbarkeit,
- keine Knorpelschädigung,
- viele Darreichungsformen,
- günstige Tagestherapiekosten.

Diese Bedingungen werden durch die uns heute zur Verfügung stehen-den Antirheumatika bei weitem nicht erfüllt. Daher heißt es in der Therapieempfehlung der WHO, daß steroidale und nicht-steroidale Antirheumatika als Dauertherapie aufgrund ihrer Nebenwirkungen nicht zu empfehlen seien und keine befriedigende Lösung darstellen. Auch die Basistherapeutika dürften nur bei strenger Indikationsstellung unter stetiger Kontrolle eingesetzt werden, da schwere Nebenwirkungen häufig auftreten.

Welche therapeutischen Maßnahmen verbleiben aber dann? Wie kann man Risikopatienten erkennen? Uns stellen sich noch weitere ungeklärte Fragen: Wie kommt es, daß bei einem Patienten das Antigen erst im vierten Lebensjahrzehnt erkannt wird, d. h. daß die Erkrankung erst spät beginnt, und daß bei einem anderen Patienten dieses Antigen schon in der Kindheit erkannt wird? Wie kommt es, daß bei einer Patientin mit rheumatoider Arthritis während der Schwangerschaft die Antigenerkennung plötzlich unterbrochen ist und nachher wieder auftritt? Wie kommt es, daß ein Teil der Fälle rheumatoider Arthritis milde und leicht verläuft, so leicht, daß sie sogar selbstlimitierend sind, und daß andere Fälle so schwer verlaufen, daß sie tödlich enden? Wie kommt es schließlich, daß, wie wir seit einigen Monaten wissen, die Manifestation einer Polymyalgia rheumatica die gleichzeitige Manifestation einer chronischen Polyarthritis ausschließt, und umgekehrt eine chroni-

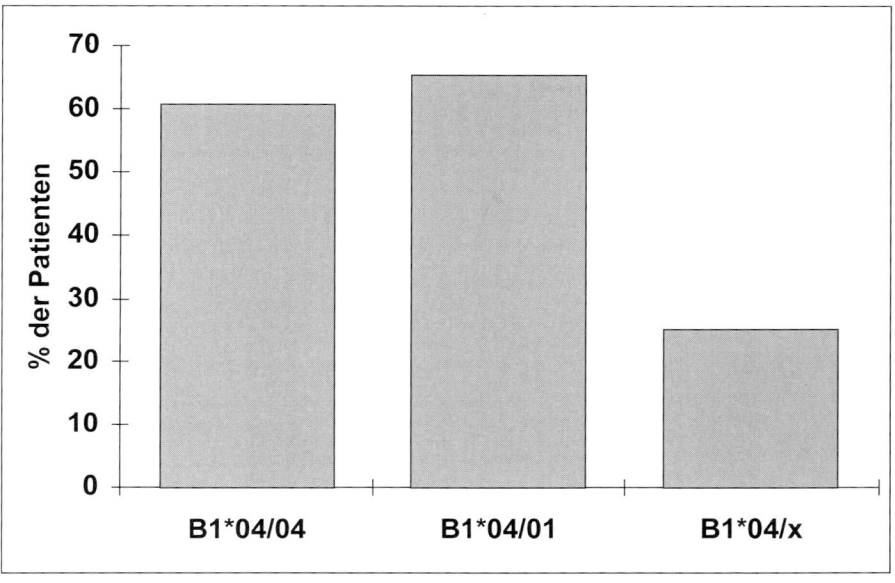

Abb. 1: Hierarchie allelischer Kombinationen als Risikofaktoren der rheumatoiden Arthritis und ihre Beziehung zur Schwere der Erkrankung (nach *Weyand* und *Goronzy* [3]).

sche Polyarthritis die Polymyalgia rheumatica?

Cornelia Weyand, eine deutsche Professorin aus Heidelberg, die jetzt an der Mayo Clinic tätig ist, hat hier ein Tor aufgestoßen, das uns ein grundlegend neues Verständnis dieser Problematik ermöglicht. Sie hat aufwendige Genuntersuchungen an über 900 Patienten durchgeführt und eine homozygote Genkonstellation, das HLA-DR B1 0401/0401, entdeckt, das die am stärksten gefährdete Risikogruppe mit den schwersten Verläufen charakterisiert. Bei der Gruppe mit dem nächst niedrigeren Risiko liegt das Merkmal HLA-DR B1 0401/0404 vor. Dann folgt HLA-

DR B1 04/01. Diese Untersuchungen bräuchten nur einmal im Leben, z. B. in der Kindheit durchgeführt werden. Dann wüßten wir, ob eine bedrohliche Situation besteht. *Cornelia Weyand* ist es also gelungen, die Schwere der Erkrankung mit bestimmten Risikofaktoren zu korrelieren (Abb. 1) [3].

Diese Erkenntnis erlaubt die folgenden Schlußfolgerungen: Der gewohnte Stufenplan zum Einsatz der Basistherapeutika müßte umgekehrt werden. Bisher wurde die Anwendung von Basistherapeutika so lange wie möglich hinausgezögert, dann mit dem nebenwirkungsärmsten Medikament, dem Chloroquin, begon-

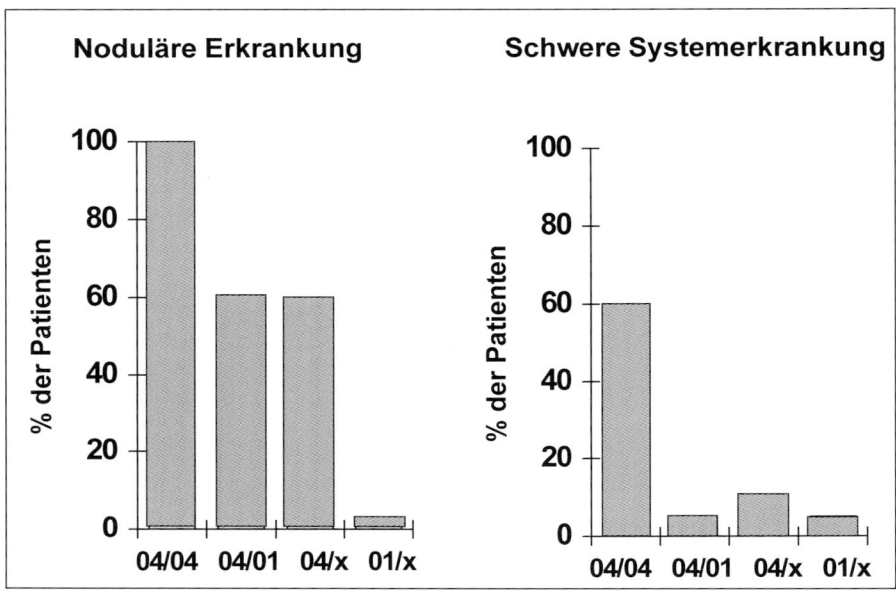

Abb. 2: Korrelation von HLA-DR B1 allelischen Kombinationen und Krankheitsmanifestationen (nach *Weyand und Goronzy* [3]).

nen. Erst bei Ausbleiben des Therapieerfolges wurde zu mit schwereren Nebenwirkungen belasteten Medikamenten, endend beim Methotrexat, gegriffen. Nach der neuesten Therapiekonzeption müßte bei Vorliegen einer ungünstigen Genkonstellation sofort aggressiv mit dem stärksten zur Verfügung stehenden Medikament, dem Methotrexat, therapiert werden.

In diesem Zusammenhang spielen die Enzymgemische eine wichtige Rolle. Denn Enzyme tragen dazu bei, Immunkomplexe rechtzeitig auszuschleusen, und nehmen Einfluß auf die CD4-T-Zellen. Bei Hochrisikopatienten würden wir die Enzymtherapie mit der Basistherapie kombinieren. In Fällen mit geringerem Risiko würde die Gabe von Enzymgemischen allein wahrscheinlich ausreichen. Zugegebenermaßen ist die Gentypisierung bei der rheumatoiden Arthritis ein sehr junges Verfahren und im Labor noch sehr schwierig durchzuführen. Aber Frau *Prof. Weyand* und ihr Team sind dabei, diese Dinge so zu vereinfachen, daß sie in Kürze weithin leicht zugänglich sein können.

Wenn wir eine solche Risikokonstellation z. B. bei den Kindern einer belasteten Familie feststellen können, ergibt sich für Enzymgemische natürlich ein ganz neuer Einsatzbereich. Dieser würde bei gefährdeten Kindern in der langfristigen prophylaktischen Gabe von Enzymen bestehen.

Die Abb. 2a und 2b verdeutlichen noch einmal das Ausmaß, in dem bestimmte Genkonstellationen mit nodulären Erkrankungen bzw. schweren Systemerkrankungen einhergehen. Auch die Häufigkeit von operativen Behandlungen ist in den beiden Risikogruppen B1 0401/0401 und B1 0401/0404 deutlich höher als in den anderen Gruppen (Abb. 3).

Mit der Enzymtherapie bietet sich die Möglichkeit, pathologische Immunkomplexe zu spalten und auszuschleusen. Die Immunclearance kann sich wieder normalisieren. Es wird Einfluß auf die CD4-T-Helfer-

zellen genommen. In dieser Eigenschaft wirken Enzymgemische als Basistherapeutika und können bei der rheumatoiden Arthritis wirksam eingesetzt werden.

Auf der anderen Seite wirken Enzymgemische, die neben anderen Enzymen auch Trypsin, Chymotrypsin und Bromelain enthalten, antiphlogistisch. In dieser Eigenschaft sind die Präparate zur symptomatisch-medikamentösen Therapie geeignet.

Vor Jahren behandelten *Prof. Steffen* und Mitarbeiter [2] Patienten, die auf keine Basistherapie ansprachen, mit Enzymen. Das Maß für die Beurteilung der Wirksamkeit der

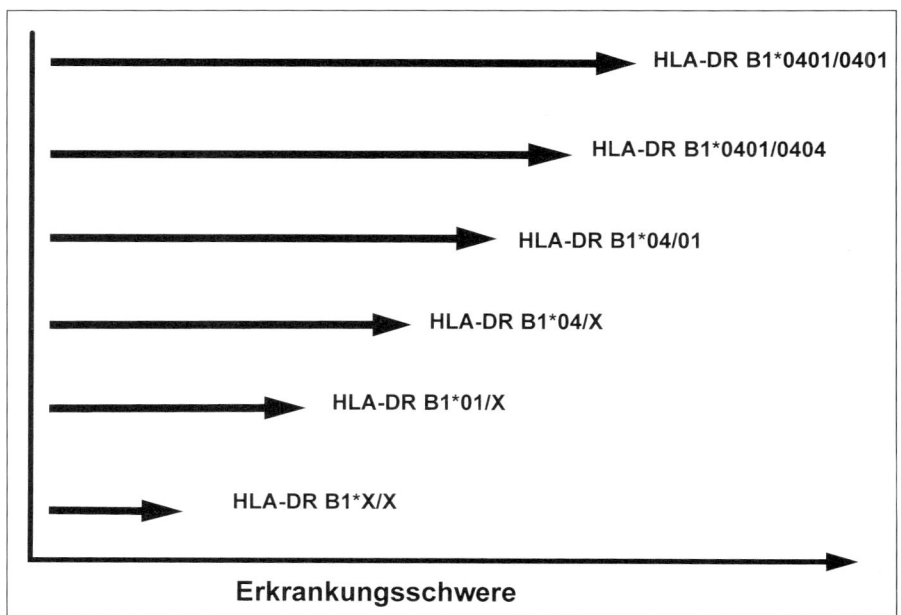

Abb. 3: Frequenz von Gelenkoperationen in genetisch definierten Subgruppen von Patienten mit rheumatoider Arthritis (nach *Weyand* und *Goronzy* [3]).

Therapie war die Messung des Immunkomplexspiegels. In den Fällen, in denen stark erhöhte Immunkomplexspiegel vorlagen, sanken diese im Laufe der Enzymtherapie ab. Auch klinisch wurden deutliche Besserungen erzielt.

Später wurde durch *G. Klein* in Saalfelden [1] in einer entsprechend angelegten, statistisch verläßlichen Studie die Wirksamkeit der oralen Goldtherapie mit der der Enzymtherapie verglichen. Diese Studie ergab für beide Therapieformen praktisch die gleiche Wirksamkeit.

Im Lichte der neuesten Untersuchungen *Prof. Weyands* [3] besteht die wichtigste Rolle der Enzymgemische bei der Behandlung prognostisch ungünstiger Fälle der rheumatoiden Arthritis in der Zusatztherapie zur aggressiven Basistherapie vom Typ des Methotrexats. In leichteren Fällen können Enzyme als alleinige Basistherapie, zugleich aber auch als wirksame symptomatische Therapie angewandt werden. Wenn diese Genuntersuchungen zukünftig in Praxis und Klinik bei gefährdeten Patienten durchgeführt werden können, bietet die Enzymtherapie im Falle genetischer Belastung eine wichtige Möglichkeit der Prophylaxe.

Literatur
1. **Klein, G., Kullich, W., Schwann, H.:** Doppelblinde, randomisierte Einjahresstudie zur Wirksamkeit und Verträglichkeit von oralen Enzymen versus Gold bei Patienten mit chronischer Polyarthritis. Clini-Cum Supple. 3 (1995).
2. **Steffen, C., Smolen, J., Miehlke, K., Hör-** ger, J., Menzel, J.: Enzymtherapie im Vergleich mit Immunkomplexbestimmungen bei chronischer Polyarthritis. Zeitschr. f. Rheumatologie 44 (1985) 51.
3. **Weyand, C. M., Goronzy, J. J.:** Inherited and noninherited risk factors in rheumatoid arthritis. Current Opinion in Rheumatology 7 (1995) 206–213.

Diskussion

Die **Stoßtherapie mit Kortison** wird bei akuten Episoden der Arthrose weiterhin angewandt. Jedoch sollte es sich tatsächlich um eine Stoßtherapie von höchstens 14tägiger Dauer handeln. Wie bei den nicht-steroidalen Antirheumatika gilt auch bei den Glukokortikoiden aufgrund ihrer Nebenwirkungen die Devise: „So viel wie nötig, so wenig wie möglich."

In diesem Zusammenhang kommt der Enzymtherapie bei fast gleichen Erfolgen ohne Nebenwirkungen große Bedeutung zu. Die aktivierte Arthrose ist keine systemische Erkrankung. Daher und aufgrund seines Nebenwirkungsprofils ist Methotrexat zu ihrer Behandlung nicht indiziert.

Beeinflußt die Enzymtherapie Entzündungsprozesse bei rheumatischen Erkrankungen über Zytokine und Adhäsionsmoleküle?

W. Kullich

Bei einer Entzündung handelt es sich um eine Reaktion lebenden Gewebes auf jede Art von Verletzung bzw. Schädigung. Eine Entzündung ist primär kein negativer Vorgang, sondern dient im Rahmen des Heilungsprozesses der Reparatur von vorher entstandenen Schäden. Bei der Enzymtherapie rheumatischer Erkrankungen sind systemische Reaktionen, vor allem entzündliche Reaktionen des gesamten Organis-

mus wie bei der chronischen Polyarthritis (c.P.), von besonderem Interesse.

Einer Entzündung können die verschiedensten Ursachen zugrunde liegen: Von großer Bedeutung erscheinen die endogenen Noxen, zu denen auch die pathologischen Immunreaktionen bei Autoimmunerkrankungen gehören. Bei der chronischen Polyarthritis z. B. führt die gestörte Immunreaktion zu einer T-Zell-

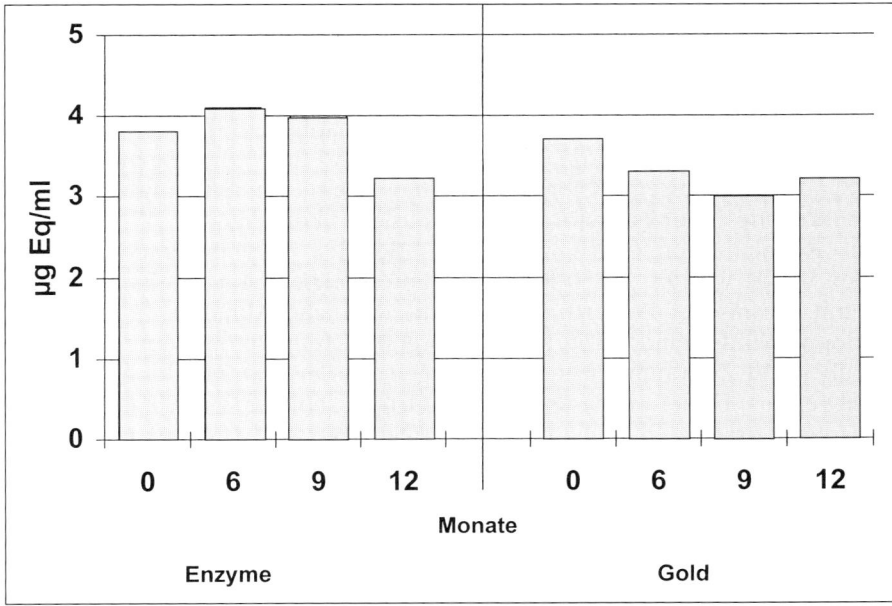

Abb. 1: Zirkulierende Immunkomplexe bei Patienten mit chronischer Polyarthritis unter Therapie mit Enzymen bzw. oralem Gold.

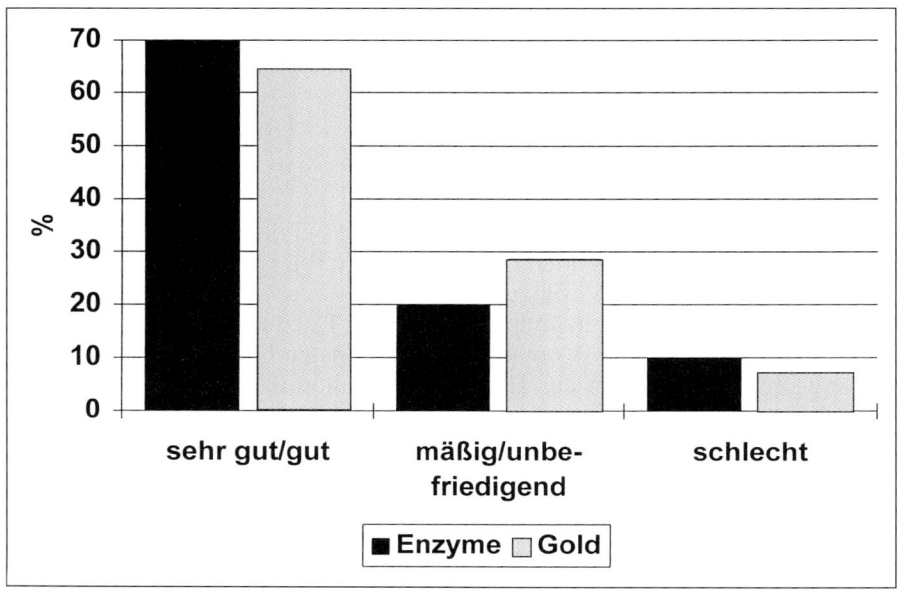

Abb. 2: Patientenurteil zur Wirksamkeit der Enzym- und Goldtherapie.

Überaktivierung, zur Produktion von Mediatoren (Zytokine, Komplementfaktoren, Prostaglandine), zu Entzündungsprozessen, Knorpeldegradation und Gelenkszerstörung.

Im Rehabilitationszentrum Saalfelden wurde von uns an 50 Patienten mit chronischer Polyarthritis eine doppelblinde, randomisierte Studie über den Zeitraum eines Jahres durchgeführt. Dabei wurde die Effizienz einer oralen Goldbehandlung, welche eine etablierte Basistherapie darstellt, mit der einer oralen Enzymtherapie verglichen.

Basis für den Einsatz hydrolytischer Enzyme bei chronischer Polyarthritis waren die bekannten Studien von *Steffen* und *Menzel* [2] über

den Abbau von Immunkomplexen, welche aufgrund des längeren Verweils und ihres phlogogenen Potentials überall Immunkomplexläsionen auslösen können.

Bei den enzymbehandelten Patienten zeigte sich nach einem Jahr eine deutliche Abnahme der zirkulierenden Immunkomplexe, wohingegen in der mit Gold behandelten Gruppe, bei der von Anbeginn niedrigere Werte bestanden, nach zwölf Monaten wieder ein Anstieg der Immunkomplexe festgestellt wurde (Abb. 1).

Interessanterweise bestand in der Enzymgruppe eine signifikante Korrelation zwischen der Höhe der Immunkomplexspiegel und den unter-

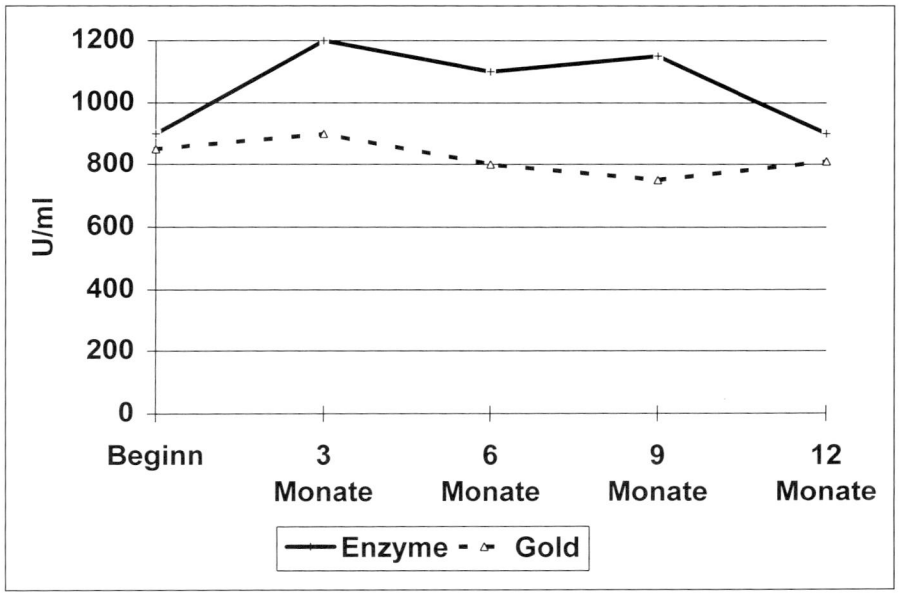

Abb. 3: Verlauf des Interleukin-2-Rezeptors unter Therapie der chronischen Polyarthritis mit Enzymen bzw. oralem Gold.

suchten klinischen Parametern, insbesondere der Schwellung (r = 0,96; p<0,00001) und der Beweglichkeit (r = 0,68; p<0,05).

Die Wirksamkeit wurde von 70% der Patienten in der Enzymgruppe als sehr gut oder gut bezeichnet, was etwa dem Patientenurteil über die Goldtherapie entspricht (Abb. 2).

Der Interleukin-2-Rezeptor ist bekanntermaßen ein bei der chronischen Polyarthritis sehr guter diagnostischer Marker für die Immunaktivierung. In der Enzymgruppe war nach zwölfmonatiger Therapie ein deutlicher Abfall zu verzeichnen, was eine Verminderung immunolo-

gischer Reaktionen bedeuten kann (Abb. 3).

Das Prokollagen-III-Peptid (PIIIP) ist ein Parameter für das fibroproliferative Pannuswachstum, also ein Maß für die Vermehrung des entzündlichen Bindegewebes. Auch bei den PIIIP-Messungen wurde bei ungefähr 70% der Patienten der Enzymgruppe ein Rückgang beobachtet (Abb. 4).

In diesem Zusammenhang erscheinen Arbeiten von *Sewell* und *Trentham* [1] sehr interessant, welche zeigen konnten, daß auch die Expression von Adhäsionsmolekülen wie des ICAM-1 mit dem Pannuswachstum korreliert. Somit kann neben Binde-

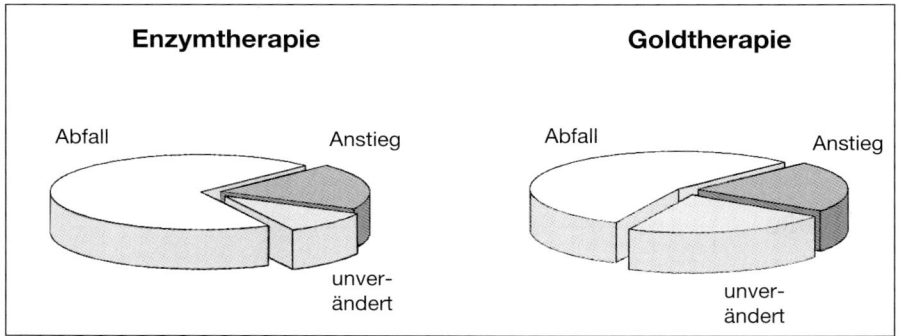

Abb. 4: Prokollagen-III-Peptidspiegel unter Therapie der chronischen Polyarthritis mit Enzymen bzw. oralem Gold.

gewebsparametern wie PIIIP auch ICAM-1 gute Hinweise auf das fibroproliferative Wachstum im entzündeten c.P.-Gelenk liefern.

Diese wichtigen pathogenetischen Beobachtungen gaben Anlaß, in Saalfelden Studien über die Bedeutung von ICAM-1 bei chronischer Polyarthritis und oraler Enzymtherapie zu beginnen.

ICAM-1 ist ein Adhäsionsmolekül, Mitglied der Immunglobulin-Superfamilie, und wirkt vor allem auf die Margination und Diapedese, also die Wanderung der Leukozyten zum entzündeten Gewebe. Dieser sehr wichtige Prozeß bei der Ausbildung der Entzündung wird auch durch proinflammatorische Mediatoren und vor allem Zytokine gefördert.

Der erste Schritt der Leukozytenmargination besteht in der Anheftung der Zellen an die Gefäßwand. Hierbei spielt ICAM-1 eine wesentliche Rolle. Abb. 5 zeigt eine rasterelektronenmikroskopische Aufnahme, auf der die Anlagerung der Leukozyten an die Gefäßwand sehr gut zu erkennen ist. Nachdem die Leukozyten dann die Gefäßwand durchdrungen haben, wandern sie dem chemotaktischen Gradienten folgend zum Entzündungsherd.

Bei der chronischen Polyarthritis bewirkt ICAM-1 eine intraartikuläre Akkumulation von Entzündungszellen. Parallel zu anderen Entzündungsmarkern (BSG, CRP, β-2-Mikroglobulin) steigt auch die Konzentration des ICAM-1 an. Messungen zeigen bei Exazerbation der chronischen Polyarthritis mit hoher BSG und hohem CRP sehr hohe, bei inaktiver chronischer Polyarthritis hingegen wesentlich niedrigere ICAM-1 Spiegel (Abb. 6).

Es besteht auch eine meßbare Korrelation zur Komplementaktivierung und zum Pteridinstoffwechsel. Adhäsionsmoleküle wie ICAM-1 nehmen z. B. durch Rekrutierung und Adhäsion von T-Zellen Einfluß

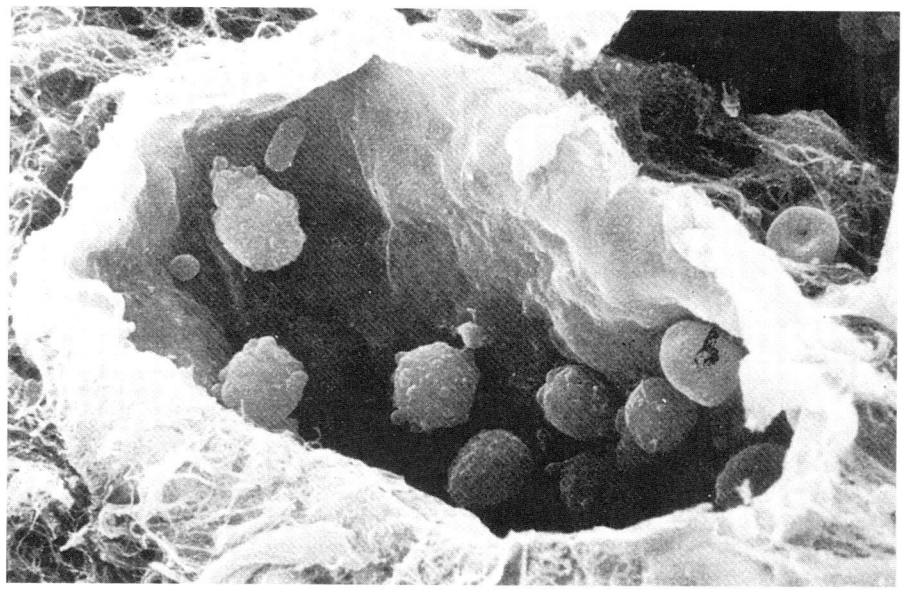

Abb. 5: Anheften von Zellen an die Gefäßwand (REM).

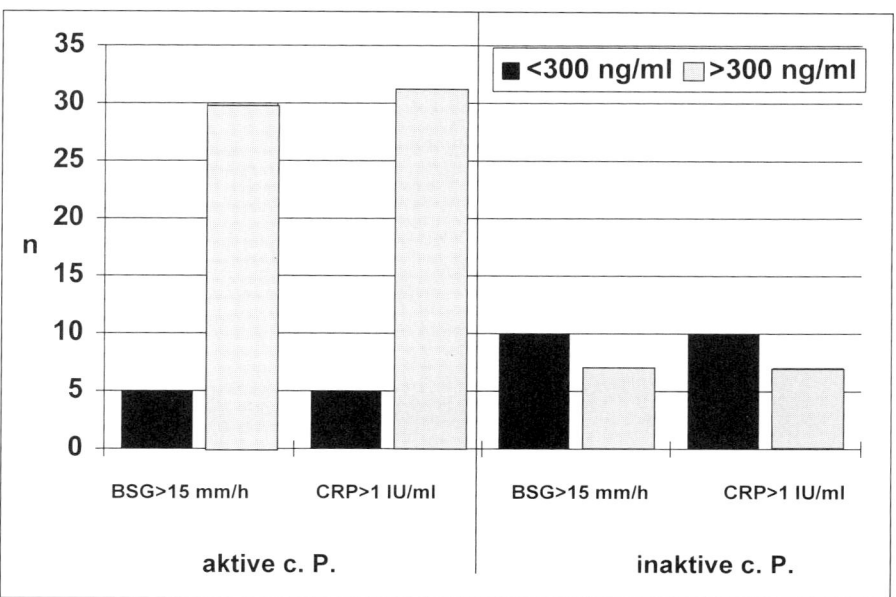

Abb. 6: Verteilung von ICAM-1-Werten bei aktiver und inaktiver chronischer Polyarthritis.

auf die Immunaktivierung. Bei Pannuswachstum werden von stimulierten Fibroblasten große Mengen an ICAM-1 gebildet. Zusätzlich wurde von mir bei chronischer Polyarthritis eine Beziehung zum fibrinolytischen System festgestellt (Korrelation zwischen der ICAM-1-Expression und dem Gewebeplasminogenaktivator). Dieser Punkt hat wiederum Bedeutung für die Wirkung der oralen Enzymtherapie, da die oralen Enzyme Entzündungseffekte mindern und die Fibrinolyse beschleunigen können.

Auch bei anderen rheumatologischen Krankheitsbildern haben wir ICAM-1-Messungen im Verlauf einer Enzymtherapie durchgeführt. So wurden Patienten mit Morbus Bechterew mit Mulsal® und einer standardisierten physikalischen Therapie behandelt. Nach einem Monat zeigte sich bei neun von 13 Patienten nicht nur eine Verbesserung der klinischen Parameter wie der Beweglichkeit und des Schmerzes, sondern auch eine Tendenz zur Verringerung der ICAM-1-Spiegel.

Literatur

1. **Sewell, K. L., Trentham, D. E.:** Pathogenesis of rheumatoid arthritis. Lancet 341 (1993) 283–286.

2. **Steffen, C., Menzel, J.:** Grundlagenuntersuchung zur Enzymtherapie bei Immunkomplexkrankheiten. Wien. Klin. Wschr. 97 (1985) 376–385.

Behandlung des Morbus Bechterew mit einem Enzymkombinationspräparat

G. Stauder

Unter den Erkrankungen des rheumatischen Formenkreises stellt auch der Morbus Bechterew eine wichtige Indikation zur Enzymtherapie dar. In diesem Beitrag werden die Ergebnisse einer Studie präsentiert, die von Prof. Göbel, Universitätsklinik Marburg, durchgeführt wurde.

Es handelte sich um eine doppelblinde, randomisierte klinische Studie zum Vergleich der Wirkung von Enzymen und Indometacin bei der Behandlung des M. Bechterew [1]. Die Studiendauer betrug insgesamt sechs Monate mit Kontrolluntersuchungen nach ein, zwei, vier und sechs Monaten. Einschlußkriterien waren die Diagnose des M. Bechterew durch klinische Symptomatik und Röntgenuntersuchungen, der Nachweis des HLA-B 27 Antigens, Alter zwischen 18 und 65 Jahren und die Einwilligung des Patienten. Ausschlußkriterien waren Schwangerschaft, andere rheumatische Erkrankungen, bekannte Unverträglichkeit von Enzymen oder Indometacin und eine antirheumatische Basistherapie vor weniger als zwei Monaten. In beide Studiengruppen wurden jeweils 20 Patienten aufgenommen. Patienten der Enzymgruppe erhielten viermal sechs Enzymdragees, Patienten der Indometacingruppe 150 mg Indometacin pro Tag.

Im Hinblick auf die anthropometrischen Daten (Geschlecht, Alter, Größe) waren die Gruppen ohne statistisch signifikante Unterschiede gut vergleichbar.

Der Verlauf zweier für die Erkrankung typischer Parameter, i. e. des Ruheschmerzes und des Nachtschmerzes, soll eingehender erläutert werden (Abb. 1 und 2). Zunächst fiel auf, daß die Verläufe bei diesen Parametern fast gleich waren. Dies gilt auch für die anderen erhobenen, hier nicht dargestellten Schmerz- und Beweglichkeitsparameter.

Interessanterweise schnitt die Indometacingruppe bei der ersten Kontrolluntersuchung nach einem Monat signifikant besser ab als die Enzymgruppe. Bei der nächsten Kontrolle nach zwei Monaten war das Ergebnis entweder gleich oder, wie beim Ruheschmerz, unter Enzymtherapie sogar signifikant besser als bei Indometacingabe. Dieser Trend setzte sich bis zum Ende der Studie nach sechs Monaten fort.

Auch der Summenscore der Schmerzen, in den neben den Ruhe- und Nachtschmerzen auch Morgen-, Druck- und aktive und passive Bewegungsschmerzen eingingen, ergab diesen typischen Verlauf: Bei der ersten Kontrolle nach einem Monat zeigte Indometacin signifikant bessere Ergebnisse, nach zwei Monaten

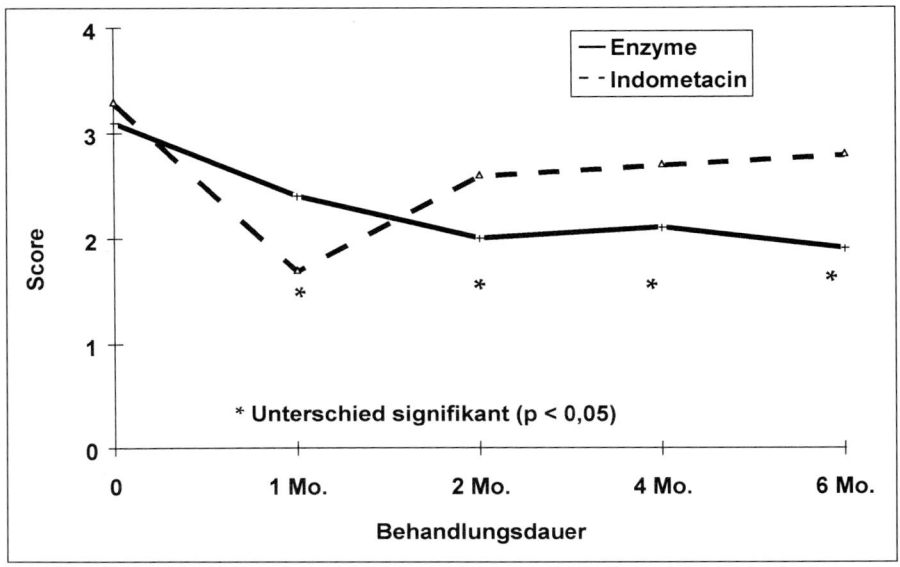

Abb. 1: Verlauf des Ruheschmerzes bei der Therapie des M. Bechterew mit Enzymen bzw. Indometacin.

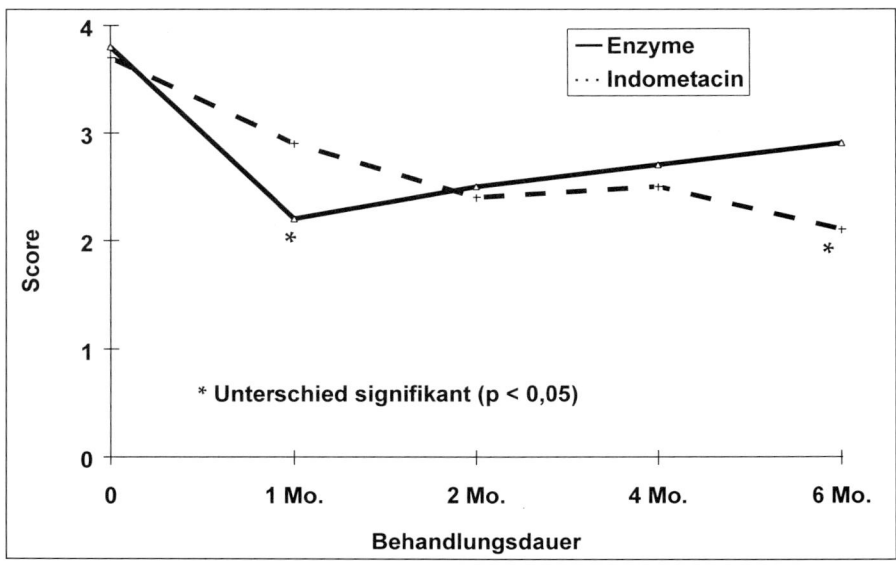

Abb. 2: Verlauf des Nachtschmerzes bei der Therapie des M. Bechterew mit Enzymen bzw. Indometacin.

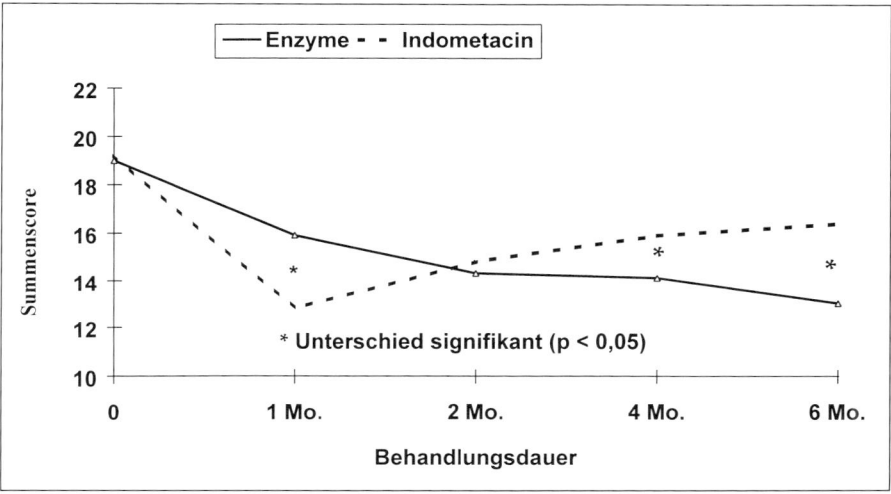

Abb. 3: Summenscore der Schmerzen bei Therapie des M. Bechterew mit Enzymen bzw. Indometacin.

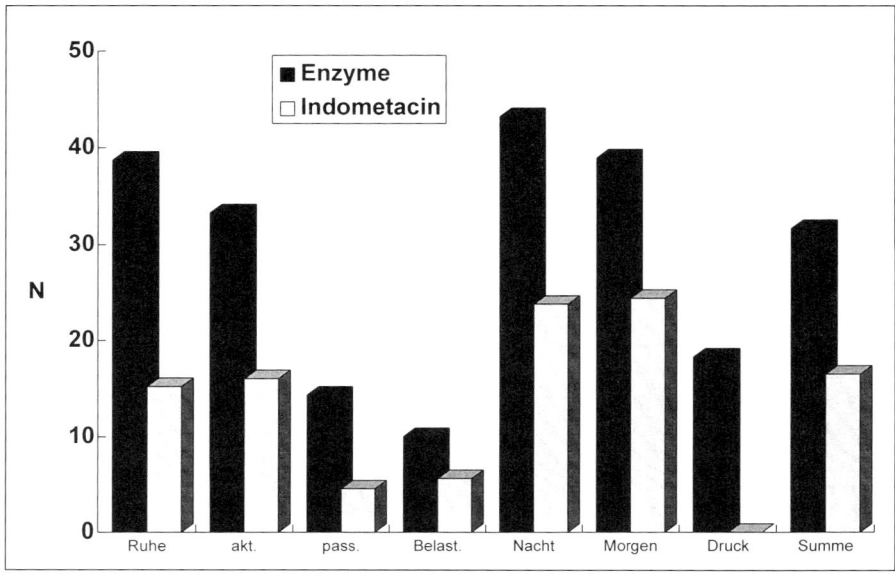

Abb. 4: Prozentuale Verbesserung der Symptome bei Therapie des M. Bechterew mit Enzymen bzw. Indometacin bis zum Therapieende.

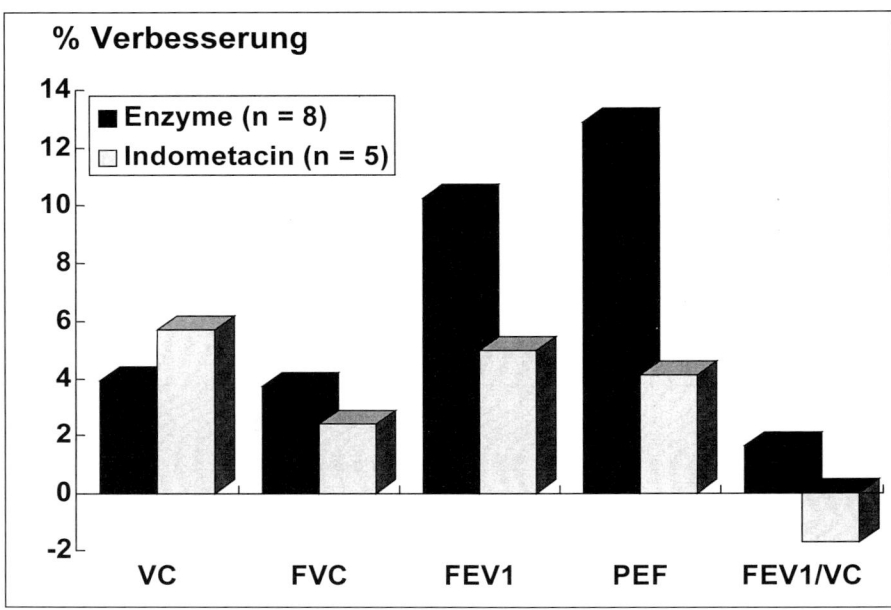

Abb. 5: Prozentuale Verbesserung der spirometrisch gemessenen Parameter bei Therapie des M. Bechterew mit Enzymen bzw. Indometacin.

waren die Ergebnisse in etwa gleich, und nach sechs Monaten bestand ein signifikanter Unterschied zugunsten der Enzymgruppe (Abb. 3).

Das bedeutet, daß die Enzymtherapie zunächst langsamer anspricht, in ihrer Wirksamkeit aber offenbar länger anhält als Indometacin. Bei Indometacin hingegen kommt es zu einem raschen Ansprechen ohne weitere Verbesserungen im Verlauf der Therapie.

Auch der Vergleich der prozentualen Verbesserung der Symptome vom Beginn bis zum Ende der Therapie offenbarte einen deutlichen Unterschied zugunsten der Enzymgruppe (Abb. 4).

Bei einigen Patienten wurde versucht, objektive Parameter, z. B. durch spirometrische Untersuchungen, zu erheben. Leider war dies nur bei acht Patienten der Enzym- und fünf Patienten der Indometacingruppe möglich. Dennoch war zumindest tendenziell auch hier ein Vorteil zugunsten der Enzymgruppe zu verzeichnen (Abb. 5).

Beim Schober-Zeichen wurde ähnlich wie bei den Symptomen des M. Bechterew zunächst ein Vorteil bei Indometacinbehandlung, zum Ende der Therapie aber bei Enzymbehandlung beobachtet (Abb. 6).

Unter der Enzymtherapie traten praktisch keine relevanten Neben-

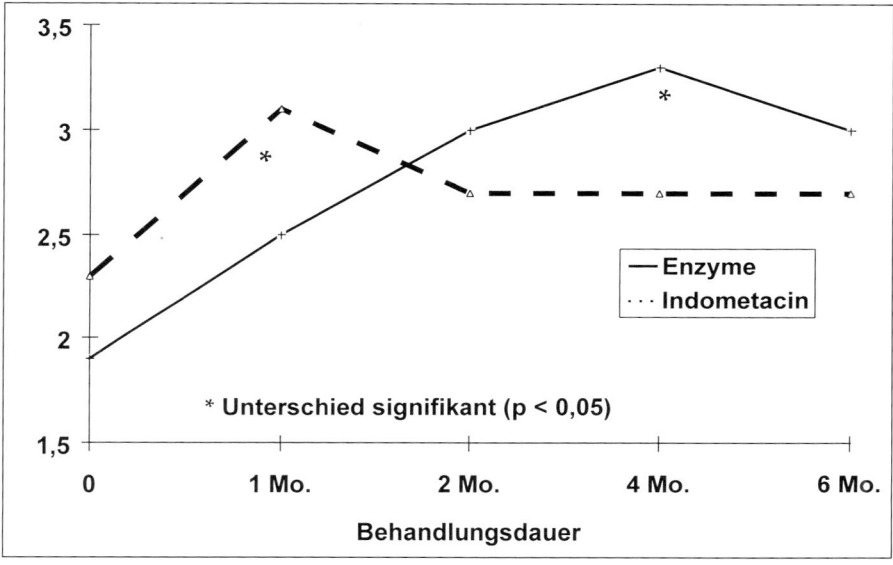

Abb. 6: Verlauf des Schober-Zeichens bei Therapie des M. Bechterew mit Enzymen bzw. Indometacin.

wirkungen auf. Die Globalbewertung der Verträglichkeit war bei den Enzymen überwiegend gut, bei Indometacin dagegen überwiegend mäßig.

Zusammenfassend ergab sich bei der Therapie des M. Bechterew mit Enzymen bzw. Indometacin eine signifikante Verbesserung der Hauptsymptome. Indometacin war nach einem Monat, Enzyme hingegen waren nach sechs Monaten signifikant besser wirksam. Auch die Spirometrie zeigte einen Trend zugunsten der Enzymtherapie. Enzyme waren signifikant besser verträglich als Indometacin.

Möglicherweise würde es sich bewähren, zu Beginn der Therapie des M. Bechterew Enzyme in Kombination mit Indometacin zu verabreichen und nach ca. zwei Monaten auf eine alleinige Enzymtherapie umzustellen.

Literatur
1. **Willecke, A., Baerwald, Ch., Lies, S., Neurath, F., Goebel, K.-M.:** Efficacy and Tolerance of Hydrolytic Enzymes in Ankylosing Spondylitis as compared with Indometacin. Publ. submitted.

Medikamentöse Therapie des Arthrosekranken – Ist die Enzymtherapie eine Alternative?

F. Singer

Bei der Arthrose handelt es sich um eine sehr häufige Erkrankung. In diesem Beitrag geht es nicht um den Arthrosekranken als solchen, sondern das Thema wird eingegrenzt auf die aktivierte Gonarthrose, der wir uns mit Blick auf die Enzymtherapie besonders gewidmet haben.

Die aktivierte Gonarthrose ist ein klar definiertes rheumatologisches Krankheitsbild, bei dem entzündliche Veränderungen im Kniegelenk vorliegen, die per se durch das Ablaufen der Entzündung eine gefährliche Situation darstellen und den Knorpel auf das schwerste beeinträchtigen können. Unsere therapeutischen Maßnahmen sind darauf ausgerichtet, die Entzündung im Gelenk zu reduzieren, um so den Knorpel vor einer weiteren Destruktion zu schützen.

Es gibt verschiedene Behandlungsformen. Die Arthrose betrifft vorwiegend Patienten in höherem Lebensalter, bei denen oft viele Begleiterkrankungen und Begleitmedikationen mit potenten Möglichkeiten zur Interaktion vorliegen. Daher sollte in dieser Studie die Effizienz der Enzymtherapie als mögliche Alternative zu den üblichen Behandlungsformen untersucht werden.

In einer Doppelblindstudie wurde je 40 Patienten mit aktivierter Gon-arthrose Wobenzym® bzw. Diclofenac verabreicht. Diclofenac gilt als Referenzsubstanz bei vielen entzündlich rheumatischen Erkrankungen. Seine Wirkung ist weithin bekannt und gut dokumentiert. Die Behandlungsdauer betrug vier Wochen, da man davon ausgeht, daß gerade bei der aktivierten Gonarthrose die Wirkung innerhalb dieses Zeitraumes eintreten sollte, sonst ist die Medikation sicherlich nicht als effizient zu betrachten.

Verschiedenste Bewertungskriterien vom Bewegungsschmerz über den Belastungsschmerz zum Nachtschmerz und dem Anlaufschmerz wurden zur Beurteilung herangezogen, wobei der Nachtschmerz und der Bewegungsschmerz als die klassischen Symptome der aktivierten Gonarthrose gelten. In dem Moment, wo diese typischen klinischen Symptome auftreten, kann man mit Sicherheit davon ausgehen, daß in dem betreffenden Gelenk eine Aktivierung mit allen dazugehörigen Entzündungsparametern vorliegt. Weitere Untersuchungsparameter waren natürlich auch der Bewegungsumfang und die Schwellung. Ganz wesentlich erschien die Bewertung der Wirksamkeit und Verträglichkeit durch den Arzt und den Patienten. Schließlich wurden auch noch

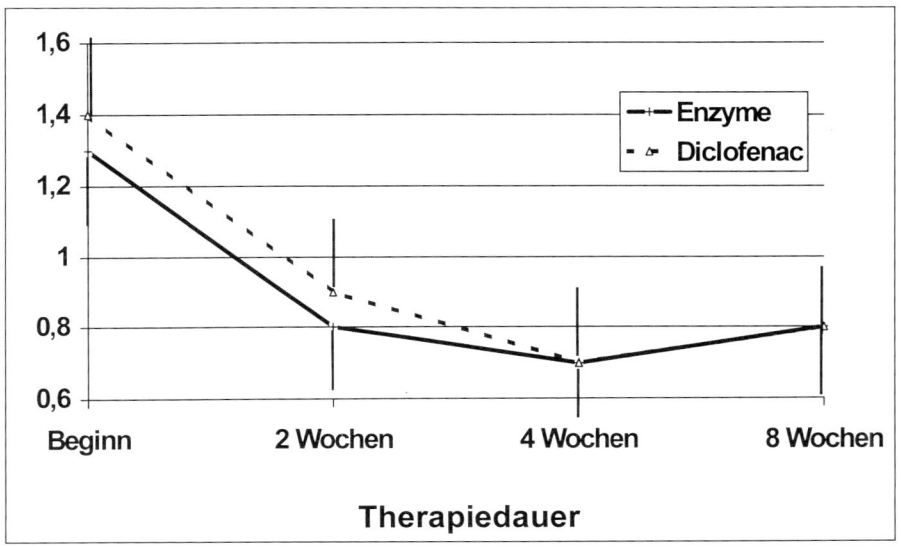

Abb. 1: Verlauf des Ruheschmerzes bei Therapie der aktivierten Gonarthrose mit Enzymen bzw. Diclofenac.

einige relevante Laborparameter bestimmt.

Von den Ergebnissen dieser Untersuchung werden im folgenden nur ein paar herausgegriffen, die von praktischer Relevanz sind.

Beim Ruheschmerz zeigte sich über den Therapiezeitraum von vier Wochen in beiden Gruppen eine statistisch vergleichbare Verminderung (Abb. 1). Dieses Ergebnis verdeutlicht, daß Enzymgemische sehr wohl Einfluß auf den Entzündungsmechanismus nehmen können. Die Patienten wurden nach acht Wochen – also vier Wochen nach Therapieabschluß – noch einmal untersucht, um den weiteren Verlauf beurteilen zu kön-

nen. Fast erwartungsgemäß zeigte sich die Crux der aktivierten Gonarthrose, i. e. daß ohne therapeutische Maßnahmen wieder eine Verschlechterung der Symptomatik eintritt.

Beim Belastungsschmerz, auch einem klassischen Symptom der aktivierten Arthrose, wurde über den Behandlungszeitraum von vier Wochen ebenfalls eine vergleichbare Wirkung in der Enzym- und der Diclofenacgruppe festgestellt (Abb. 2). Im Vergleich zu der Ausgangssituation war die beobachtete Verbesserung in beiden Gruppen hochsignifikant.

Die Wirksamkeit der Prüftherapie wurde seitens der Patienten in der Enzym- wie in der Diclofenacgruppe

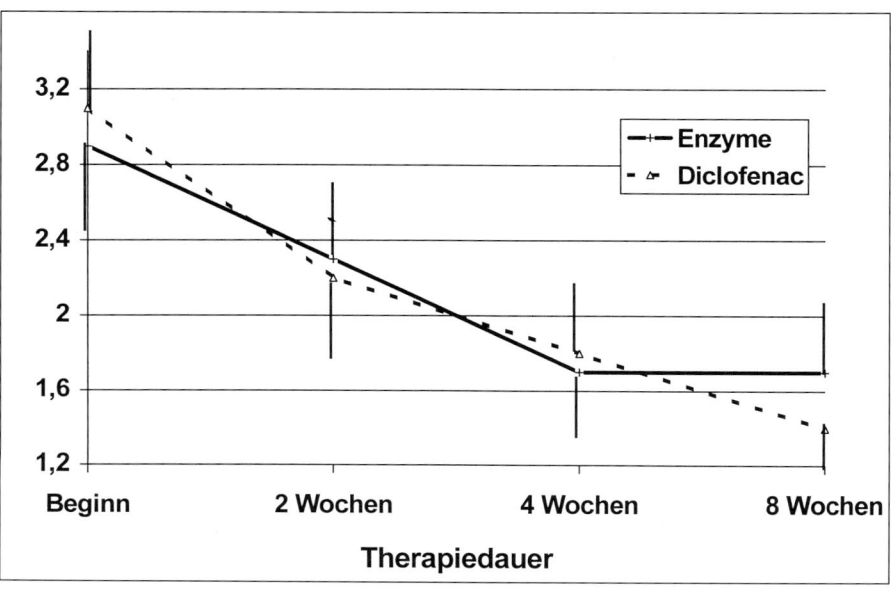

Abb. 2: Verlauf des Belastungsschmerzes bei Therapie der aktivierten Gonarthrose mit Enzymen bzw. Diclofenac.

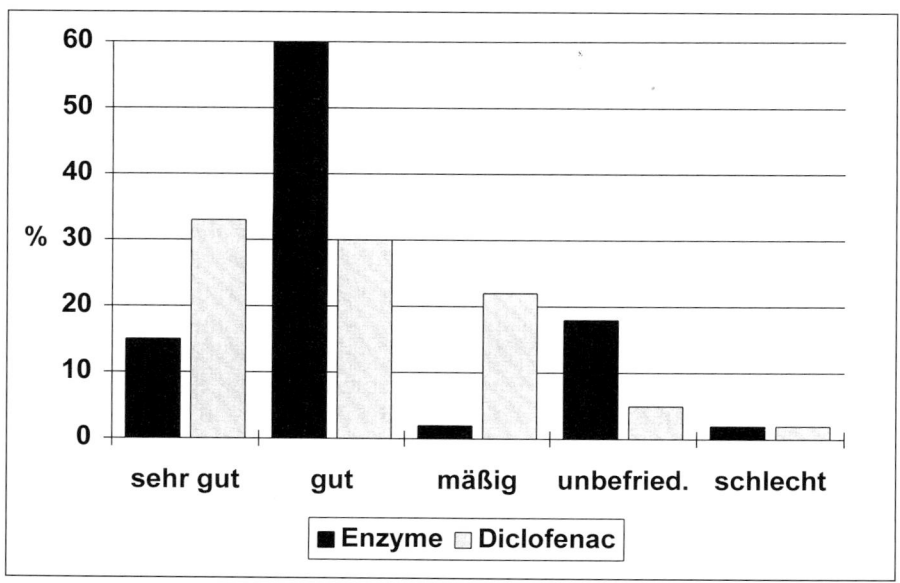

Abb. 3: Beurteilung der Wirksamkeit der Prüftherapie durch die Patienten.

mit sehr gut bis gut bewertet (Abb. 3). Ähnlich fiel die Bewertung von der ärztlichen Seite her aus.

Entscheidend ist natürlich auch die Verträglichkeit der Prüftherapie. So wurde beiden Prüfpräparaten eine durchweg gute bis sehr gute Verträglichkeit bescheinigt. Das erscheint gerade bei jenen Patienten, die mitunter sehr viele andere Medikamente mit den unterschiedlichsten Interaktionen einnehmen, sehr wesentlich. Insbesondere gilt zu berücksichtigen, daß im Alter mehrere physiologische Veränderungen stattfinden. Diese betreffen z. B. den Gastrointestinaltrakt und die Niere, was in unser Therapiekonzept einfließen muß.

Sofern in der Enzymgruppe überhaupt relevante Nebenwirkungen auftraten, waren sie gastrointestinaler Art. Es handelte sich im wesentlichen um Blähungen. Ein Therapieabbruch war nicht erforderlich. Erwartungsgemäß wurden auch in der Diclofenacgruppe gastrointestinale Veränderungen berichtet, jedoch auch Schwindel und vereinzelt ein Exanthem. Überwiegend muß aber auch dieser Substanzgruppe bei der hier verwendeten Dosis eine gute Verträglichkeit bescheinigt werden. Angesichts der vielen physiologischen Veränderungen beim älteren Menschen und typischen Athrosepatienten, die z. B. die Resorption und Elimination von Medikamenten betreffen, scheint im Vergleich zum Diclofenac die Enzymbehandlung bei der aktivierten Arthrose durchaus eine Alternative zu sein. Dabei darf natürlich nicht außer acht gelassen werden, daß die Therapie einer aktivierten Arthrose nicht nur rein medikamentös sein kann, sondern ein komplexes Vorgehen erfordert.

Praxisstudie zur Enzymtherapie bei extraartikulärem Weichteilrheumatismus

K. Uffelmann

Die Ziele der Therapie chronischer Erkrankungen sind:
– die Beseitigung von Schmerzen,
– die Minimierung der krankheitsbedingten Funktionseinschränkung,
– die Verhinderung der Krankheitsprogredienz,
– die Erhaltung des gewohnten Lebensrhythmus und
– die Verbesserung der Lebensqualität und der Lebensbewältigung.

Dies sind Dinge, mit denen der Allgemeinarzt, aber auch der Internist in der täglichen Praxis immer wieder konfrontiert wird. Dabei müssen die Anforderungen an ein in Frage kommendes Medikament immer wieder überprüft werden.

Ein in diesem Zusammenhang wichtiges Kriterium ist die Verträglichkeit. Enzympräparate können ohne Risiko angewandt werden, weil sie gut verträglich und fast ohne Nebenwirkungen sind.

Untersuchungen zur Enzymtherapie bei Weichteilrheumatismus sind besonders interessant, da die gängigen schulmedizinischen Therapien mit nicht-steroidalen Antirheumatika und Steroiden mit schweren Nebenwirkungen behaftet sind.

Der extraartikuläre Rheumatismus ist nicht so leicht zu definieren wie die primär chronische Polyarthritis oder der M. Bechterew. Rheuma bedeutet allgemein Schmerz und Behinderung am Bewegungsapparat. Extraartikulärer Rheumatismus beinhaltet, daß Schmerz und Bewegungseinschränkung nicht von den Gelenken ausgehen, sondern extraartikulär, vornehmlich in Muskeln und Sehnen entstehen. Als praktisch tätige Ärzte wissen wir, daß diese Erkrankung, für die es kein diagnosesicheres Korrelat gibt, relativ häufig ist. Das Labor ist in der Regel normal, die Klinik vieldeutig, und bildgebende Verfahren führen nicht weiter. Die Patienten leiden stark und haben häufig eine erstaunliche Arztkarriere hinter sich. Generalsymptom ist der Schmerz. Die vordringlichste Aufgabe des Arztes ist die Schmerzbeseitigung.

Vor vielen Jahren führte ich eine Praxisstudie mit Mulsal® bei extraartikulärem Rheumatismus durch. Dies war eine Anwendungsstudie, bei der so gute Ergebnisse beobachtet wurden, daß sie abgebrochen wurde, um eine neue, wissenschaftlichen Anforderungen genügende Studie aufzulegen. Die Ergebnisse dieser multizentrischen, plazebokontrollierten Doppelblindstudie bei extraartikulärem Weichteilrheumatismus werden im folgenden berichtet.

In 23 allgemeinärztlichen Praxen wurde die Wirksamkeit und Verträg-

Tabelle 1: Antirheumatische Vorbehandlung (Anteile %).

	Mulsal®	Plazebo
keine Vorbehandlung	31,1	35,3
Physikalische Therapie	24,0	22,8
NSAR	19,2	17,0
top. Antiphlogistika	12,5	11,5
Analgetika	7,7	8,3
top. Kortikoide	2,9	1,9
systemische Kortikoide	1,6	1,6
unbekannt	–	0,6

lichkeit des Enzymkombinationspräparates Mulsal® zur Behandlung des Weichteilrheumatismus untersucht. Insgesamt wurden über 500 Patienten rekrutiert, von denen letztendlich 424 ausgewertet werden konnten. Davon wurden 211 mit Mulsal® und 213 mit Plazebo behandelt. Beide Gruppen waren sehr gut vergleichbar, da sie bei den Diagnosen fast identische Prozentzahlen aufwiesen: Muskelrheumatismus (25,8% vs. 26,6% in der Enzym- bzw. der Plazebogruppe), Periarthropathie der Schulter (25,0% vs. 27,0%), des Knies (10,9% vs. 8,7%), der Hüfte (9,3% vs. 5,6%), Epicondylitis humeri (14,1% vs. 17,1%), Tendovaginitis/Tendopathie (6,9% vs. 7,9%), generalisierte Tendomyopathie (4,8% vs. 3,6%) und Bursitis/Bursopathie (2,8% vs. 3,6%). Die gute Vergleichbarkeit ist auf die hohe Zahl der untersuchten Patienten zurückzuführen. Statistisch bestanden zwischen den Studiengruppen auch bei Alter, Geschlecht, Größe und Gewicht keine signifikanten Unterschiede.

Auch der Status der Erkrankung war für Allgemeinpraxen typisch: Die Hälfte der Patienten war akut erkrankt, bei der anderen Hälfte lag ein akuter Schub einer chronischen Erkrankung vor. Gerade die chronischen Erkrankungen bereiten in der Praxis große Probleme, weshalb es auch so wichtig ist, wirksame Medikamente mit wenigen, am besten natürlich ohne Nebenwirkungen zu finden.

Die Erkrankung war in beiden Gruppen zum größten Teil mittel bis schwer ausgeprägt. Leichte Formen lagen nur selten vor. Wie in einer so großen Studie unvermeidbar, fehlten in einigen Fällen die Angaben zur Schwere der Erkrankung. Die Schweregrade waren in der Mulsal®- und der Plazebogruppe ungefähr gleich verteilt, weshalb beide Gruppen auch hier recht gut vergleichbar waren.

Da viele der untersuchten Patienten akut erkrankt waren, war in beiden Gruppen bei ca. einem Drittel der Fälle keine Vorbehandlung zu verzeichnen. Die Vorbehandlung betraf in absteigender Häufigkeit die physikalische Therapie, nicht-steroidale Antirheumatika, topische Antiphlogistika, Analgetika, topische Kortikoide und relativ selten systemische Kortikoide (Tabelle 1). Da die Ergebnisse der Vorbehandlung überwiegend mäßig bis unbefriedigend waren, war es für uns um so wichtiger zu untersuchen, welche Effekte mit der Enzymtherapie erzielt werden können.

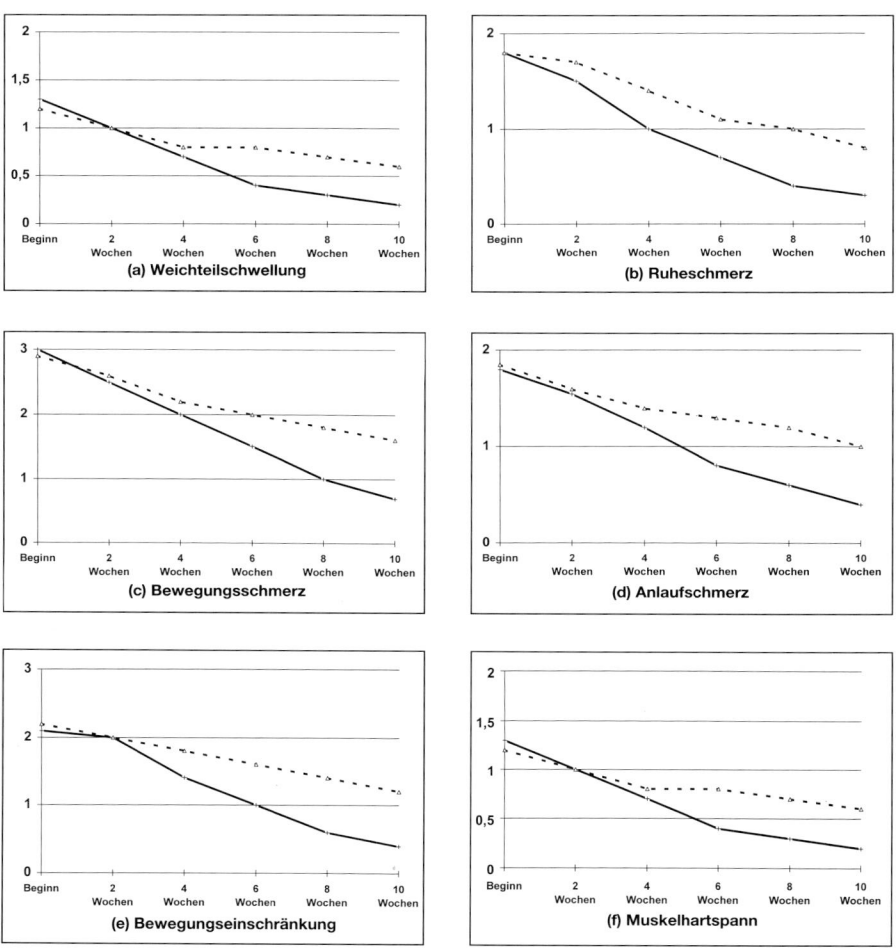

Abb. 1a–1f: Verlauf von Weichteilschwellung (a), Ruhe- (b), Bewegungs- (c) und Anlaufschmerz (d), Bewegungseinschränkung (e) und Muskelhartspann (f) bei Therapie des
Weichteilrheumatismus mit Enzymen (–+–) bzw. Plazebo (--▲-).

Es wurde eine große Anzahl von Symptomen wie Weichteilschwellung, Ruhe-, Bewegungs- und Anlaufschmerz, Bewegungseinschränkung und Muskelhartspann untersucht.

Die Quintessenz der Einzelbeobachtungen ist, daß in der Enzymgruppe gegenüber der Plazebogruppe eine signifikante Besserung der Symptome aufgetreten ist (Abb. 1a–1f).

246

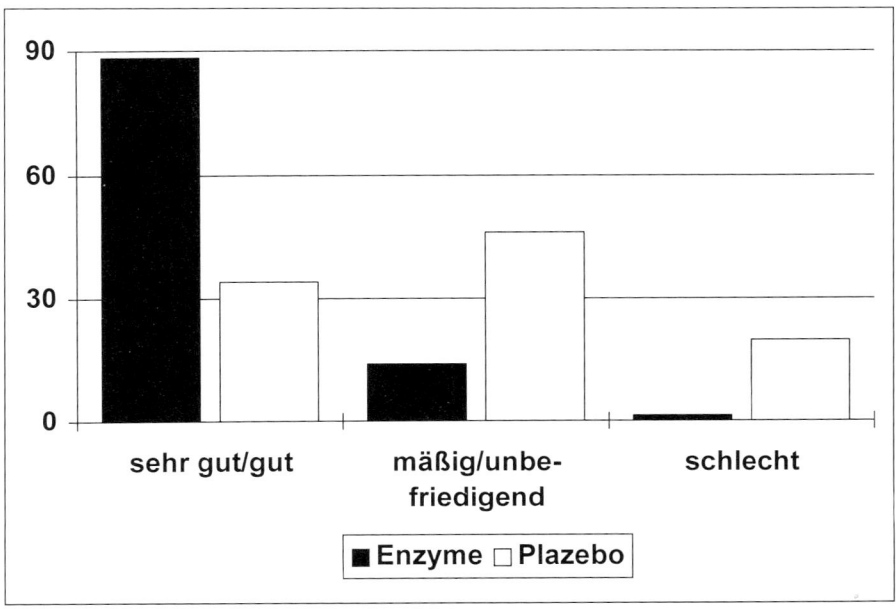

Abb. 2: Beurteilung der Wirksamkeit der Prüfpräparate durch die Patienten.

Im allgemeinen trat die Wirkung der Enzymtherapie nach zehn bis 14 Tagen ein. Verglichen mit nicht-steroidalen Antirheumatika ist das ein späterer Wirkungseintritt. Der einmal eingetretene gute Effekt ist aber durchaus mit dem nicht-steroidaler Antirheumatika zu vergleichen.

Da in der Laienpresse häufig zu lesen ist, daß Enzyme eine Gewichtsreduktion verursachen, wurde auch das Gewicht bestimmt. Diese These konnte nicht bestätigt werden: Nach zehn Wochen war das Körpergewicht in der Enzym- wie auch in der Plazebogruppe weitgehend konstant geblieben.

Knapp 90% der Patienten beurteilten die Wirksamkeit der Enzym-therapie bei Therapieabschluß mit sehr gut und gut, wohingegen in der Plazebogruppe dieses Urteil nur in 34% der Fälle abgegeben wurde. Dieser Plazeboeffekt ist in der Praxis weithin bekannt (Abb. 2).

Die Verträglichkeit war in beiden Gruppen fast identisch (Abb. 3). Es traten einige Nebenwirkungen, vornehmlich Blähungen, auf. Auch üble Gerüche wurden immer wieder berichtet. Generell waren aber die im Magen-Darm-Bereich aufgetretenen Nebenwirkungen zu vernachlässigen. Ihre Dauer betrug ungefähr sieben Tage. Ein Absetzen der Therapie war nicht erforderlich. Aus meiner Erfahrung kann ich berichten, daß bei Reduzierung der Enzymdo-

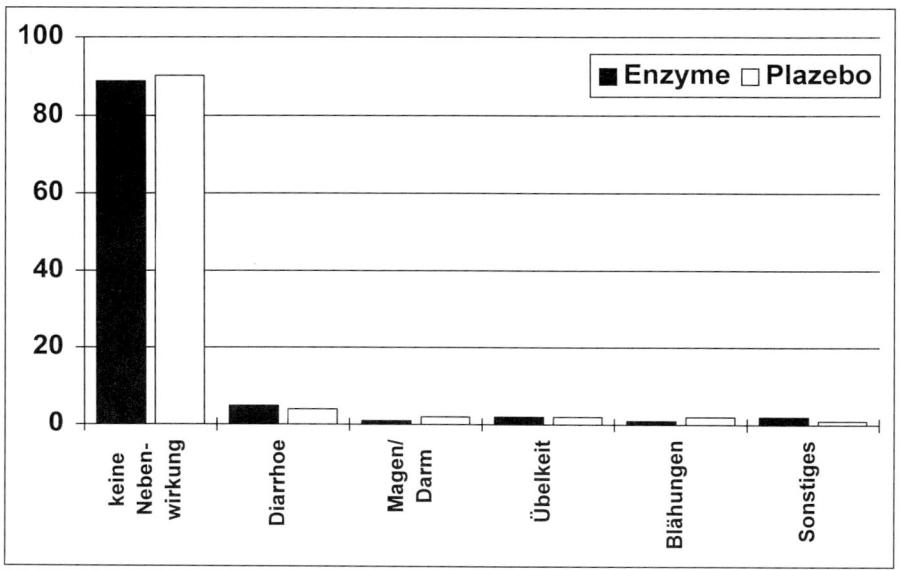

Abb. 3: Nebenwirkungen (%) der Therapie des Weichteilrheumatismus mit Enzymen bzw. Plazebo.

sis die Nebenwirkungen fast vollständig verschwinden.

Es wurde mit dreimal täglich acht Dragees therapiert. Zu Beginn der Behandlung war die Compliance recht gut. Im Verlauf der Therapie und der Nachbeobachtung ist sie etwas abgefallen, was wahrscheinlich damit zusammenhängt, daß es den Patienten besser ging und sie nicht mehr gewillt waren, so viele Dragees einzunehmen. Da Enzyme in den heutigen Darreichungsformen in einer höheren Konzentration vorlie-gen und somit weniger Dragees eingenommen werden müssen, dürfte sich die Compliance in dieser Hinsicht bessern.

Zusammenfassend kann festgestellt werden, daß die Enzymtherapie im Praxisalltag eine erfolgversprechende Therapie darstellt, da signifikante Verbesserungen bei den typischen Symptomen des Weichteilrheumatismus wie dem Schmerz und der Bewegungseinschränkung erzielt wurden.

Poster

Zytokinaktivität bei Patienten mit gastrointestinalen Karzinomen

J.Škultéty, P. Labaš, Š. Durdík

Einleitung

Der Tumornekrosefaktor (TNF) hat großen Einfluß auf die Tumorbildung und -ausbreitung [2]. Das Polypeptid wird in erster Linie von Makrophagen gebildet und spielt bei der Auslösung einer entzündlichen Reaktion eine Schlüsselrolle [3].

Die intrazellulären Antwortsignale auf den Tumornekrosefaktor in Tumorzellen werden über Zellrezeptoren vermittelt, an die sich der Tumornekrosefaktor mit hoher Affinität bindet. Im Humanserum lassen sich zwei unterschiedliche TNF-Rezeptoren nachweisen, die als proteolytische Spaltprodukte der extrazellulären Domänen von membrangebundenen TNF-Rezeptoren angesehen werden und ein Molekulargewicht von 55 kDa (sTNF-RI) bzw. 75 kDa (sTNF-RII) aufweisen [1]. Bei Patienten mit Krebserkrankungen wurden unterschiedlich erhöhte sTNF-RI- und sTNF-RII-Spiegel beobachtet.

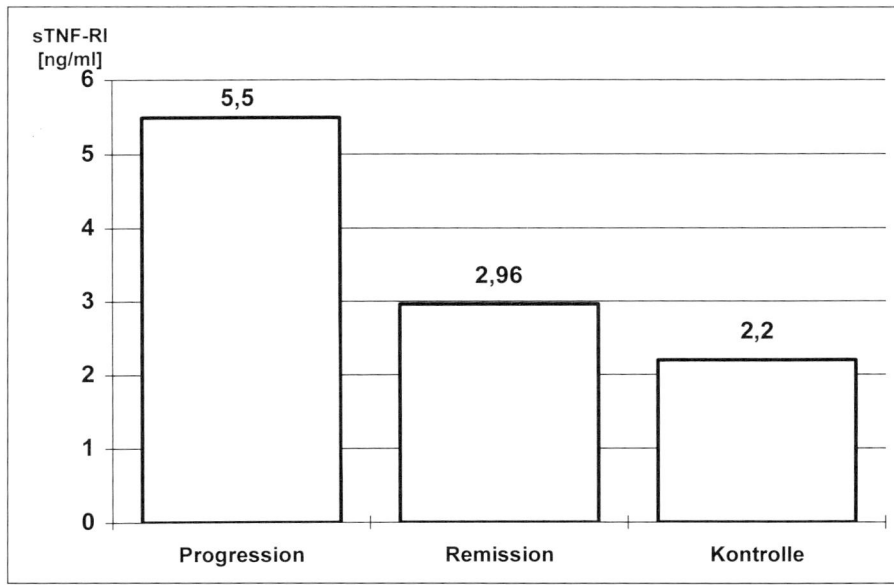

Abb. 1: sTNF-RI-Konzentrationen (ng/ml) bei progredientem gastrointestinalen Tumor, in der Remission nach Operation und bei Kontrollen.

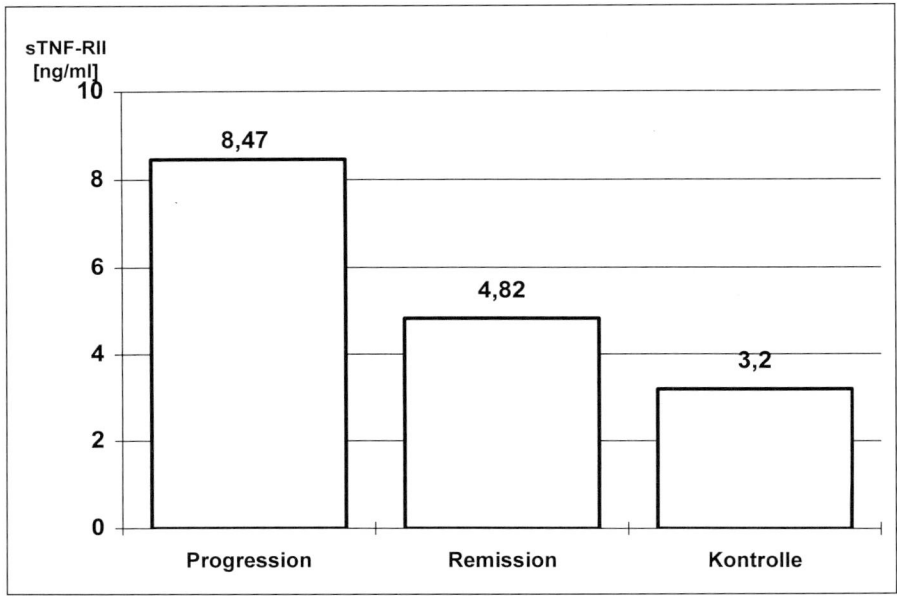

Abb. 2: sTNF-RII-Konzentrationen (ng/ml) bei progredientem gastrointestinalen Tumor, in der Remission nach Operation und bei Kontrollen.

Mittels ELISA konnte gezeigt werden, daß beide Rezeptoren bei verschiedenen Malignomen unterschiedlich erhöht sind.

Ergebnisse

Die Serumkonzentrationen des sTNF-RI und des sTNF-RII wurden bei 20 Patienten mit fortgeschrittener Karzinomerkrankung (15 mit Kolonkarzinom, vier mit Ösophaguskarzinom und zwei mit Pankreaskarzinom), vor und nach der chirurgischen Therapie bestimmt.

1. In der Patientengruppe vor chirurgischer Intervention oder mit progredientem Tumorleiden betrug die durchschnittliche sTNF-RI-Konzentration 5,5 ng/ml (2,3 ng/ml bis 11,9 ng/ml) (Kontrollen: 2,2 ng/ml) und die des sTNF-RII 8,47 ng/ml (4,5 ng/ml bis 15,5 ng/ml) (Kontrollen: 3,2 ng/ml).

2. In der Patientengruppe nach chirurgischer Intervention ohne Tumorprogredienz lag die durchschnittliche sTNF-RI-Konzentration bei 2,96 ng/ml (1,4 ng/ml bis 7,8 ng/ml) und die des sTNF-RII bei 4,82 ng/ml (2,3 ng/ml bis 17,1 ng/ml).

3. In der Untergruppe der Ösophaguskarzinome betrugen die Werte für den sTNF-RI 3,8 ng/ml (2,3 ng/ml bis 5,5 ng/ml) und den sTNF-RII 9,5 ng/ml (5,3 ng/ml–12,4 ng/ml).

4.1. In der Untergruppe der Kolonkarzinome betrug die durchschnittliche Konzentration des sTNF-RI 6,23 ng/ml (3,0 ng/ml bis 11,9 ng/ml) und des sTNF-RII 7,85 ng/ml (4,5 ng/ml bis 15,5 ng/ml). Dieser Untergruppe gehörten Patienten mit Kolonkarzinomen vor chirurgischer Intervention oder mit progredientem Tumorleiden an.

4.2. Diese Gruppe bestand aus Patienten mit Kolonkarzinomen nach chirurgischer Intervention oder ohne Tumorprogression. Die durchschnittlichen Werte betrugen für den sTNF-RI 2,97 ng/ml (1,4 ng/ml bis 7,8 ng/ml) und für den sTNF-RII 4,66 ng/ml (2,3 ng/ml bis 17,1 ng/ml).

5. Diese Gruppe bestand aus Patienten mit inoperablem Pankreaskarzinom. Die durchschnittlichen Werte betrugen für den sTNF-RI 5,95 ng/ml (3,9 ng/ml bis 8,0 ng/ml) und den sTNF-RII 8,8 ng/ml (8,6 ng/ml bis 9,0 ng/ml).

Schlußfolgerungen

Die Ergebnisse zeigen, daß TNF-Rezeptoren bei gastrointestinalen Tumoren einen nützlichen Marker darstellen und als Prognosefaktor zur Beobachtung der postoperativen Remission und/oder Progression herangezogen werden können.

Danksagung
Wir danken Fr. Dr. L. Desser und Fr. Dr. E. Zavadová aus dem Institut für experimentelle Onkologie in Wien für die Testung der löslichen TNF-Rezeptoren.

Literatur

1. **Nawroth, P. D., Bank, J., Handley, D. et al.:** Tumor necrosis factor (cachectin) interacts with endothelial cell receptors to induce release of Il-l. J. exp. Med. 163 (1986) 1363–1368.

2. **Olsson, I., Gatanaga, T., Gullberg, V., Lantz, M. et al.:** Tumor necrosis factor (TNF) binding proteins (soluble TNF-receptors) with possible roles in inflammation and malignancy. Eur. Cytokine Netw. 4 (1993) 169–180.

3. **Wrba, H., Pecher, O.:** Enzyme – Wirkstoffe der Zukunft. Orac, Wien 1993.

Verabreichung von Enzympräparaten bei Patienten mit hämolytischen Syndromen

A. Sakalová, D. Pavlíková, M. Hrubiško, M. Mistrík, I. Chabroňová

Es werden sieben Patienten mit hämolytischen Syndromen vorgestellt. Sechs dieser Patienten (zwei Männer und vier Frauen im Alter von 16 bis 64 Jahren) litten unter einer akuten erworbenen autoimmunhämolytischen Anämie (AIHA) mit schweren anämischen Symptomen, Ikterus und Nachweis von Autoantikörpern. In zwei Fällen handelte es sich um Kälte- und in vier Fällen um Wärmeantikörper. Eine klinisch ernste Situation bestand vor allem bei einer 16jährigen Patientin mit Kälteantikörper-AIHA, bei der es zu einer peripheren Vasopathie gekommen war.

Die Laborbefunde waren charakterisiert durch die typischen immunologischen Kriterien. Bei der Kälteantikörper-AIHA betrug der Titer für den spezifischen Antikörper anti-I 1024 und für anti-i 128 (Abb. 1). Bei Patienten mit Wärmeantikörpern wurden anti-Rh oder polyspezifische Antikörper mit positivem Antiglobulintest beobachten (Abb. 2).

Therapie

In der akuten Phase wurde Methylprednisolon (2 mg/kg Körpergewicht) verabreicht. Angesichts der bekannten Eigenschaften proteolytischer Enzyme (Verminderung der Immunkomplexe, Verbesserung der rheologischen Eigenschaften) und der Tatsache, daß in erster Linie rheologische Störungen den Verlauf der Immunkomplexerkrankung negativ beeinflussen, wurde die Therapie mit Wobenzym® (dreimal täglich zwei Dragees) unverzüglich eingeleitet und als Kombinationstherapie mit Glukokortikoiden bis zum Eintritt der klinischen Remission fortgesetzt [2, 3].

Krankheitsverlauf

Innerhalb von 14 Tagen wurde bei einer jungen Patientin eine klinische Remission mit einem schnellen Verschwinden der Raynaud-Symptomatik erzielt. Mit der Verbesserung des Blutbildes wurde allmählich die Glukokortikoid-Dosis reduziert. Die Steroidgabe wurde ausgesetzt, als die Retikulozytenzahl wieder im Normbereich war. Die klinische Remission wurde durch die langfristige Therapie mit Wobenzym® unterstützt.

Diskussion

Als Standardtherapie bei der AIHA gilt noch immer die Glukokortikoidtherapie. Bei refraktären

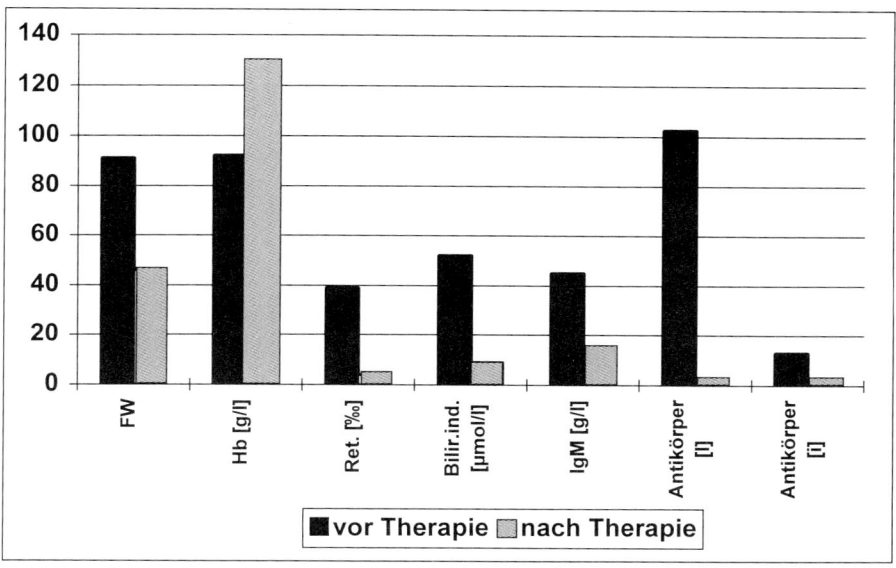

Abb. 1: Laborparameter zweier Patienten mit Kälteagglutininkrankheit vor und nach Therapie mit Methylprednisolon (2 mg/kg Körpergewicht) und Wobenzym® (3×3 Dragees).

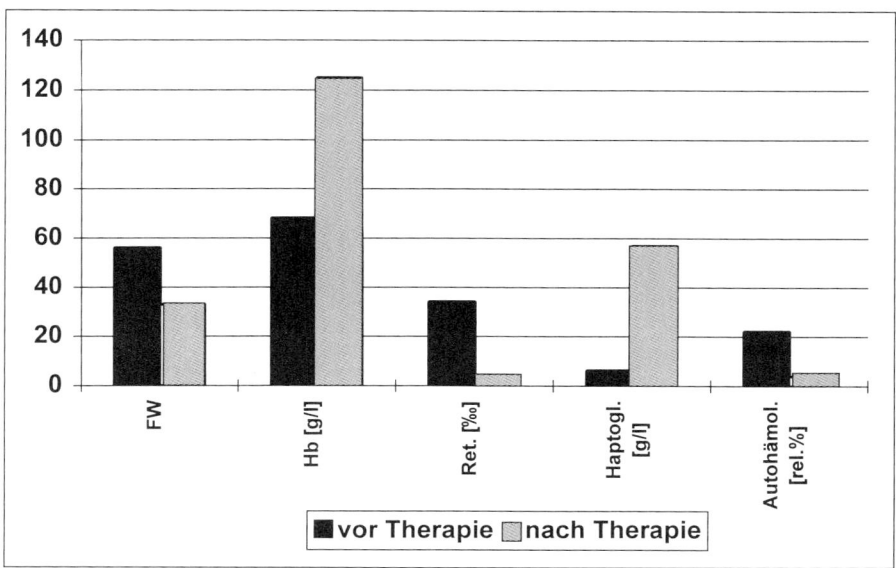

Abb. 2: Laborparameter bei Patienten mit Wärmeantikörper-autoimmunhämolytischer
Anämie vor und nach Therapie.

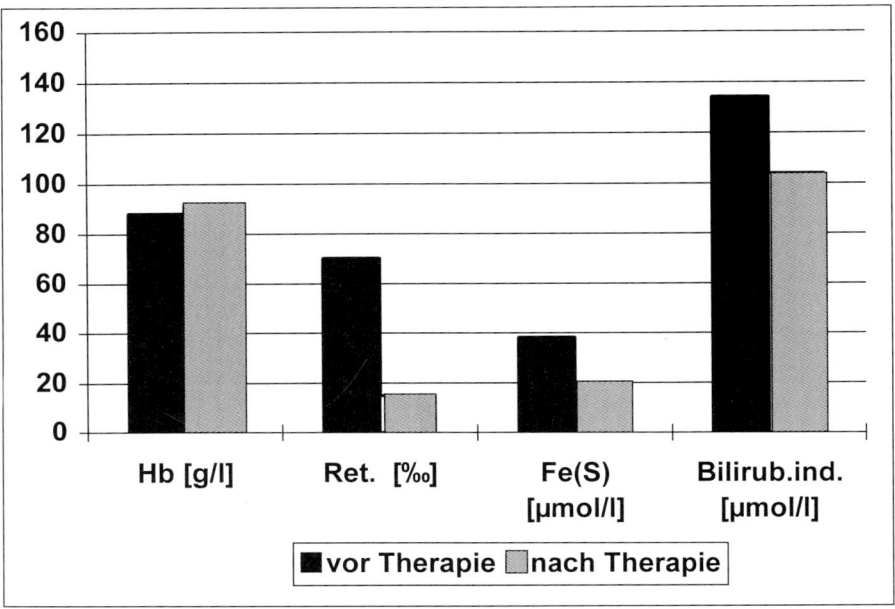

Abb. 3: Laborparameter eines Patienten mit nicht-sphärozytärer hämolytischer Anämie bei Pyruvatkinasemangel vor und nach einjähriger Therapie mit Enzymen (Wobenzym®, 3×2 Dragees täglich). Bei Allergie auf Deferoxamin bestand bei diesem Patienten eine Leberhämosiderose.

Fällen kommen die Splenektomie oder die Immuntherapie in Frage (Immunglobuline i. v., Cyclophosphamid, Cyclosporin, Enzyme) [1, 3, 4, 5].

Bei Patienten mit autoimmunhämolytischer Anämie führte die systemische Enzymtherapie:

1. in Kombination mit Glukokortikoiden zu einer schnelleren Remission und

2. zu einer schnelleren und stabilen klinischen Verbesserung mit normalen Laborbefunden ohne zusätzlich erforderliche Immunsuppression (Cyclophosphamid). Dies ist vor

allem bei jungen Patienten wichtig, bei denen die Immunsuppression aufgrund unerwünschter Nebenwirkungen risikoreich ist (chromosomale Veränderungen, Sterilität, Mutagenität etc.).

Zusammenfassung

Nach den vorläufigen Ergebnissen wirkt sich Wobenzym® als supportive Therapie günstig auf den Verlauf erworbener und kongenitaler hämolytischer Syndrome mit schwerer hämolytischer Anämie wie Pyruvatkinasemangel, paroxysmale nächtliche

Hämoglobinurie (PNH), und das Moschkowitz-Syndrom (thrombo-tisch-thrombozytopenische Purpura) aus (Abb. 3).

Literatur

1. **Ahn, Y., Harrington, W., Ayub, J., Pall, L.:** Danazol therapy for autoimmune hemolytic anemia. Ann. Intern. Med. 102 (1985) 298–301.
2. **Doods, A., Flute, P.:** Haemorheological response to plasma exchange in Raynaud Syndrome. Brit. Med. J. 2 (1979) 1186.
3. **Ernst, E.:** Orale Therapie mit proteolyti-schen Enzymen: Effekte auf hämorheolo-gische Parameter. Perfusion 12 (1994) 440–441.
4. **Hershko, C., Sonnenblick, M., Ashkenazi, J.:** Control of steroid resistant autoimmune hemolytic anemia by cyclosporine. Brit. J. Haematol. 76 (1990) 436–437.
5. **Zhu, Li-P., Cuups, T., Whalen, G., Fauci, A.:** Selective effects of cyclophosphamide therapy on activation, proliferation and differentiation of human B-Cells. J. Clin. Invest. 79 (1987) 1082–1090.

Löslicher Tumornekrosefaktor-α bei Patienten mit essentieller Hypertonie

D. Škultétyová, K. Sabolová, J. Murín, V. Kasperová, J. Škultéty

Einleitung

Der Nachweis von Makrophagen und T-Lymphozyten in arteriosklerotischen Plaques zeigt, daß Entzündungs- und Immunreaktionen im arteriosklerotischen Prozeß große Bedeutung haben. *Clozel et al.* [1] beobachteten in einem Tiermodell bei hypertensiven Ratten eine Korrelation zwischen dem Grad der endothelialen Dysfunktion und der subendothelialen Infiltration durch Makrophagen. Betroffen waren die großen Arterien. Die Interaktion zwischen T-Lymphozyten und Makrophagen führt zur Freisetzung von Zytokinen, wie dem Tumornekrosefaktor-α (TNF-α), Lymphotoxin (TNF-β), Interleukin-1 (IL-1) und Wachstumsfaktoren [2], mit folgender Aktivierung der Endothelzellen und der

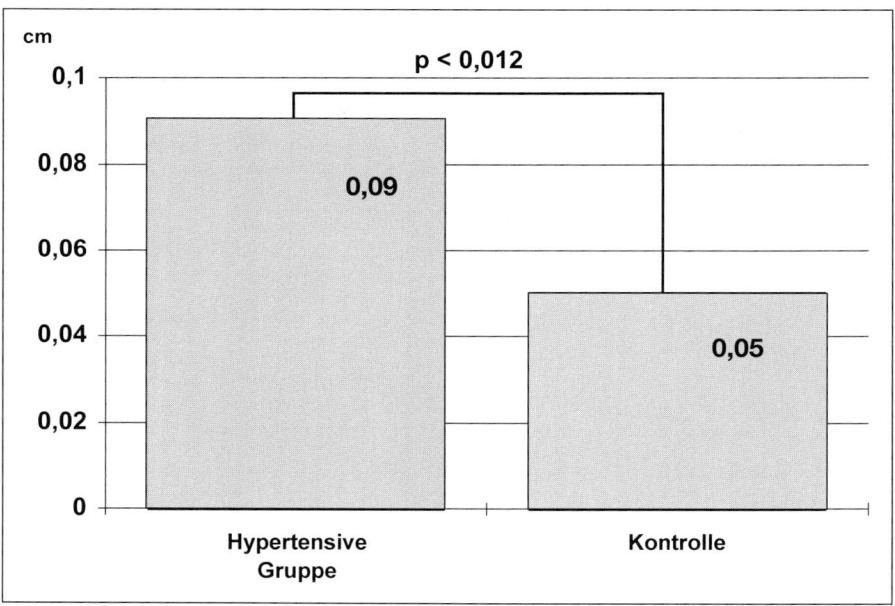

Abb. 1: Dicke der Intima und Media (cm) der A. carotis communis bei hypertensiven Patienten und normotensiven Kontrollen.

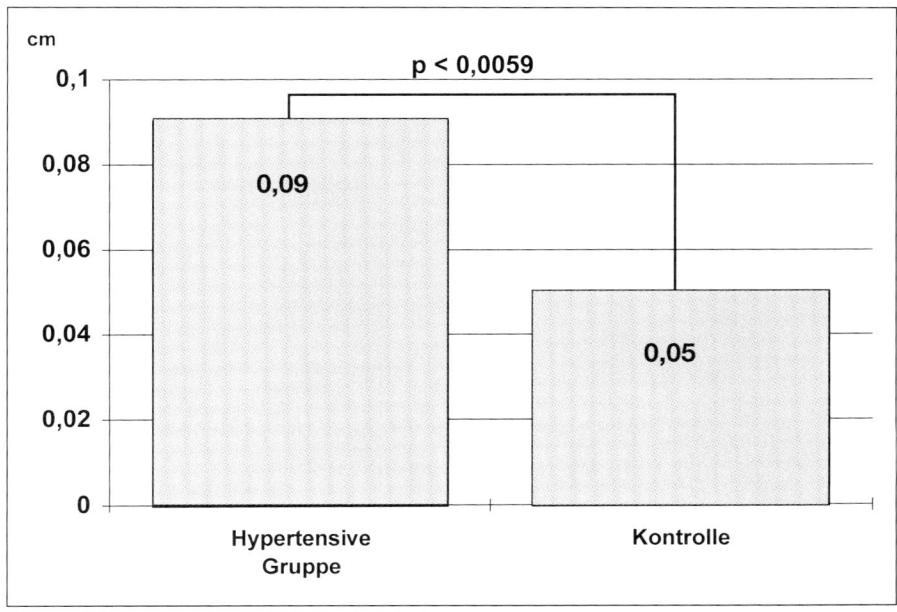

Abb. 2: Dicke der Intima und Media (cm) der A. femoralis bei hypertensiven Patienten und normotensiven Kontrollen.

glatten Muskelzellen der Gefäße. TNF-α ist ein hauptsächlich von aktivierten Makrophagen produziertes Zytokin. Zusammen mit Lymphotoxin beeinflußt es die Expression und Funktion der Adhäsionsmoleküle wie auch das interzelluläre adhäsive Molekül-1 (ICAM-1) und das vaskuläre adhäsive Molekül-1 (VCAM-1). TNF-α fördert auch die Blutgerinnung und induziert verschiedene immunologische Reaktionen. Die löslichen TNF-α-Rezeptoren R55 und R75 sind Spaltprodukte der membrangebundenen TNF-Rezeptoren im Serum und regulieren die Aktivität von TNF-α.

Ziele der Studie

1. Vergleich der Dicke der Intima und Media der Aa. carotis und femoralis bei Patienten mit essentieller Hypertonie und gesunden Kontrollen (A).
2. Vergleich der Serumkonzentrationen der löslichen TNF-α-Rezeptoren R55 und R75 [3].
3. Untersuchung der Beziehung zwischen dem sTNF-α-R55 und der Leukozytenzahl bei Hypertonie.
4. Untersuchung der Beziehung zwischen dem sTNF-α-R55 und Arteriosklerosemarkern (Alter, Lipide).

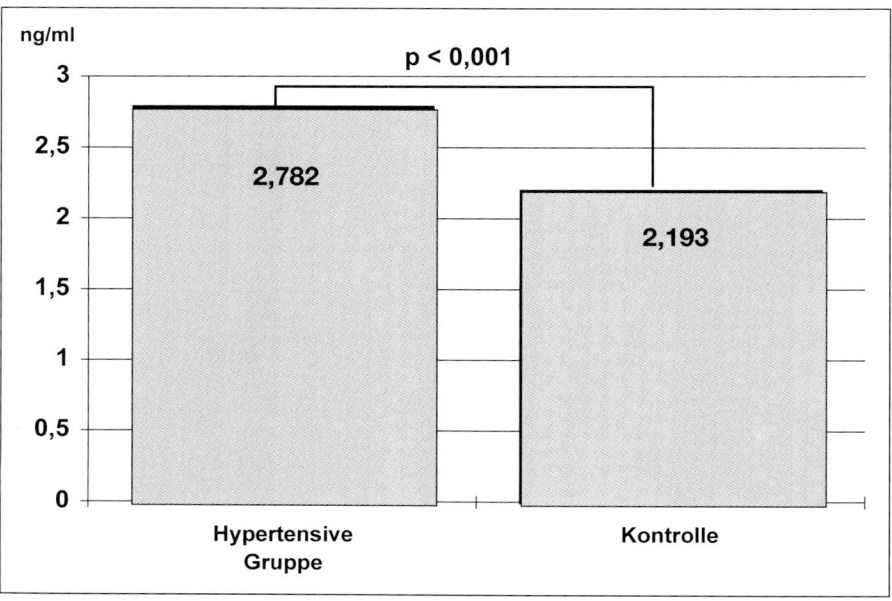

Abb. 3: TNF-α-R55 Konzentration (ng/ml) bei hypertensiven Patienten und normotensiven Kontrollen.

Patienten

Zehn Patienten mit essentieller Hypertonie II nach WHO, Männer und Frauen im Alter von durchschnittlich 54 Jahren (41 bis 68 Jahre), wurden in die Studiengruppe aufgenommen. Einschlußkriterien waren der Ausschluß einer konzentrischen Hypertrophie des linken Ventrikels, schwerwiegender Störungen des Lipidstoffwechsels und eines Diabetes mellitus sowie eine dreiwöchige Unterbrechung der antihypertensiven Therapie.

Die Kontrollgruppen A und B bestanden aus je zehn Probanden, jeweils drei Männern und sieben Frauen im Alter von durchschnittlich 43 Jahren (32 bis 76 Jahre, A) bzw. 45 Jahren (40 bis 50 Jahre, B).

Methoden

Die Aa. carotis communis und die Aa. femoralis wurden beidseits untersucht und der Intima/Media-Index wurde berechnet.

Die löslichen TNF-α-Rezeptoren (R55, R75) wurden in Zusammenarbeit mit dem Institut für Experimentelle Onkologie, Wien, untersucht. Für die Bestimmung der sTNF-Rs im Serum wurde ein Immunoassay mit ELISA-Enzymen (Hoffmann La Roche, Basel) benutzt.

Ergebnisse und Schlußfolgerungen

1. Bei Patienten mit Hypertonie zeigte sich eine signifikante Verdickung der Intima und Media der großen Arterien. Sowohl bei der A. carotis communis ($p<0{,}012$) als auch bei der A. femoralis ($p<0{,}0059$) waren die Unterschiede im Vergleich zu den gesunden Kontrollen statistisch signifikant (Abb. 1 und 2).

2. Der Spiegel des löslichen TNF-α-Rezeptors R55 war gegenüber den Kontrollen bei 60% der hypertensiven Patienten erhöht. Dieser Unterschied war statistisch signifikant ($p<0{,}001$, Abb. 3).

3. Es bestand eine begrenzte signifikante Korrelation ($p<0{,}05$) zwischen dem löslichen TNF-α-Rezeptor R55 und der Leukozytenzahl. Diese kann durch entzündliche oder immunologische Reaktionen auf die Arteriosklerose bedingt sein. In der Literatur wird eine ausgeprägtere Erhöhung des TNF-α bei Gewebsschädigung beschrieben. Bei den untersuchten hypertensiven Patienten wurden keine schwerwiegenden Organschädigungen beobachtet.

4. Zwischen dem TNF-α-R55 und den Arteriosklerosemarkern wurde bei hypertensiven Patienten keine Korrelation beobachtet.

Die Interpretation der Ergebnisse ist durch die geringe Patientenzahl erschwert.

Danksagung

Wir danken Fr. Dr. L. Desser und Fr. Dr. E. Zavadová, Institut für experimentelle Onkologie in Wien, für die Testung der löslichen TNF-Rezeptoren.

Literatur

1. **Clozel, M., Kuhn, H., Hefti, F., Baumgartner, H. R.:** Endothelial dysfunction and subendothelial monocyte macrophages in hypertension. Hypertension 18 (1991) 132–141.
2. **Conffinhal, T., Duplaa, C., Moreau, C., Lamaziere, J.-M. D., Bonnet, J.:** Regulation of vascular cell adhesion molecule-1 and intercellular adhesion molecule-1 in human vascular smooth muscle cells. Circ. Res. 74 (1994) 225–234.
3. **Dosquet, CH., Weill, D., Wautier, J.-L.:** Cytokines and Thrombosis. J. Cardiovasc. Pharmacol. 25, Suppl. 2 (1995) 13–19.

Effekt der Prämedikation freiwilliger Probanden mit einem Polyenzymgemisch auf die Interferoninduktion von mit Mitogen (Con A) stimulierten Leukozytenkulturen

V. Lackovič, R. Rovenský, J. Šmondrk, A. Tuchyňová

Einleitung

Interferone (INFs) gehören zu den Zytokinen und werden, wie andere Zytokine, in geringer Menge ständig produziert [4]. INF-γ greift in die Ausbildung der Immunantwort auf verschiedenen Ebenen mo-

dulierend ein. Dies betrifft auch die Aktivierung von Makrophagen zur Abtötung von Tumorzellen und andere Aufgaben. *Desser et al.* [1] konnten an freiwilligen Probanden kürzlich nachweisen, daß die Einnahme eines Polyenzympräparates die Synthese verschiedener Zytoki-

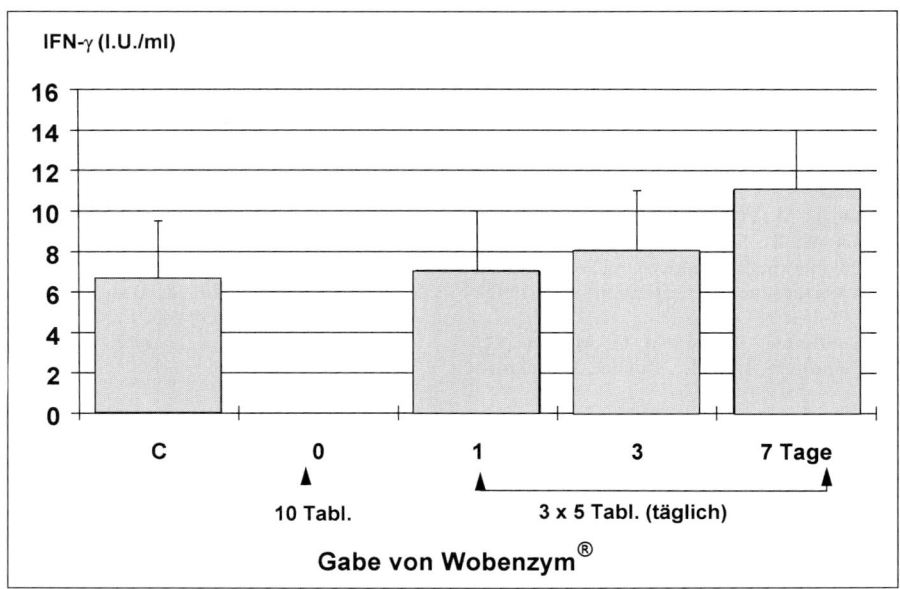

Abb. 1: Effekt der Prämedikation mit Wobenzym® auf die INF-γ-Reaktivität von nicht-separierten mit Convalin A stimulierten Leukozyten in vitro. Die Blutentnahmen erfolgten vor der Behandlung (C), 24 Stunden nach der Einzeldosis und 13 Stunden nach der abendlichen Dosis an den angegebenen Untersuchungstagen.

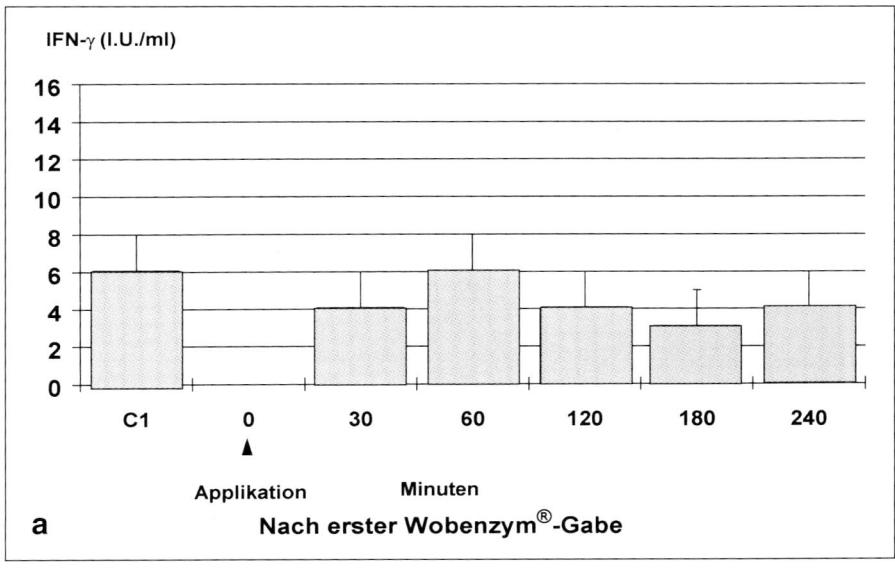

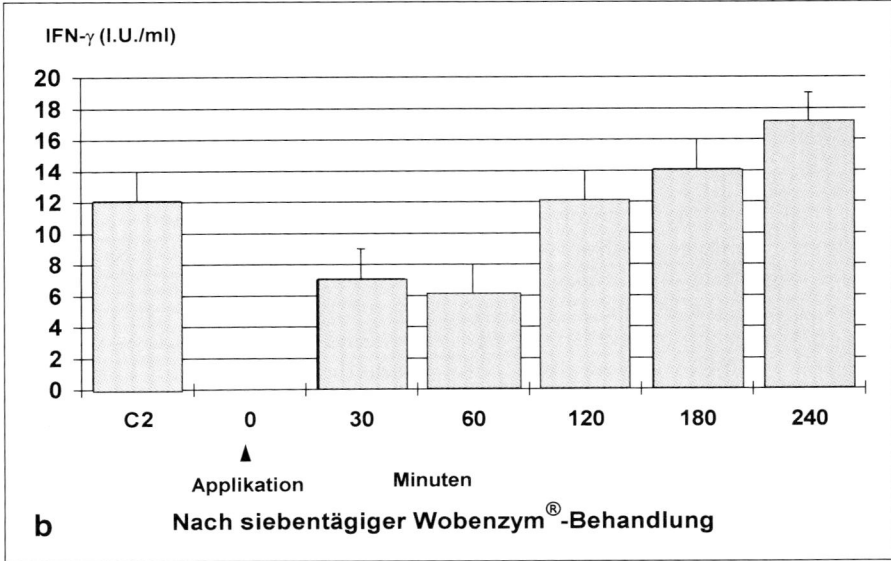

Abb. 2a u. 2b: Schnelle vorübergehende Abnahme der Interferon-γ-Produktion in Blut-zellkulturen mit Wobenzym® behandelter Probanden nach der ersten Dosis (a) und nach siebentägiger Behandlung (b). Die Blutentnahmen erfolgten zu den angegebenen Zeit-punkten, C1/C2=vor Einnahme einer Wobenzym®-Einzeldosis von zehn Tabletten.

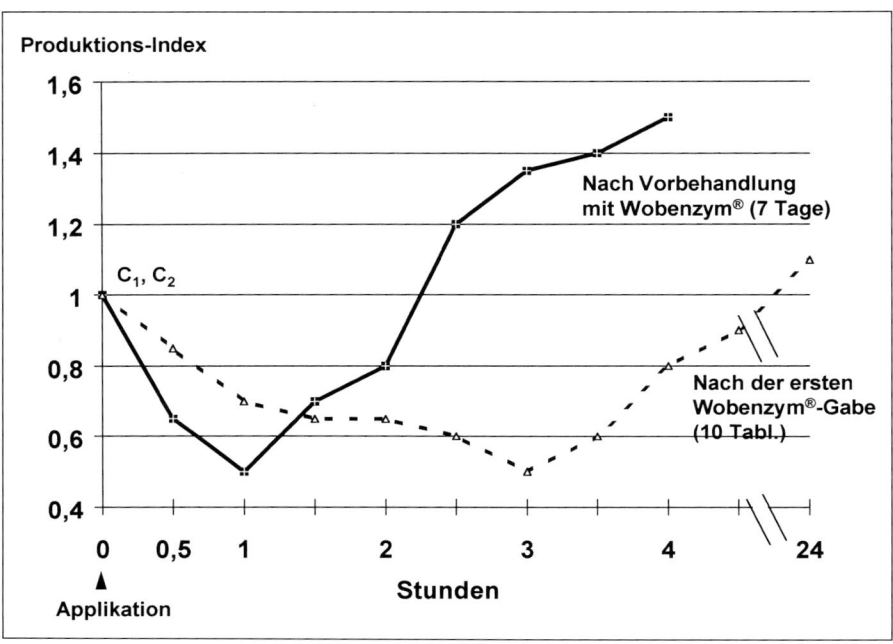

Abb. 3: Vergleich des zeitlichen Verlaufes der Suppression der INF-γ- Produktion in Blut-zellkulturen freiwilliger Probanden vor und nach Vorbehandlung mit Wobenzym®. Jeder Punkt repräsentiert den aus drei Blutzellkulturen ermittelten durchschnittlichen P.I. (P.I. = Produktionsindex; C1/C2 = Ausgangswerte, n=7) .

ne (TNF, IL-1, IL-6) durch mono-nukleäre Zellen des peripheren Blutes stimuliert, wenn diese ex vivo mit INF-γ vorbehandelt wurden. Die enzymatische Induktion von Interferon wurde ebenfalls bei menschlichen Lymphozyten nach-gewiesen [2].

Ziel der vorliegenden Studie war es, den Effekt der Prämedikation freiwilliger Probanden mit Woben-zym® auf die INF-γ-Reaktionsfähig-keit von Leukozyten auf Mitogen (Convalin A) in vitro zu untersu-chen.

Material und Methoden

Gesunde freiwillige Probanden (n = 7, Alter 32 bis 44 Jahre) erhiel-ten eine orale Einzeldosis von zehn Tabletten Wobenzym® gefolgt von dreimal täglich fünf Tabletten an den sechs folgenden Tagen. Blutent-nahmen zur Bestimmung der INF-γ-Produktion erfolgten vor Beginn und während der Behandlung zu den in den Abbildungen angegebenen Zeitpunkten.

Die Stimulation der INF-γ-Pro-duktion in den Leukozytenzellkultu-

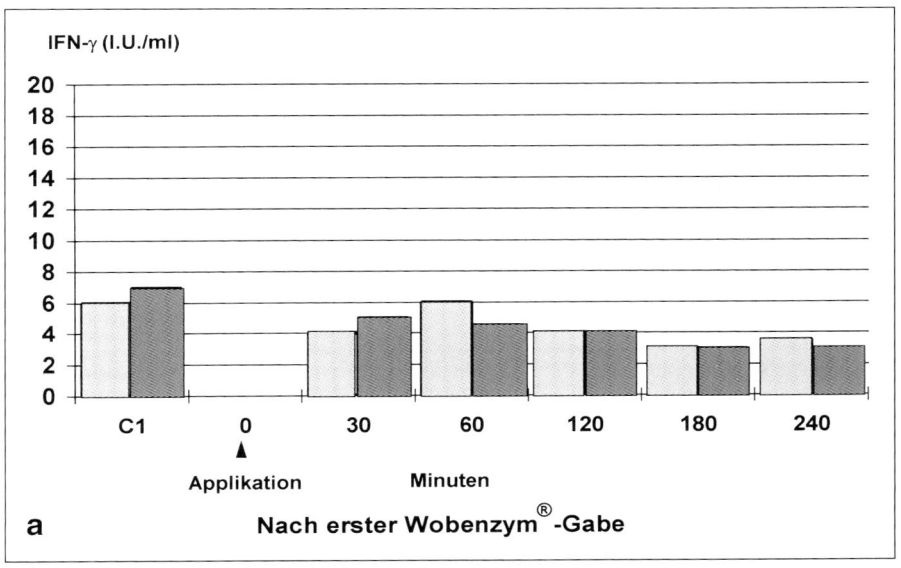

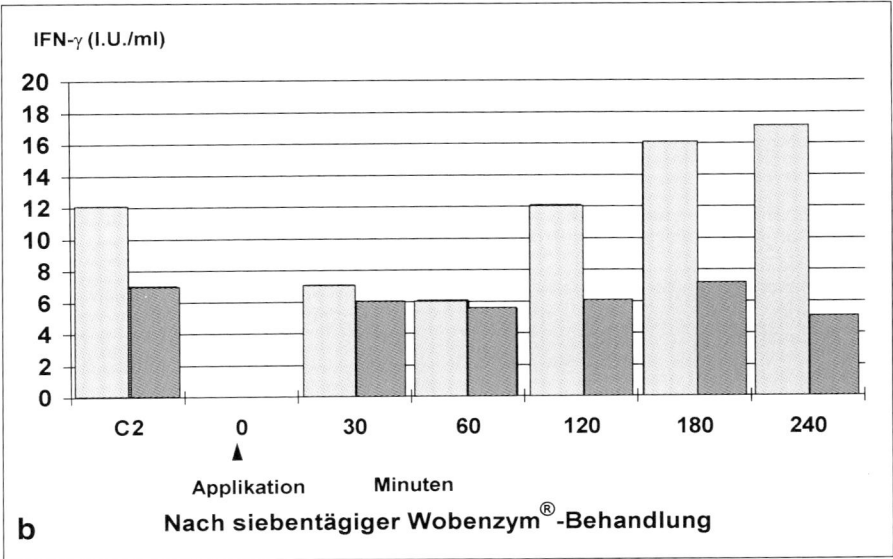

Abb. 4a u. 4b: In-vitro-Effekt von Trypsin auf die INF-γ-produktion von Blutzellkulturen mit Wobenzym® behandelter Probanden nach der ersten Dosis (a) und nach siebentägiger Behandlung (b). Vor der INF-Induktion mit Con A (20 µg/ml) wurden die Zellen mit Trypsin (50 µg/ml) bei 26° C über 30 Minuten inkubiert.

Tabelle 1: In-vitro-Effekt der Präinkubation mit proteolytischen Enzymen auf die INF-Produktion nicht-separierter, mit Con A stimulierter Leukozyten von mit und ohne Wobenzym® behandelten Probanden.

Enzyme[1]	IFN-γ (I.U./ml)			
	Ohne Vorbehandlung mit Enzymen $\bar{x} \pm SD$	(n)	Nach Vorbehandlung mit Enzymen $\bar{x} \pm SD$	(n)
Medium	6,4±2,0	(7)	12,0±3,0	(7)
Trypsin (50 µg/ml)	7,4±1,8	(7)	6,8±1,6	(7)
Papain (10 µg/ml)	10,7±4,3	(6)	≥ 16	(2)
Bromelain (10 µg/ml)	10,4±3,6	(5)	≥ 16	(2)

[1] Die Blutzellkulturen wurden bei 26° C 30 Minuten mit Enzymen inkubiert, anschließend zweimal gewaschen und mit Con A stimuliert (20 µg/ml).

ren erfolgte mit Modifikationen nach der bei *Kirchner et al.* [3] angegebenen Methode: Die Zellen wurden gewaschen und dann 1:10 in RPMI 1640 mit 5% hitzeinaktiviertem fetalen Kalbsserum verdünnt. Anschließend wurde sofort der Induktor (Con A, 20 µg/ml) hinzugefügt und das Zellsystem 24 Stunden bei 37° C inkubiert.

Der zu der Bestimmung der INF-Aktivität angewandte Mikroassay basierte auf der Hemmung der Zytopathogenität des vesikulären Stomatitisvirus (VSV) bei humanen A549 Zellen. Die INF-Konzentration wurde in internationalen Einheiten auf der Grundlage des NIH Referenzstandards für INF-γ angegeben (Gg 23-901-530).

Tabelle 2: Effekt der sechsstündigen Inkubation von Leukozytenkulturen mit Enzymen auf die Con A-stimulierte INF-γ-Produktion.

Vorbehandlung[1] mit Wobenzym	Vorbehandlung[2] mit Trypsin	Induktion von IFN-γ mit Con A (20 µg/ml)			
		sofort $\bar{x} \pm SD$	(n)	nach sechsstündiger Inkubation bei 37° C $\bar{x} \pm SD$	(n)
−	−	6,4±2,0	(7)	7,7±1,4	(7)
	+	7,3±1,8	(7)	8,0±1,6	(4)
+	−	12,0±3,0	(7)	10,5±1,5	(4)
	+	6,8±1,6	(7)	7,0±1,1	(4)

[1] Die freiwilligen Probanden erhielten eine Einzeldosis von zehn Tabletten des Polyenzympräparates gefolgt von dreimal täglich fünf Tabletten an den sechs folgenden Tagen.
[2] Die Blutzellkulturen wurden mit Enzymen (50 µg/ml) bei 26° C über 30 Minuten präinkubiert. Die angegebenen INF-Titer entsprechen internationalen Einheiten pro ml Überstand.

Für die Untersuchung des Effektes der Enzyme wurden die Blutzellen mit einem Enzymgemisch (Trypsin 50 µg/ml, Papain 10 µg/ml, Bromelain 10 µg/ml) bei 26° C 30 Minuten präinkubiert. Dann wurden die Enzyme durch zweimaliges Waschen entfernt und die Kulturen erneut mit dem 5% fetales Kalbsserum enthaltenden Medium angereichert. Die nicht separierten Leukozyten wurden sofort und/oder nach sechsstündiger Inkubation bei 37° C mit Con A stimuliert. Die stimulierten Leukozyten wurden für weitere 24 Stunden bei 37° C inkubiert.

Ergebnisse und Schlußfolgerungen

Das Polyenzympräparat Wobenzym® führte bei gesunden freiwilligen Probanden zu einer Steigerung der INF-γ-Induktion nach Stimulation der Leukozyten mit Mitogen (Con A) (Abb. 1). Im Anschluß an die Medikamenteneinnahme kam es jedoch jeweils zu einer kurzen Abnahme der INF-γ-Reaktionsbereitschaft auf die Stimulation mit Con A (Abb. 2a).

Die Dauer dieser „Hyporeaktivität" der Leukozyten war von dem zeitlichen Verlauf der Medikamenteneinnahme abhängig. Während die Abnahme der Leukozytenaktivität noch vier Stunden nach Gabe der ersten Dosis nachweisbar war, war die INF-γ-Produktion von Leukozyten prämedizierter Probanden nach einer Stunde vermindert, nach zwei Stunden normal und nach vier Stunden erhöht (33%–50%) (Abb. 2b).

Die Trypsingabe zu Leukozyten von mit Wobenzym® vorbehandelten Probanden führte zu einer Hemmung der INF-Produktion (Abb. 3).

Bei Leukozyten von mit Wobenzym® vorbehandelten Spendern war bei Inkubation über 24 Stunden keine spontane Freisetzung von INF-γ nachweisbar (Nachweisgrenze: zwei Einheiten). Auch Trypsin induzierte die INF-Produktion nicht (Daten hier nicht gezeigt).

Weitere Untersuchungen sind erforderlich, um den zu der schnellen Abnahme der Leukozytenreaktivität führenden Mechanismus bei mit Wobenzym® vorbehandelten Probanden aufzuklären.

Literatur

1. **Desser, L., Rehberger, A., Kokron, E., Paukovits, W.:** Cytokine synthesis in human peripheral blood mononuclear cells after oral administration of polyenzyme preparation. Oncology 50 (1993) 403–407.

2. **Dianzani, F., Monahan T., Santiano, M.:** Mechanism of induction of gamma interferon. Tex. Rpts. Biol. Med. 41 (1982) 99–101.

3. **Kirchner, H., Kleinicke, C., Digel, W.:** A whole-blood technique for testing production of human interferon by leukocytes. J. Immunol. Methods 48 (1982) 213–219.

4. **Tovey M. G.:** The expression of cytokines in the organs of normal individuals: role in the homeostasis. A review. J. Biol. Regulst. Homeostat. Agent 2 (1988) 87–92.

Adjuvante Therapie von Kollagenosen mit proteolytischen Enzymen

D. Žlnay, J. Rovenský, D. Mičeková, J. Luháč, A. Tuchyňová

Die klinischen, auf einen schweren Verlauf hinweisenden Manifestationen des primären Sjögren-Syndroms stellen in der Rheumatologie ein wichtiges therapeutisches Problem dar. Sie bestehen häufig in einer Vaskulitis, einer allgemeinen Kraftlosigkeit, einem Raynaud-Syndrom und ausgeprägter humoraler organspezifischer und unspezifischer Antikörperaktivität. In vielen Fällen ist eine intensive antientzündliche und immunsuppressive Therapie nicht ausreichend. Ähnlich wie bei schweren Fällen des systemischen Lupus erythematodes mit Bildung zirkulierender und organgebundener Antikörperkomplexe sprechen diese Patienten auf eine intensive antientzündliche, immunsuppressive und immunmodulatorische Therapie im Krankheitsverlauf nicht mehr an. Besonders bei Patienten mit einem Antiphospholipidsyndrom kommt es häufig zu schweren generalisierten Manifestationen, Blutungen, thrombembolischen Ereignissen, peripher ischämischen Symptomen und zur Beteiligung der Gefäße des zentralen Nervensystems. Der Einsatz proteolytischer Enzyme in der Humanmedizin und nicht zuletzt auch in der Rheumatologie macht sich den antiphlogistischen Effekt dieser Substanzen zunutze, wodurch der Abbau von Plasmaproteinen und Entzündungsmediatoren gefördert wird. In der Rheumatologie sind auch der antiödematöse, der fibrinolytische und lipolytische Effekt erwünscht, denn die Präparate lösen Hämokoagulationsprodukte auf, stellen die Mikrozirkulation wieder her und senken die Cholesterin- und Triglyceridspiegel. Wir halten den in der Literatur erwähnten immunmodulatorischen Effekt mit einem direkten Abbau (und der Elimination) von Immunkomplexen sowie die Verbesserung der Phagozytoseaktivität der Monozyten für bedeutsam. Außerdem wird eine Unterstützung der körpereigenen Enzyme beim Abbau gewebsständiger Immunkomplexe beschrieben. Aus den genannten Gründen haben wir begonnen, Enzyme, i. e. Wobenzym®, systemisch als adjuvante Therapie in schweren Fällen des primären Sjögren-Syndroms und des systemischen Lupus erythematodes mit Antiphospholipidsyndrom zu verabreichen, wobei wir von einer massiven Immunkomplexbildung ausgingen.

Material und Methoden

Bei einer Gruppe von sieben weiblichen Patientinnen mit primärem Sjögren-Syndrom mit einem durch-

Tabelle 1: Laborbefunde bei Patienten mit primärem Sjögren-Syndrom.

Name	BSG/1h		Leukozyten		RF-LFT		ANA		anti-ENA		Gamma-globuline		CIK		CRP		IgG		IgA		IgM	
	vor Ther.	nach Ther.	vor Ther.	nach Ther.	vor Ther.	nach Ther.	vor Ther.	nach Ther.	vor Ther.	nach Ther.	vor Ther.	nach Ther.	vor Ther.	nach Ther.	vor Ther.	nach Ther.	vor Ther.	nach Ther.	vor Ther.	nach Ther.	vor Ther.	nach Ther.
K. P.	73	90	4000	4800	1:5120	1:5120	neg.	neg.	RoLa	RoLa	38,3	36,4	240	341	4,9	4,0	43,69	25,95	4,40	4,07	2,47	1,90
M. V.	100	100	5500	5000	1:5120	1:5120	pos.	neg.	RoLa	RoLa	43,3	51,0	289	284	4,0	4,0	10,90	25,90	2,73	5,92	1,46	2,21
J. Ch.	55	42	5200	6600	1:5120	1:640	neg.	neg.	RoLa	RoLa	48,8	31,1	60	133	4,0	4,0	38,60	25,90	3,90	3,90	1,85	2,49
L. F.	65	34	5100	5400	1:2560	1:2560	neg.	neg.	RoLa	RoLa	30,4	25,3	123	164	4,0	4,0	58,90	25,90	2,29	2,79	3,06	3,17
D. O.	33	34	10100	8900	1:640	1:640	neg.	neg.	RoLa	RoLa	19,6	15,5	61	33	8,2	10,1	23,40	20,85	4,80	5,70	1,58	2,19
O. M.	15	15	2700	3900	1:5120	1:320	neg.	neg.	Ro	Ro	17,5	22,0	56	53	2,0	2,4	22,90	20,13	3,62	3,15	4,18	3,06
A. K.	101	64	5000	8500	1:5120	1:5120	pos.	pos.	RoLa	RoLa	43,1	26,0	301	265	4,0	4	25,80	28,50	8,94	7,60	4,50	4,28
Median	65	42	5100	5400	1:5120	1:2560					38	26	123	164	4	4	25,80	25,90	3,90	4,07	2,47	2,49
Min.	15	15	2700	3900	1:640	1:320					18	16	56	33	2	2	10,90	20,13	2,29	2,79	1,46	1,90
Max.	101	100	10100	8900	1:5120	1:5120					49	51	301	341	8	10	58,90	28,50	8,94	7,60	4,50	4,28

schnittlichen Alter von 36,7 Jahren (15 bis 64 Jahre) und einer durchschnittlichen Erkrankungsdauer von 8,4 Jahren (2 bis 14 Jahre) wurde die subjektive klinische Augensymptomatik (mangelnde Tränenflüssigkeit und Brennen) mittels des Schirmer-Tests objektiviert. Das Gefühl der Mundtrockenheit, das eine Nahrungsaufnahme nur zugleich mit Flüssigkeit ermöglicht, wurde sialometrisch objektiviert. Die Schwellung der Speicheldrüsen wurde gemessen. Außerdem wurde die subjektive Trockenheit der Nasenmukosa und der Haut untersucht. Verdauungsstörungen wurden als gering, mäßig und stark eingestuft. Müdigkeit, Abgeschlagenheit, allgemeine Kraftlosigkeit, Symptome einer kutanen Vaskulitis und Raynaud-Anfälle wurden gesondert erfaßt. Folgende Laborparameter wurden bestimmt: BSG, Leukozyten, C-reaktives Protein, Gammaglobuline, RF-LFT, antinukleäre Antikörper (ANA), anti-ENA, zirkulierende Immunkomplexe und Immunglobulinspiegel.

Fünf der Patientinnen

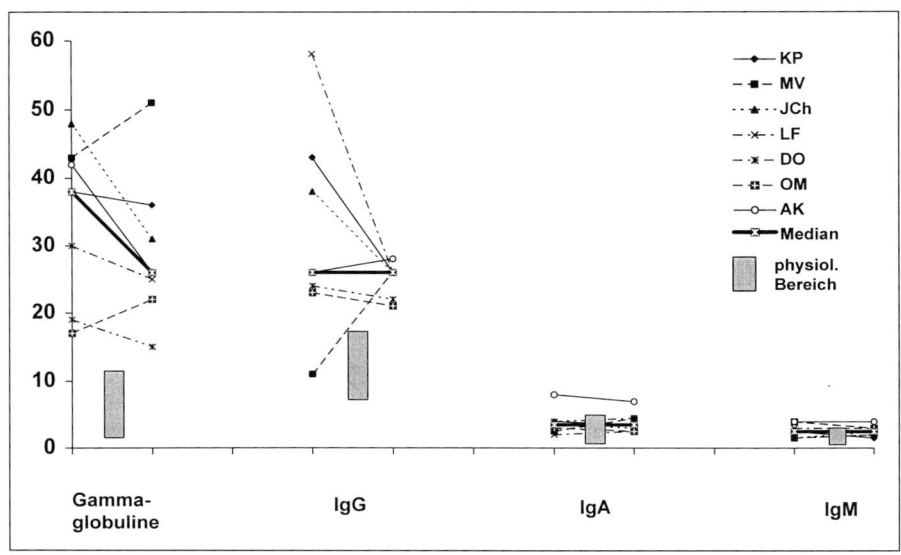

Abb. 1: Veränderungen ausgewählter Laborparameter bei Patienten mit primärem Sjögren-Syndrom.

wurden langfristig mit Chloroquin (zwei in Kombination mit Prednison, 10 mg) und eine Patientin mit Cyclophosphamid (in Kombination mit Prednison, 5 mg) behandelt. Gleichzeitig wurde eine Gruppe von fünf Patientinnen mit einem Antiphospholipidsyndrom und systemischem Lupus erythematodes mit einem durchschnittlichen Alter von 38,2 Jahren (14 bis 71 Jahre) und einer durchschnittlichen Erkrankungsdauer von 9,8 Jahren (1 bis 19 Jahre) beobachtet. Von den klinischen Symptomen wurden die Körpertemperatur, die allgemeine Kraftlosigkeit, ZNS-Manifestationen, Haut- und Gelenkmanifestationen, thrombembolische Ereignisse, Blutungen, das Vorhandensein einer Nephritis oder

die Beteiligung anderer viszeraler Organe und Raynaud-Anfälle erfaßt. Bei allen Patientinnen konnten Antiphospholipidantikörper nachgewiesen werden, entweder als IgG- und IgM-Anticardiolipinantikörper (ACLA) oder als zirkulierende „Lupus-Antikoagulantien" durch die Bestimmung der aktivierten partiellen Thromboplastinzeit. Die folgenden Laborparameter wurden bestimmt: BSG, Leukozyten, Thrombozyten, Antithrombozytenantikörper, ANA, LE-Test, CH50 und zirkulierende Immunkomplexe. Fast alle Patientinnen erhielten eine Kombinationstherapie aus Cyclophosphamid und Glukokortikoiden in höherer Dosierung.

Zu der Standardtherapie wurde in beiden Gruppen eine adjuvante sy-

Tabelle 2: Laborbefunde bei Patienten mit systemischem Lupus erythematodes.

Name	Alter	Erkrankungsdauer	BSG/1h		Le		Tr		Tr-Antikörper		ANA		LE-Test		CH₅₀		ACLA		CIK	
			vor Ther.	nach Ther.	vor Ther.	nach Ther.	vor Ther.	nach Ther.	vor Ther.	nach Ther.	vor Ther.	nach Ther.	vor Ther.	nach Ther.	vor Ther.	nach Ther.	vor Ther.	nach Ther.	vor Ther.	nach Ther.
M. C.	36	17	21	8	6500	5100	72000	141000	vorh.	vorh.	1+HZ	neg.	neg.	neg.	29,96	33,13	IgG: 8,2 IgA: 1,7	IgG: 27,5 IgA: 5,9	136	104
Ž. S.	14	1	83	22	3100	3700	192000	240000	vorh.	vorh.	2-3HR	1-2HR	pos.	neg.	18,96	32,64	IgG: 25,2 IgA: 7,4	IgG: 17,6 IgA: 8,8	26	42
M. H.	46	2	41	60	4700	11500	145000	179000	vorh.	vorh.	1+HZ	neg.	neg.	neg.	26,37	31,21	IgG:10.08 IgA: 33,5	IgG: 31,3 IgA:19,8	92	49
A. M.	71	19	39	70	4700	5200	98000	102000	vorh.	vorh.	1+HZ	1+HZ	neg.	neg.	26,65	26,47	IgG: 4,4 IgA:17,3	IgG: 5,1 IgA:17,0	251	255
D. K.	26	1	102	5	6600	4900	208000	243000	vorh.	vorh.	3+HZ	1+HZ	pos.	neg.	10,53	43,64	IgG: 8,9 IgA: 29,5	IgG: 14,0 IgA:13,5	108	104

stemische Enzymtherapie mit Wobenzym® aus tierischen und pflanzlichen Enzymen in einer Dosierung von dreimal täglich drei bis fünf Dragees über sechs Monate gegeben. Eine klinische Beurteilung erfolgte nach drei und sechs Behandlungsmonaten.

Ergebnisse

Die klinischen Symptome des Sjögren-Syndroms haben schwerwiegende Auswirkungen auf die Lebensqualität des Patienten. Mit der Kombinationstherapie aus Prednison und Wobenzym® konnten diese Symptome zwar nicht vollständig beseitigt, jedoch beträchtlich reduziert werden. Hinsichtlich der Augensymptome war bei fünf Patienten eine subjektive Besserung der Augentrockenheit und des Brennens zu verzeichnen, bei einer Patientin konnte dieser Befund auch durch eine Verbesserung des Schirmer-Tests bestätigt werden. Fünf Patienten bemerkten eine Besserung der Mundtrockenheit, die bei einem Patienten sialometrisch und mittels Messung der Speicheldrüsenschwellung bestätigt werden konnte. Bei zwei Patientinnen verschwand das Symptom der Trockenheit der Nasenschleimhaut, und bei fünf Patientinnen besserte sich die Trockenheit der Haut. Die allgemeine Symptomatik, insbesondere die Kraftlosigkeit und Müdigkeit, besserte sich bei fünf Patienten, die Raynaud-Symptomatik war bei vier Patienten rückläufig. Die Auswertung der Laborparameter ergab bei drei Patientinnen eine deutliche Abnahme der BSG bei gleichzeitigem Rückgang der Gammaglobuline, während bei allen Patienten die sonstigen, pathologisch veränderten Werte unverändert blieben. Bei den meisten Patienten wurden erhöhte Spiegel zirkulierender Immunkomplexe durch die Therapie nicht wesentlich beeinflußt. Immunologisch bestand bei fast allen Patienten eine erhöhte RF-LFT-Bildung, die bei vier Patienten bei Therapieende zurückgegangen war. Anti-ENA-Ro- und -La-Spiegel wurden durch die Therapie nicht beeinflußt. Bei zwei Patienten bestanden niedrige ANA-Titer, die bei einem dieser Patienten nach der Therapie nicht mehr nachweisbar waren. Die IgG-Immunkomplexspiegel wurden engmaschig kontrolliert. Bei fünf Patienten zeigte sich hier ein ausgeprägter Rückgang. Insgesamt bestanden aber über den gesamten Therapiezeit-

Tabelle 3: Klinische Befunde bei Patienten mit systemischem Lupus erythematodes.

Name	Alter	Erkrankungsdauer	Hautläsionen vor Ther.	Hautläsionen nach Ther.	Suffusionen, Petechien vor Ther.	Suffusionen, Petechien nach Ther.	ZNS-Beteiligung vor Ther.	ZNS-Beteiligung nach Ther.	Fieber vor Ther.	Fieber nach Ther.	Nephritis vor Ther.	Nephritis nach Ther.	Hepatopathie vor Ther.	Hepatopathie nach Ther.	Raynaud-Syndrom vor Ther.	Raynaud-Syndrom nach Ther.	Therapie
M. C.	36	17	Erythem	verring.	an den Beinen	verring.	zerebrale Blutung, Epilepsie	abwes.	abwes.	abwes.	vorhd.	vorhd.	vorhd.	vorhd.	vorhd.	vorhd.	Glukokortikoide, Cyclophosphamid, Wobenzym®
Ž. S.	14	1	abwes.	abwes.	an den Beinen, hämolytische Anämie	abwes.	Müdigkeit	abwes.	vorhd.	abwes.	vorhd.	vorhd.	abwes.	abwes.	abwes.	abwes.	Glukokortikoide, Wobenzym®
M. H.	46	2	Erythem	Erythem	an den Beinen	verring.	Epilepsie	abwes.	vorhd.	abwes.	vorhd.	abwes.	abwes.	vorhd.	vorhd.	verring.	Glukokortikoide, Cyclophosphamid, Wobenzym®
A. M.	71	19	Erythem	verring.	Thrombophlebitis an den Beinen	abwes.	Müdigkeit	Müdigkeit	abwes.	abwes.	abwes.	abwes.	abwes.	abwes.	abwes.	abwes.	Glukokortikoide, Wobenzym®
D. K.	26	1	Erythem	Erythem	an den Beinen	abwes.	Müdigkeit	abwes.	abwes.	abwes.	abwes.	abwes.	abwes.	abwes.	abwes.	abwes.	Glukokortikoide, Wobenzym®

raum pathologische Werte. Die IgA- und IgM-Immunkomplexspiegel blieben weitgehend unverändert.

Mit der Kombination aus Immunsuppressiva, Glukokortikoiden und der systemischen Enzymtherapie wurde bei Patientinnen mit systemischem Lupus erythematodes und Antiphospholipidsyndrom eine ausreichende therapeutische Wirkung erzielt. Bei keiner Patientin kam es zu einer Reaktivierung der Erkrankung. In drei Fällen konnte durch Laboruntersuchungen eine Verminderung der humoralen Antikörperaktivität nachgewiesen werden. Bei diesen Patientinnen war auch eine Abnahme der Titer antinukleärer Antikörper und bei einer Patientin die Normalisierung erniedrigter Thrombozytenwerte zu verzeichnen. Besonders bedeutend erscheint uns die Tatsache, daß es in keinem Fall zu vaskulären Komplikationen in Zusammenhang mit dem Phospholipidsyndrom gekommen ist. ZNS-Symptome (epileptische Anfälle) rezidivierten während der Enzymtherapie nicht. In zwei Fällen konnte die Kortikoiddosis reduziert werden.

Schlußfolgerungen

Die systemische Enzymtherapie mit Wobenzym® wurde von Patienten mit schwerem Verlauf des primären Sjögren-Syndroms und Patienten mit Antiphospholipidsyndrom bei systemischem Lupus erythematodes gut vertragen. Beim primären Sjögren-Syndrom wurden vor allem die klinischen Symptome, wie z. B. Augen-, Mund- und Hauttrockenheit und Raynaud-Anfälle, beeinflußt. Auch wenn bei den Laborparametern keine signifikanten Veränderungen beobachtet wurden, so verdient doch der Rückgang der Gammaglobuline und der Immunglobuline und die teilweise Abnahme der RF-LFT-Titer Beachtung.

Bei Patienten mit Antiphospholipidsyndrom bei systemischem Lupus erythematodes erscheint es uns besonders wichtig, daß es während der Kombinationstherapie in keinem Fall zu einer Gefäß- oder Blutungskomplikation oder einer Reaktivierung der Erkrankung, insbesondere im Hinblick auf ZNS-Manifestationen, kam. Die Laboruntersuchungen zeigten tendenziell einen Rückgang der humoralen Antikörperaktivität und der Titer antinukleärer Antikörper wie auch eine Normalisierung verminderter Thrombozytenzahlen.

Diese Ergebnisse erlauben die Schlußfolgerung, daß die systemische Enzymtherapie als adjuvante Maßnahme bei der antiphlogistischen und immunsuppressiven Therapie der wichtigsten Kollagenosen eingesetzt werden kann. Sie dient der Prävention thrombembolischer Komplikationen und dem Abbau zirkulierender und gewebsständiger Immunkomplexe. Diese Schlußfolgerungen müssen jedoch noch an größeren Patientenkollektiven verifiziert werden.

Autoren

J. Adámek, MUDr., Chirurgická klinika, Fakultne hemocrice, Motol V úvalu 84, CZ-15000 Praha 5

N. Bachl, Univ. Prof. Dr. med., Institut für Sportwissenschaften der Universität Wien. Auf der Schmelz, A-1150 Wien

L. N. Baumgartner, Dr. med., Klinik und Poliklinik für Frauenheilkunde und Geburtshilfe im Klinikum Großhadern der Ludwig-Maximilians-Universität München, Marchioninistraße 15, D-81377 München

U. Baumhackl, Prim. Dr. med., Klinikum St. Pölten, Neurologische Abteilung, Propst-Führer-Straße 4, A-3100 St. Pölten

F. Beaufort, Univ.-Doz. Dr. med., Sanatorium Warmbad Villach, Nuklearmedizin, Dr. Walter-Hochsteiner-Straße 4, A-9500 Villach

Dagmar Berg, Dr. med., Gefäßklinik GmbH, Erhard-Grözinger Straße 102, D-89134 Ulm-Blaustein

P. Billigmann, Prof. Dr. med., Lehrbeauftragter für Sportmedizin der Universität Koblenz-Landau, Mörikestraße 11, D-54444 Polch

Lucia Desser, Dr. phil., Institut für Tumorbiologie-Krebsforschung der Universität Wien, Borschkegasse 8a, A-1090 Wien

F.-W. Dittmar, Prof. Dr. med., Akad. Lehrkrankenhaus der Universität München, Frauenklinik des Landkreises, Oßwaldstraße 1, D-82319 Starnberg

R. Gasser, Univ.-Doz., Dr. med., Dr. phil., Medizinische Universitätsklinik, Auenbruggerplatz 15, A-8036 Graz

K. Kerbl, Univ.-Doz. Dr. med., A. ö. Krankenhaus der barmherzigen Schwestern, Urologische Abteilung, Grieskirchner Straße 42, A-4600 Wels

M.-W. Kleine, Dr. med., Arzt für Allgemeinmedizin, Allergologie, Sportmedizin, Phlebologie, Egenhofenstraße 18, D-82152 Planegg

H.-D. Klimm, Priv.-Doz. Dr. med., Lehrbeauftragter für Allgemeinmedizin der Universität Heidelberg, Ringstraße 20, D-76456 Kuppenheim

Marta Korpan, Dr. med., Universitätsklinik für physikalische Medizin, Währinger Gürtel 18–20, A-1090 Wien

W. Kullich, Dr. phil. Ludwig-Boltzmann-Institut für Rehabilitation interner Erkrankungen, Thorerstraße 26, A-5760 Saalfelden

R. O. Kunze, Dr. rer. nat., IMTOX – Institut für immunbiologische Forschung, Gustav-Meyer-Allee 25, D-13355 Berlin

V. Lackovič, MUDr. Výskumny ústav, reumatickych chorob Piestany, Nabrezie sov. armády 4, SK-92101 Piestany

P. V. Lehmann, Ass. Prof., M. D., Ph. D., Case Western Reserve University, Department of Pathology, 10900 Euclid Ave., 44106 Cleveland, Ohio/USA

K. Miehlke, Prof. Dr. med., Deutsche Gesellschaft für innere Medizin, Humboldtstraße 14, D-65189 Wiesbaden

H.-D. Rahn, Dr. med., Unfallchirurgische Klinik der Städt. Kliniken, Ludwig-Erhard-Str. 100 D-65183 Wiesbaden

Edith Rammer, OA Dr. med., A. ö. Krankenhaus, Abteilung für Frauenheilkunde, Weyprechtgasse 12, A-2340 Mödling

K. Ransberger, Medizinische Enzymforschungsgesellschaft e. V., Alpenstraße 29, D-82538 Geretsried

O. von Rokitansky, Prof. Dr. med., Facharzt für Chirurgie, Walfischgas-se 14/8, A-1010 Wien

Adriena Sakalová, Prof. MUDr., DrSc., Klinik fürHämatologie und Transfusiologie des Universitätskrankenhauses, Partizánská 4, SK-81103 Bratislava

T. Saradeth, Dr. med., Universitätsklinik für Physikalische Medizin und Rehabilitation der Ludwig-Maximilians-Universität München, Ziemssenstraße 1, D-80336 München

P. Schlüter, Dr. med., Gartenstraße 16, D-69502 Hemsbach

Schuh, Elisabeth, Dr. med., Abt. für Mund- Kiefer- und Gesichtschirurgie, Evang. Krankenhaus Wien-Währing, Hans Sachs-Gasse 10–12, A-1180 Wien

F. Singer, Prim. Univ. Doz., Dr. med., Rehabilitationszentrum für Bewegungsstörungen und rheumatische Erkrankungen, Tiergartenstraße 3c, A-2381 Laab im Walde

J.Škultéty, M. D. I., Chirurgische Klinik des Universitätskrankenhauses, Mickiewiczova 13, SK-81369, Bratislava

D.Škultétyová, M. D.I., Innere Klinik des Universitätskrankenhauses, Mickiewiczova 13, SK-81369 Bratislava

G. Stauder, Dr. rer. nat., MUCOS Pharma GmbH & Co., Klinische

Forschung, Kirchplatz 8, D-82538 Geretsried

P. Streichhan, Dr. rer. nat., MUCOS Pharma GmbH & Co., Alpenstraße 29, D-82538 Geretsried

H. Tilscher, Prim. Univ. Prof. Dr. med., Orthopädisches Spital, Abteilung für konservative Therapie und Rehabilitation, Speisinger Straße 109, A-1134 Wien

K. Uffelmann, Dr. med., Facharzt für Allgemeinmedizin, Kräling-straße 13, D-35285 Gemünden

K. Vinzenz, Univ. Doz. Dr. med., Vorstand der Abt. für Mund-, Kiefer- u. Gesichtschirurgie, Evang. Krankenhaus Wien-Währing, Hans Sachs-Gasse 10–12, A-1180 Wien

W. Vogler, Dipl.-Psych. Dr. med., MUCOS Pharma GmbH & Co., Abteilung Medizinische Information, Alpenstraße 29, D-82538 Geretsried

M. Wald, MUDr., Chirurgická Klinika, Fakultne hemocrice Motol, Vúvalu 84, CZ-15000 Praha 5

E. R. Weissenbacher, Prof. Dr. Dr. med., Klinik und Poliklinik für Frauenheilkunde und Geburtshilfe im Klinikum Großhadern der LMU München, Marchioninistr. 15, D-81377 München

R. Wohlrab, Dr. med., Hauptplatz 2, D-82131 Gauting

H. Wrba, Prof. em. Dr. rer. nat. Dr. med., ehem. Vorstand des Instituts für angewandte und experimentelle Onkologie der Universität Wien, Borschkegasse 8a, A-1090 Wien

D. Žlnay, MUDr., Výskumny ústavo reumatickych chorob Piestany, Nabrezie sov. armády 4, SK-92101 Piestany

Sachverzeichnis